# 中西医结合执业医师实践技能考试
## 考点速记突破胜经

田磊◎编著

中国中医药出版社
·北京·

**图书在版编目（CIP）数据**

中西医结合执业医师实践技能考试考点速记突破胜经 /
田磊编著．－－北京：中国中医药出版社，2020.4
（执业医师实践技能考试考点速记突破胜经丛书）
ISBN 978 - 7 - 5132 - 5839 - 5

Ⅰ. ① 中…　Ⅱ. ① 田…　Ⅲ. ① 中西医结合 - 资格考试 - 自学
参考资料　Ⅳ. ① R2-031

中国版本图书馆CIP数据核字（2019）第248215号

---

**中国中医药出版社出版**

北京经济技术开发区科创十三街31号院二区8号楼
邮政编码　100176
传真　010 64405750
保定市西城胶印有限公司印刷
各地新华书店经销

开本 787×1092　1/32　印张 12.75　字数 294 千字
2020 年 4 月第 1 版　2020 年 4 月第 1 次印刷
书号　ISBN 978 - 7 - 5132 - 5839 - 5

定价　59.00 元
网址　www.cptcm.com

如有印装质量问题请与本社出版部调换（010 64405510）
版权专有　侵权必究

**社长热线　010 64405720**
**购书热线　010 89535836**
**微信服务号　zgzyycbs**

**书店网址　csln.net/qksd/**
**官方微博　http：//e.weibo.com/cptcm**

**淘宝天猫网址　http：//zgzyycbs.tmall.com**

执业医师实践技能考试考点速记突破胜经丛书

# 编委会

# 前言

　　执业医师资格考试分为实践技能考试和医学综合笔试两部分。先进行实践技能考试，实践技能考试合格的考生才有资格参加医学综合笔试。近几年，实践技能考试的考题难度逐年加大，通过率越来越低。再加上目前很多中医院校的培养模式偏重理论而轻于实践，所以有些考生，甚至很多硕士、博士，都在实践技能考试一关就折戟沉沙，无缘参加综合笔试。

　　另外，一般实践技能考试结束后一个月公布成绩。这段时间里，有的考生提心吊胆，盼出成绩又怕出成绩，每天惶惶不可终日，一直到出了成绩发现侥幸过关，才心中一块石头落地，着急忙慌复习笔试，可是看看只剩一个多月，心中更是焦虑。同样是这段时间里，有的考生因为实践技能复习到位，考完之后信心满满，安心继续复习笔试，根本不担心实践技能成绩。所以说，实践技能考试复习到什么程度，能不能做到"临考胸有成竹，考后踌躇满志"，对综合笔试冲刺阶段的复习至关重要。

　　2020年，国家执业医师资格考试实践技能考试大纲全面修订，为了帮助广大考生顺利通过执业医师实践技能考试，我们特编写了这套"执业医师实践技能考试考点速记突破胜经丛书"。本套丛书严格按照最新版中医、中西医结合执业医师资格考试实践技能考试大纲和中医、中西医结合执业医师资格考试实践技能指导用书编写，突出应试模式。本书具有如下特色：

**巧** 考试技巧。本书编排上参照实践技能考试的形式分为三站，每站每种题型均列有例题，并有详细的答题技巧。

**精** 去粗取精，精简考点。实践技能考试只是综合笔试的初选，相对笔试来说，更加重点突出，重要的内容反复考，不重要的内容基本不考。根据这种情况，结合笔者多年执业医师辅导经验，我们将实践技能考试中全部知识点进行分类，去粗取精，去掉很少出考题的40%的知识点。而对于常出考题的60%的知识点，我们也尽可能用精炼的语言表达其知识内涵，省略与考试无关的语言。

**准** 以历年真题为蓝本，考点选择准确。本书所载考点是笔者通过近十年医考辅导经验筛选出来的，均为执业医师实践技能考试常考考点。并且，根据其考题出现的频率，我们将筛选出来的考点分为三类，用★的多少来表示：★★★最为重要，表明本考点近5年考过至少4次，甚至每年必考；★★重要性次之，表明近5年考过2～3次；★最次，表明近5年考过1次。只要将本书所载考点弄懂、记准80%以上，就一定能通过实践技能考试。

**简** 简化复习过程。本书将复杂的医考内容以考点形式呈现，考试会考什么，考生要学什么，一目了然。并且，本书字数约为20万字，仅相当于其他医考辅导书籍篇幅的1/5，而核心考点却全能覆盖。用本书来复习实践技能考试，极大地简化了复习过程。

**便** 便有两层意思：一是方便记忆。本书将考试大纲中较杂乱的内容用表格的方式展现，方便大家的学习和记忆。二是方便携带。本书内容精简，为小32开口袋书，可随身携带，考生可以在等公交、排队等零碎的时间用本书学习，也许等公交时记下的一个考点就能决定你今年是否能拿到执业医师证书。

我们相信，只要同学们认真学习，在本书的帮助下一定能够顺利通过执业医师实践技能考试。我们的口号是：看速记胜经，做有证医生！

田　磊

2020年3月

# 目 录

## 【试题内容】

提供两个病例资料，第一个病案是内科病症，第二个病案是外科、妇科、儿科病症。每个病案都要求考生依据所提供的中医四诊等临床资料书面完成中医疾病诊断、中医证候诊断、西医诊断、西医诊断依据、中医治法、方剂名称、药物组成、剂量及煎服法、西医治疗原则与方法（药物、手术等）。

第一站　病案分析分值表

| 考试项目 | 评分标准 |
| --- | --- |
| 中医疾病诊断 | 2 |
| 中医证候诊断 | 2 |
| 西医诊断 | 2 |
| 西医诊断依据 | 4 |
| 中医治法 | 2 |
| 方剂名称 | 2 |
| 药物组成、剂量及煎服法 | 2 |
| 西医治疗原则与方法 | 4 |
| 合计 | 20 |
| 西医内容分值 | 10 |

## 【得分要点】

考生需要在 50 分钟内完成试题，总分 40 分。为了方便大家复习，下面逐条为大家分析答题要点。

**1. 中医疾病诊断（2 分）** 要想得分必须把各种疾病的诊断要点记准确。注意要写清楚病名，字不能写错。

**2. 中医证候诊断（2 分）** 想要得分必须掌握辨证论治的技巧。注意证型名要尽量写得和书上一样，如果实在想不起来也要根据自己的理解写。

**3. 西医诊断（2 分）** 注意要写清楚病名，字不能写错。

**4. 西医诊断依据（4分）** 从病史、症状、体征、辅助检查结果四个方面来写即可。

**5. 中医治法（2分）** 此部分一般写2个词，8个字。前4个字针对证型或者说针对病机，后面4个字针对疾病。比如风热犯肺证的咳嗽的治法为疏风清热，宣肺止咳。"疏风清热"针对风热犯肺证，"宣肺止咳"针对咳嗽。

**6. 方剂名称（2分）** 除了准确记忆，没有别的办法。必须按照书上答。方剂后一定要写上"加减"二字。

**7. 药物组成、剂量及煎服法（2分）**

（1）组成 不一定把方剂的组成写得很准确，但是药物用得不能太离谱。比如热证的处方里绝对不能出现大群热药。

（2）剂量 只要写得不太离谱就没问题。注意两点：第一，剂量可偏小一些，尤其是有毒药物尽量不要过量；第二，注意写清楚特殊煎煮方法。

（3）煎服法 这一项属白送分，无论什么题都可以写"三剂，水煎服，每日一剂，早晚分服。"

**8. 西医治疗原则与方法（4分）** 写明治疗原则即可得大部分分数，不需要写得太详细。大部分疾病可以按下面的顺序来写：①一般治疗。②对症治疗。③病因治疗。④手术治疗。

**【样题】**

杨某，女，24岁，未婚，工人。2002年5月3日就诊。

自述2天前游泳后自感恶寒，周身乏力疼痛，未能注意。次日体温升高，汗出，微恶风，鼻塞喷嚏，咽痛，微咳，无痰，头痛且胀。遂来就诊。

查体见：T：38.5℃，P：100次/分，R：20次/分，BP：120/80mmHg。神志清，精神可。咽部充血，扁桃体不大，双肺呼吸音清，未闻及干湿啰音。舌尖红，苔薄白，脉浮数。胸部：心肺未见异常。

辅助检查：血常规：WBC：$5.0 \times 10^9/L$，N：65%。胸片：肺部未见实质性改变。

答题要求：

1.根据上述病例摘要，在答题卡上完成书面辨证论治。

2.鉴别诊断：请与肺炎相鉴别。

【参考答案】（20分）

中医疾病诊断：感冒。（2分）

中医证候诊断：风热犯表证。（2分）

西医诊断：急性上呼吸道感染。（2分）

西医诊断依据：（4分）

1.发热，恶风头痛2天。

2.鼻塞、喷嚏、咽痛、微咳。

3.咽部充血，扁桃体不大，双肺呼吸音清，未闻及干湿啰音。

4.胸片：心肺未见异常。血常规：WBC：$5.0 \times 10^9/L$，N：65%。

中医治法：辛凉解表。（2分）

方剂：银翘散或葱豉桔梗汤加减。（2分）

药物组成、剂量及煎服法：金银花15g，连翘15g，山栀12g，豆豉9g，薄荷12g，荆芥9g，竹叶15g，芦根12g，牛蒡子12g，桔梗6g，甘草6g。三剂，水煎服。日一剂，早晚分服。（2分）

西医治疗原则及方法：(4分)

1.抗病毒治疗。

2.对症治疗。

3.抗感染治疗。

# 考试模块　临床常见病

### 考点1★★★　急性上呼吸道感染

**1. 诊断**　主要根据病史、临床症状及体征，结合周围血象并排除其他疾病，如过敏性鼻炎，急性传染性疾病，如麻疹、脑炎、流行性脑脊髓膜炎、脊髓灰质炎、伤寒等，可做出临床诊断，病毒分离及免疫荧光技术对明确病因诊断有帮助。

**2. 鉴别诊断**

（1）过敏性鼻炎　主要表现为喷嚏频作，鼻涕多，呈清水样，鼻腔水肿、苍白，分泌物中有较多嗜酸性粒细胞。发作常与外界刺激有关，常伴有其他过敏性疾病，如荨麻疹等。

（2）急性传染病前驱期　麻疹、脊髓灰质炎、流行性脑脊髓膜炎、流行性乙型脑炎、伤寒、斑疹伤寒、白喉等，在患病初期可伴有上呼吸道症状，但有明确的流行病学史，并有其特定的症状特点可资鉴别。

（3）流行性感冒　流感的潜伏期很短，一般1～3天，常有明显的流行性。起病急骤，以全身中毒症状为主，出现畏寒、高热、头痛、头晕、全身酸痛、乏力等。呼吸道症状轻微或不明显，可有咽痛、流涕、流泪、咳嗽等。少数患者有食欲减退，伴有腹痛、腹胀及腹泻等消化道症状。病毒分离和血清学诊断可供鉴别。

### 3. 中医辨证论治

| 证型 | 证候 | 治法 | 代表方剂 |
|---|---|---|---|
| 风寒束表证 | 恶寒重，发热轻，无汗，头痛，肢体酸痛，鼻塞声重，喷嚏，时流清涕，喉痒，咳嗽，口不渴或喜热饮，舌苔薄白而润，脉浮或浮紧 | 辛温解表 | 荆防败毒散加减 |
| 风热犯表证 | 身热较著，微恶风寒，汗出不畅，头胀痛，目胀，鼻塞，流浊涕，口干而渴，咳嗽，痰黄黏稠，咽燥，或咽喉肿痛，舌苔薄白微黄，舌边尖红，脉浮数 | 辛凉解表 | 银翘散或葱豉桔梗汤加减 |
| 暑湿伤表证 | 身热，微恶风，汗少，肢体酸重或疼痛，头昏重胀痛，咳嗽痰黏，鼻流浊涕，心烦口渴，渴不多饮，口中黏腻，胸脘痞闷，泛恶，小便短赤，舌苔薄黄而腻，脉濡数 | 清暑祛湿解表 | 新加香薷饮加减 |

**考点 2 ★★　慢性支气管炎（2020 年新增考点）**

**1. 诊断要点**　临床上以咳嗽、咳痰为主要症状或伴有喘息，每年发病持续 3 个月，并连续 2 年或以上，除外具有咳嗽、咳痰、喘息症状的其他疾病，如支气管哮喘、支气管扩张、肺结核、尘肺、肺脓肿、心功能不全等。

**2. 鉴别诊断**

（1）**支气管扩张症**　本病以慢性咳嗽、咳痰为主症，常表现为大量脓性痰或反复咯血，胸部 X 线检查见支气管管壁增厚，呈串珠状改变，或多发性蜂窝状影像，支气管碘油造影可以确诊。

（2）支气管哮喘　喘息型慢性支气管炎需与支气管哮喘鉴别。喘息型慢性支气管炎一般多见于中老年，咳嗽、咳痰症状较为突出，多因咳嗽反复发作、迁延不愈而伴有喘息。支气管哮喘患者常有个人或家族过敏性病史，多数自幼得病，早期以哮喘症状为主，突发突止，应用解痉药症状可明显缓解，间歇期一般可无症状。支气管哮喘反复发作多年后并发性支气管炎，二者不易鉴别，应全面详细分析病史，以明确诊断。

（3）肺结核　活动性肺结核常伴有低热、乏力、盗汗、咯血等典型症状，老年性肺结核上述症状多不显著，易与慢性支气管炎相混淆，应特别引起注意，及时进行胸部 X 线检查、结核菌素试验和痰结核菌检查可帮助诊断。

（4）支气管肺癌　多见于 40 岁以上长期吸烟者，咳嗽性质发生改变，出现刺激性干咳，持续性痰中带血，胸部 X 线检查肺部有块影或阻塞性肺炎，痰脱落细胞、CT 或纤维支气管镜检查一般可以明确诊断。

（5）尘肺　尘肺患者多合并慢性支气管炎，症状难与慢性支气管炎鉴别，应根据粉尘接触史，与 X 线胸片予以鉴别，早期矽肺与煤矽肺的胸片也有肺纹理增多与网织阴影。鉴别要点是对小点状阴影的仔细分析，矽结节密度深而边缘较清楚，有时需用放大摄片或随访复查加以鉴别。

（6）特发性肺纤维化　以干咳为主症，气短并呈进行性加重，听诊双肺下后侧可闻爆裂音（Velcro 啰音），血气分析显示，动脉血氧分压降低，而二氧化碳分压可不升高，胸部 X 线及 CT 示双肺呈磨玻璃状、网格状或蜂窝状改变。

### 3. 中医辨证论治

（1）实证

| 证型 | 证候 | 治法 | 代表方剂 |
|---|---|---|---|
| 风寒犯肺证 | 咳喘气急，胸部胀闷，痰白量多，伴有恶寒或发热，无汗，口不渴，舌苔薄白而滑，脉浮紧 | 宣肺散寒，化痰止咳 | 三拗汤合止嗽散加减 |
| 风热犯肺证 | 咳嗽频剧，气粗或咳声嘶哑，痰黄黏稠难出，胸痛胸闷，伴有鼻流黄涕，身热汗出，口渴，便秘，尿黄，舌苔薄黄，脉浮或滑数 | 清热解表，止咳平喘 | 麻杏石甘汤加减 |
| 痰浊阻肺证 | 咳嗽，咳声重浊，痰多色白而黏，胸满窒闷，纳呆，口黏不渴，甚或呕恶，舌苔白腻，脉滑 | 燥湿化痰，降气止咳 | 二陈汤合三子养亲汤加减 |
| 痰热郁肺证 | 咳嗽，喘息气促，胸中烦闷胀痛，痰多色黄黏稠，咳吐不爽，或痰中带血，渴喜冷饮，面红咽干，尿赤便秘，苔黄腻，脉滑数 | 清热化痰，宣肺止咳 | 清金化痰汤加减 |
| 寒饮伏肺证 | 咳嗽，喘逆不得卧，咳吐清稀白沫痰，量多，遇冷空气刺激加重，甚至面浮肢肿，常兼恶寒肢冷，微热，小便不利，舌苔白滑或白腻，脉弦紧 | 温肺化饮，散寒止咳 | 小青龙汤加减 |

（2）虚证

| 证型 | 证候 | 治法 | 代表方剂 |
|------|------|------|---------|
| 肺气虚证 | 咳嗽气短，痰涎清稀，反复易感，倦怠懒言，声低气怯，面色白，自汗畏风，舌淡苔白，脉细弱 | 补肺益气，化痰止咳 | 补肺汤加减 |
| 肺脾气虚证 | 咳嗽气短，倦怠乏力，咳痰量多易出，面色白，食后腹胀，便溏或食后即便，舌体胖边有齿痕，舌苔薄白或薄白腻，脉细弱 | 补肺健脾，止咳化痰 | 补肺汤合补中益气汤加减 |
| 肺肾气阴两虚证 | 咳喘气促，动则尤甚，痰黏量少难咳，伴口咽发干，潮热盗汗，面赤心烦，手足心热，腰酸耳鸣，舌红，苔薄黄，脉细数 | 滋阴补肾，润肺止咳 | 沙参麦冬汤合六味地黄丸加减 |

**考点3 ★★　慢性阻塞性肺疾病**

**1. 诊断**　主要根据吸烟等高危因素史、临床症状、体征及肺功能检查等综合分析而确定，不完全可逆性气流受限是 COPD 诊断的必备条件，不完全可逆性气流受限依据吸入支气管舒张药后 $FEV_1/FVC < 70\%$ 及 $FEV_1\% < 80\%$ 预计值可确定。少数无咳嗽、咳痰症状患者，只要肺功能检查时 $FEV_1/FVC < 70\%$，而 $FEV_1\% \geq 80\%$ 预计值，除外其他疾病后，亦可诊断为 COPD。

**2. 鉴别诊断**

（1）支气管扩张症　以反复发作咳嗽、咳痰为特点，

11

常表现为咳大量脓性痰或反复咯血，查体常有肺部固定性湿性啰音，部分胸部 X 片显示肺纹理粗乱或呈卷发状或多发蜂窝状影像，高分辨率 CT 可见支气管扩张改变。

（2）支气管哮喘 多在儿童或青少年期起病，常有家族或个人过敏史，以发作性喘息为特征，突发突止，发作时两肺满布哮鸣音，应用解痉药症状可明显缓解，也可自行缓解。哮喘的气流受限多为可逆性，其支气管舒张试验阳性。慢性支气管炎合并支气管哮喘时，表现为气流受限不完全可逆，应全面详细分析病史，以明确诊断。

（3）肺结核 活动性肺结核可有午后低热、乏力、盗汗等结核中毒症状，痰检可发现抗酸杆菌，胸部 X 线片检查可发现病灶。

（4）支气管肺癌 多数患者有长期吸烟史，近期出现顽固的刺激性咳嗽、咳痰，可有痰中带血，或原有慢性咳嗽性质发生改变，胸部 X 线、CT 可发现占位病变，痰细胞学检查、纤维支气管镜检查及肺活检有利于明确诊断。

（5）弥漫性泛细支气管炎 主要见于亚裔患者，多数患者为男性和非吸烟者，几乎所有患者合并慢性鼻窦炎，胸片和 CT 可见弥漫性小叶中央结节影，伴充气过度征。

（6）闭塞性细支气管炎 起病年龄较轻，非吸烟者，可有风湿性关节炎病史或急性烟雾暴露，发生于肺或骨髓移植后，胸部 CT 呼气相可见低密度影。

### 3. 中医辨证论治

| 证型 | 证候 | 治法 | 代表方剂 |
|---|---|---|---|
| 外寒内饮证 | 咳逆喘息不得卧，痰多稀薄，恶寒发热，背冷无汗，渴不多饮，或渴喜热饮，面色青晦，舌苔白滑，脉弦紧 | 温肺散寒，解表化饮 | 小青龙汤加减 |

续表

| 证型 | 证候 | 治法 | 代表方剂 |
|------|------|------|----------|
| 痰热郁肺证 | 咳逆喘息气粗，烦躁胸满，痰黄或白，黏稠难咳，或身热微恶寒，有汗不多，溲黄便干，口渴，舌红，苔黄或黄腻，脉数或滑数 | 清肺化痰，降逆平喘 | 越婢加半夏汤或桑白皮汤加减 |
| 痰浊壅肺证 | 咳嗽痰多，色白黏腻，短气喘息，稍劳即著，脘痞腹胀，倦怠乏力，舌质偏淡，苔薄腻或浊腻，脉滑 | 健脾化痰，降气平喘 | 三子养亲汤合二陈汤加减 |
| 肺脾气虚证 | 咳喘日久，气短，痰多稀白，胸闷腹胀，倦怠懒言，面色㿠白，食少便溏，舌淡白，脉细弱 | 补肺健脾平喘 | 补肺汤合四君子汤加减 |
| 肺肾两虚证 | 呼吸浅短难续，动则喘促更甚，声低气怯，咳嗽，痰白如沫，咳吐不利，胸闷，心悸，形寒汗出，舌质淡或紫暗，脉沉细无力或结代 | 补肺益肾，降气平喘 | 平喘固本汤合补肺汤加减 |

**考点 4 ★★★ 慢性肺源性心脏病**

**1. 诊断**

（1）有慢性阻塞性肺疾病或慢性支气管炎、肺气肿病史，或其他胸肺疾病病史（原发于肺血管的疾病，如特发性肺动脉高压、栓塞性肺动脉高压等可无相应病史）。

（2）存在活动后呼吸困难、乏力和劳动耐力下降。

（3）体检发现肺动脉压增高、右心室增大或右心功能不全的征象，如颈静脉怒张、$P_2 > A_2$、剑突下心脏搏动增强、肝大压痛、肝 - 颈静脉回流征阳性、下肢水肿等。

（4）心电图、X线胸片有提示肺心病的征象。

（5）超声心动图有肺动脉增宽和右心增大、肥厚的征象。

符合（1）～（4）条中的任一条加上第（5）条，并除外其他疾病所致右心改变（如风湿性心脏病、心肌病、先天性心脏病），即可诊断为慢性肺心病。

**2. 鉴别诊断**　主要应与冠状动脉粥样硬化性心脏病（冠心病）、风湿性心脏病、原发性扩张型心肌病、缩窄性心包炎等进行鉴别。

（1）冠心病　慢性肺心病无典型心绞痛或心肌梗死的临床表现，多有胸、肺疾病史，心电图中 ST-T 改变多不明显，类似陈旧性心肌梗死的图形多出现于慢性肺心病急性发作期和明显右心衰竭时，随着病情好转，异常程度可减轻，或加做第 1、2 肋的相关导联心电图，可发现异常 Q 波变小或消失，心电向量图有助鉴别。

（2）风湿性心脏病　慢性肺心病患者在三尖瓣区可闻及的吹风样收缩期杂音，有时可传到心尖部，有时出现肺动脉瓣关闭不全的舒张期杂音，加上右心室肥大、肺动脉高压等表现，易与风湿性心脏瓣膜病相混淆，一般通过详细询问有关慢性肺、胸疾病史，有肺气肿和右心室肥大的体征，尤其超声心动图发现瓣膜器质性狭窄或关闭不全可资鉴别。此外，X线片、心电图、动脉血氧饱和度、二氧化碳分压等均可鉴别。

（3）原发性扩张型心肌病、缩窄性心包炎

1）原发性扩张型心肌病多见于中青年，无明显慢性呼吸道感染史及显著肺气肿体征，无突出的肺动脉高压征，心脏增大常呈球形，常伴心力衰竭、房室瓣膜相对关闭不全所致杂音，心电图无明显顺钟向转位及电轴右偏，心脏超声常提示心腔扩大，整体收缩活动减弱，左室射血分数（LVEF）降低。

2）缩窄性心包炎有心悸、气促、紫绀、颈静脉怒张、肝大、腹水、浮肿及心电图低电压等，需与慢性肺心病鉴别，相关病史和典型的心室舒张受限等表现，以及 X 线胸片（侧位常可发现心包钙化征象），可资鉴别。

**3. 中医辨证论治**

（1）急性期

| 证型 | 证候 | 治法 | 代表方剂 |
|---|---|---|---|
| 痰浊壅肺证 | 咳嗽痰多，色白黏腻或呈泡沫样，短气喘息，稍劳即著，脘痞纳少，倦怠乏力，舌质偏淡，苔薄腻或浊腻，脉滑 | 健脾益肺，化痰降气 | 苏子降气汤加减 |
| 痰热郁肺证 | 喘息气粗，烦躁，胸满，咳嗽，痰黄或白，黏稠难咯，或身热微恶寒，有汗不多，溲黄便干，口渴，舌红，舌苔黄或黄腻，舌边尖红，脉数或滑数 | 清肺化痰，降逆平喘 | 越婢加半夏汤加减 |
| 痰蒙神窍证 | 神志恍惚，谵语，烦躁不安，撮空理线，表情淡漠，嗜睡或神昏，或肢体瞤动，抽搐，咳逆，喘促，咯痰不爽，苔白腻或淡黄腻，舌质暗红或淡紫，脉细滑数 | 涤痰开窍，息风止痉 | 涤痰汤加减，另服安宫牛黄丸或至宝丹 |
| 阳虚水泛证 | 面浮，下肢肿，甚则一身悉肿，腹部胀满有水，心悸，咳喘，咯痰清稀，脘痞，纳差，尿少，怕冷，面唇青紫，舌胖质暗，苔白滑，脉沉细 | 温肾健脾，化饮利水 | 真武汤合五苓散加减 |

（2）缓解期

| 证型 | 症状 | 治法 | 代表方剂 |
|---|---|---|---|
| 肺肾气虚证 | 呼吸浅短难续，声低气怯，甚则张口抬肩，倚息不能平卧，咳嗽，痰白清稀如沫，胸闷，心慌形寒，汗出，舌淡或暗紫，脉沉细微无力，或有结代 | 补肺纳肾，降气平喘 | 补肺汤加减 |
| 气虚血瘀证 | 喘咳无力，气短难续，痰吐不爽，心悸，胸闷，口干，面色晦暗，唇甲紫绀，神疲乏力，舌淡暗，脉细涩无力 | 益气活血，止咳化痰 | 生脉散合血府逐瘀汤加减 |

## 考点5 ★★★ 支气管哮喘

**1. 诊断**

（1）可变的呼吸道症状和体征

1）反复发作喘息、气急，伴或不伴胸闷或咳嗽，夜间及晨间多发，常与接触变应原、冷空气、物理或化学性刺激，以及上呼吸道感染、运动等有关。

2）发作时双肺可闻及散在或弥漫性哮鸣音，呼气相延长。

3）上述症状和体征可经治疗缓解或自行缓解。

（2）可变的呼气气流受限客观证据 有气流受限的证据（在随访过程中，至少有一次气流受限的证据，$FEV_1/FVC < 0.75$），同时具备以下气流受限客观检查中的任意一条：

1）支气管舒张试验阳性（吸入支气管舒张剂后, $FEV_1$ 增加 > 12% 且绝对值增加 > 200mL）。

2）呼气流量峰值（PEF）平均每日昼夜变异率 > 10%（每日监测 PEF 2次、至少2周）。

3）抗炎治疗 4 周后，肺功能显著改善（与基线值比较，$FEV_1$ 增加 > 12% 且绝对值增加 > 200mL）。

4）运动激发试验阳性（与基线值比较，$FEV_1$ 降低 > 10% 且绝对值降低 > 200mL）。

5）支气管激发试验阳性（使用标准剂量的乙酰甲胆碱或组胺，$FEV_1$ 降低 ≥ 20%）。

符合上述（1）、（2）两条，并除外其他疾病所引起的喘息、气急、胸闷和咳嗽，可以诊断为支气管哮喘。

**2. 鉴别诊断**

（1）心源性哮喘 多有高血压、冠状动脉粥样硬化性心脏病、风湿性心脏病和二尖瓣狭窄等病史和体征。阵发性咳嗽，常咳出粉红色泡沫痰，两肺可闻及广泛的湿啰音和哮鸣音，左心界扩大，心率增快，心尖部可闻及奔马律。胸部 X 线检查可见心脏增大，肺淤血征，有助于鉴别。若一时难以鉴别，可静脉缓慢注射氨茶碱，缓解症状后进一步检查，忌用肾上腺素或吗啡，以免造成危险。血浆脑钠肽（BNP）水平检测可用于心源性或肺源性呼吸困难的快速鉴别。

（2）慢性阻塞性肺疾病（COPD） 多见于中老年人，有慢性咳嗽史，喘息长年存在，有加重期。患者多有长期吸烟或接触有害气体的病史，有肺气肿体征，两肺或可闻及湿啰音。但有时临床上难以严格区分 COPD 和哮喘，用支气管舒张剂和口服或吸入激素作为治疗性试验可能有所帮助。COPD 也可与哮喘合并同时存在。

（3）上气道阻塞 可见于中央型支气管肺癌、气管支气管结核、复发性多软骨炎等气道疾病或气管异物吸入，导致支气管狭窄或伴发感染，可出现喘鸣或类似哮喘样呼吸困难，肺部可闻及哮鸣音，但根据临床病史，特别是出现吸气性呼吸困难，以及痰液细胞学或细菌学检查，胸部 X 线、

CT 或 MRI 检查，或支气管镜检查等，常可明确诊断。

（4）变态反应性肺浸润　可见于热带嗜酸性粒细胞增多症、肺嗜酸性粒细胞增多性浸润、多源性变态反应性肺泡炎等，致病原为寄生虫、原虫、花粉、化学药品、职业粉尘等，多有接触史，症状较轻，患者常有发热，胸部 X 线检查可见多发性、此起彼伏的淡薄斑片浸润阴影，可自行消失或再发，肺组织活检也有助于鉴别。

**3. 中医辨证论治**

（1）发作期

| 证型 | 证候 | 治法 | 代表方剂 |
|---|---|---|---|
| 寒哮证 | 呼吸急促，喉中哮鸣有声，胸膈满闷如塞，咳不甚，咯吐不爽，痰稀薄色白，面色晦滞，口不渴或渴喜热饮，天冷或受寒易发，形寒畏冷，初起多兼恶寒、发热、头痛等表证，舌苔白滑，脉弦紧或浮紧 | 温肺散寒，化痰平喘 | 射干麻黄汤加减 |
| 热哮证 | 气粗息涌，呛咳阵作，喉中哮鸣，胸高胁胀，烦闷不安，汗出，口渴喜饮，面赤口苦，咳痰色黄或色白，黏浊稠厚，咯吐不利，舌质红，苔黄腻，脉滑数或弦滑 | 清热宣肺，化痰定喘 | 麻杏石甘汤加减 |

（2）缓解期

| 证型 | 证候 | 治法 | 代表方剂 |
|---|---|---|---|
| 肺虚证 | 喘促气短，语声低微，面色㿠白，自汗畏风，咯痰清稀色白，多因气候变化而诱发，发前喷嚏频作，鼻塞流清涕，舌淡苔白，脉细弱 | 补肺固卫 | 玉屏风散加减 |

| 证型 | 证候 | 治法 | 代表方剂 |
|---|---|---|---|
| 脾虚证 | 倦怠无力，食少便溏，面色萎黄无华，痰多而黏，咯吐不爽，胸脘满闷，恶心纳呆，或食油腻，易腹泻，每因饮食不当而诱发，舌质淡，苔白滑或腻，脉细弱 | 健脾化痰 | 六君子汤加减 |
| 肾虚证 | 平素息促气短，呼多吸少，动则为甚，形瘦神疲心悸，腰酸腿软，劳累后哮喘易发，或面色苍白，畏寒肢冷，自汗，舌淡苔白，质胖嫩，脉沉细，或颧红，身热，汗出黏手，舌红少苔，脉细数或沉细 | 补肾纳气 | 金匮肾气丸或七味都气丸加减 |

## 考点6 ★★★　肺炎

**1. 诊断**　根据病史、症状和体征，结合X线检查和痰液、血液检查，不难做出明确诊断，病原菌检测是确诊各型肺炎的主要依据。

**2. 鉴别诊断**　肺炎的鉴别诊断包括不同病原菌引起的肺炎之间的鉴别诊断和肺炎与其他肺部疾病的鉴别诊断。

（1）**各型肺炎**　革兰阳性球菌引起的肺炎多发生于青壮年，院外感染多见。革兰阴性杆菌引起的肺炎常发生于体弱、患慢性病及免疫缺陷患者，院内感染较多见，多起病急骤，症状较重。病毒、支原体等引起的肺炎，临床表现较轻，白细胞计数增高不显著。痰液病原体分离和血清免疫学试验有助于鉴别诊断。

（2）**肺结核**　其临床表现与肺炎球菌肺炎相似，但肺结核有潮热、盗汗、消瘦、乏力等结核中毒症状，痰中可找到结核杆菌。X线见病灶多在肺尖或锁骨上下，密度不均匀，久不消散，可形成空洞和肺内播散。一般抗炎治疗无效。而肺炎球菌肺炎经抗感染药物治疗后，体温多能很快恢复正常，肺内炎症吸收较快。

（3）急性肺脓肿　早期临床表现与肺炎球菌肺炎相似，随病程进展，以咳出大量脓臭痰为特征。X线可见脓腔及液平，不难鉴别。

（4）肺癌　少数周围型肺癌的X线影像与肺炎相似，但肺癌通常无显著急性感染中毒症状，周围血中白细胞计数不高，若痰中发现癌细胞则可确诊。当肺癌伴发阻塞性肺炎时，经抗生素治疗炎症虽可消退，但肿瘤阴影反而明显，或可见肺门淋巴结肿大、肺不张。如某一肺段反复发生炎症且不易消散，要警惕肺癌的发生。X线体层、CT检查、纤维支气管镜、反复痰脱落细胞学检查等有辅助诊断意义。

### 3. 中医辨证论治

| 证型 | 证候 | 治法 | 代表方剂 |
|---|---|---|---|
| 邪犯肺卫证 | 发病初起，咳嗽咯痰不爽，痰色白或黏稠色黄，发热重，恶寒轻，无汗或少汗，口微渴，头痛、鼻塞，舌边尖红，苔薄白或微黄，脉浮数 | 疏风清热，宣肺止咳 | 三拗汤或桑菊饮加减 |
| 痰热壅肺证 | 咳嗽，咯痰黄稠或铁锈色痰，呼吸气促，高热不退，胸膈痞满，按之疼痛，口渴烦躁，小便黄赤，大便干燥，舌红苔黄，脉洪数或滑数 | 清热化痰，宽胸止咳 | 麻杏石甘汤合千金苇茎汤加减 |

续表

| 证型 | 证候 | 治法 | 代表方剂 |
|---|---|---|---|
| **热闭心神证** | 咳嗽气促，痰声辘辘，烦躁，神昏谵语，高热不退，甚则四肢厥冷，舌红绛，苔黄而干，脉细滑数 | 清热解毒，化痰开窍 | 清营汤加减 |
| **阴竭阳脱证** | 高热骤降，大汗肢冷，颜面苍白，呼吸急迫，四肢厥冷，唇甲青紫，神志恍惚，舌淡青紫，脉微欲绝 | 益气养阴，回阳固脱 | 生脉散合四逆汤加减 |
| **正虚邪恋证** | 干咳少痰，咳嗽声低，气短神疲，身热，手足心热，自汗或盗汗，心胸烦闷，口渴欲饮或虚烦不眠，舌红，苔薄黄，脉细数 | 益气养阴，润肺化痰 | 竹叶石膏汤加减 |

## 考点7 ★★★ 肺结核

**1. 诊断** 具有以下几种情况时，应考虑有肺结核的可能，并进一步检查确诊：

（1）反复发作的咳嗽、咳痰，或呼吸道感染经抗感染治疗3周以上无效或效果不显著。

（2）咯血或痰中带血。

（3）长期发热，常为午后潮热，伴有盗汗、乏力、颧红、体重减轻，月经不调。

（4）肺部听诊锁骨上下及肩胛间区闻及湿啰音或局限性哮鸣音。

（5）出现结节性红斑、泡性结膜炎、关节炎等表现，但无免疫性疾病依据。

（6）既往有渗出性胸膜炎、肛瘘或淋巴结长期肿大病史。

（7）有与排菌肺结核患者密切接触史。

（8）存在结核病好发危险因素，如糖尿病、肾功能不全、胃大部切除、免疫抑制剂应用、HIV感染或AIDS，新出现呼吸道症状和胸部X线检查异常。

**2.鉴别诊断**

（1）**肺癌** 肺癌多见于中老年嗜烟男性，常无明显毒性症状，多有刺激性咳嗽、痰中带血、胸痛及进行性消瘦。X线胸片示癌肿呈分叶状，病灶边缘常有切迹、毛刺，结合胸部CT扫描、痰结核菌、脱落细胞检查及通过纤维支气管镜检查及活检等，常能及时鉴别，肺癌与肺结核并存时应注意发现。

（2）**肺炎** 干酪样肺炎易被误诊为肺炎球菌肺炎。典型肺炎球菌肺炎起病急骤、高热、寒战、胸痛伴气急，咯铁锈色痰，X线征象病变常局限于一叶，抗生素治疗有效，干酪样肺炎则多有结核中毒症状，起病较慢，咯黄色黏液痰，X线征象病变多位于右上叶，可波及右上叶尖、后段，呈云絮状、密度不均，可出现虫蚀样空洞，抗结核治疗有效，痰中易找到结核菌。

（3）**肺脓肿** 肺脓肿空洞与肺结核空洞易混淆，需鉴别，肺脓肿起病较急，高热，大量脓痰，痰中无结核菌，但有多种其他细菌，血白细胞计数及嗜中性粒细胞增多，抗生素治疗有效。空洞多见于肺下叶，洞内常有液平面，周围有炎性浸润，而肺结核空洞则多发生在肺上叶，空洞壁较薄，洞内很少有液平面。此外，纤维空洞性肺结核合并感染时易与慢性肺脓肿混淆，但后者痰结核菌阴性。

（4）**支气管扩张症** 支气管扩张症有慢性咳嗽、咯痰及反复咯血史，但痰结核菌阴性，X线胸片多无异常发现，或仅见局部肺纹理增粗或卷发状阴影，CT有助确诊。

（5）**慢性支气管炎** 老年慢性支气管炎患者症状酷似

继发型肺结核，需认真鉴别，慢性支气管炎常有慢性咳嗽、咳痰，有时少量咯血，反复发作，但无明显的全身症状，X线检查仅有肺纹理增粗和肺气肿征象。

（6）尘肺　二氧化矽、石棉、氧化铁及某些有机物质的吸入，可使肺X线片出现浸润阴影，其中矽肺的聚合性团块中甚至出现空洞，与结核病相似，但上述疾病为职业性，有粉尘接触史，诊断不难。

（7）其他发热性疾病　肺结核常有不同类型的发热，临床上需要与其他发热性疾病相鉴别

1）伤寒：有高热、血中白细胞计数减少及肝脾大等临床表现，易与急性血行播散型肺结核混淆，但伤寒热型常呈稽留热，有相对缓脉、皮肤玫瑰疹，血清伤寒凝集试验阳性，血、粪便伤寒杆菌培养阳性。

2）败血症：起病急、寒战及弛张热型，白细胞及中性粒细胞增多，常有近期皮肤感染，疮疖挤压史或尿路、胆道等感染史，皮肤常见瘀点，病程中出现迁徙病灶或感染性休克，血或骨髓培养可发现致病菌。

3）白血病：急性血行播散型肺结核有发热、肝脾大，起病数周后出现特异性X线表现，偶见血象呈类白血病反应或单核细胞异常增多，应与白血病鉴别，后者多有明显出血倾向，骨髓涂片及动态X线胸片随访有助确立诊断。

4）其他：成人支气管淋巴结核常表现为发热及肺门淋巴结肿大，应与纵隔淋巴瘤、结节病等鉴别，结核病患者结核菌素试验阳性，抗结核治疗有效，而淋巴瘤发展迅速，常有肝脾及浅表淋巴结无痛性肿大，确诊常依赖活检，结节病通常不发热，肺门淋巴结肿大多为双侧，结核菌素试验阴性，糖皮质激素治疗有效，活检可明确诊断。

### 3. 中医辨证论治

| 证型 | 证候 | 治法 | 代表方剂 |
|---|---|---|---|
| 肺阴亏损证 | 干咳，咳声短促，咯少量白黏痰，或痰中有血丝或血点，色鲜红，胸部隐隐闷痛，低热，午后手足心热，皮肤干灼，口咽干燥，少量盗汗，舌边尖红，无苔或少苔，脉细数 | 滋阴润肺 | 月华丸加减 |
| 阴虚火旺证 | 咳呛气急，痰少黏稠或吐少量黄痰，时时咯血，血色鲜红，午后潮热，五心烦热，骨蒸颧红，盗汗量多，心烦失眠，性急善怒，胁肋掣痛，男子梦遗失精，女子月经不调，形体日渐消瘦，舌红绛而干，苔黄或剥，脉细数 | 滋阴降火 | 百合固金汤合秦艽鳖甲散加减 |
| 气阴耗伤证 | 咳嗽无力，气短声低，咳痰清稀色白，量较多，偶或带血，或咯血，血色淡红，午后潮热，伴有畏风怕冷，自汗与盗汗并见，纳少神疲，便溏，面色㿠白，舌质光淡，边有齿印，苔薄，脉细弱而数 | 益气养阴 | 保真汤加减 |
| 阴阳两虚证 | 咳逆喘息少气，喘促气短，动则尤甚，咯痰色白，或夹血丝，血色暗淡，潮热，自汗，盗汗，声嘶或失音，面浮肢肿，心慌，唇紫肢冷，形寒或见五更泄泻，口舌生糜，大肉尽脱，男子滑精、阳痿，女子经少、经闭，舌质光淡隐紫少津，脉微细而数，或虚大无力。 | 滋阴补阳 | 补天大造丸加减 |

**考点 8 ★★　原发性支气管肺癌**

**1. 诊断**　对于下列情况之一的人群（特别是 40 岁以上男性长期或重度吸烟者）应提高警惕，及时进行排癌检查。

（1）刺激性咳嗽 2～3 周而抗感染、镇咳治疗无效。

（2）原有慢性呼吸道疾病，近来咳嗽性质改变者。

（3）近 2～3 个月持续痰中带血而无其他原因可以解释者。

（4）同一部位、反复发作的肺炎。

（5）原因不明的肺脓肿，无毒性症状，无大量脓痰，无异物吸入史，且抗感染治疗疗效不佳者。

（6）原因不明的四肢关节疼痛及杵状指（趾）。

（7）X 线显示局限性肺气肿或段、叶性肺不张。

（8）肺部孤立性圆形病灶和单侧性肺门阴影增大者。

（9）原有肺结核病灶已稳定，而其他部位又出现新增大的病灶者。

（10）无中毒症状的、血性、进行性增多的胸腔积液者等。

**2. 鉴别诊断**

（1）肺结核

1）结核球：需与周围型肺癌相鉴别。结核球多见于年轻患者，可有反复血痰史，病灶多位于上叶后段和下叶背段的结核好发部位，边界清楚，边缘光滑无毛刺，偶见分叶，可有包膜，密度高，可有钙化点，周围有结核病灶，如有空洞形成，多为中心性薄壁空洞，洞壁规则，直径很少超过 3cm。

2）肺门淋巴结结核：易与中央型肺癌相混淆。肺门淋巴结结核多见于儿童或老年人，有结核中毒症状，结核菌素试验多呈强阳性，抗结核治疗有效，影像学检查有助于鉴别诊断。

3）急性粟粒型肺结核：应与弥漫性细支气管－肺泡癌相鉴别。粟粒型肺结核表现为病灶大小相等、分布均匀的粟粒样结节，常伴有全身中毒症状，抗结核治疗有效。肺泡癌多为大小不等、分布不均的结节状播散病灶，一般无发热，可从痰中查找癌细胞，也可以进行结核菌素试验加以鉴别。

（2）**肺炎** 肺癌阻塞性肺炎表现常与肺炎相似。肺炎起病急骤，先有寒战、高热等毒血症状，然后出现呼吸道症状，X线为云絮影，不呈段叶分布，无支气管阻塞，少见肺不张，经抗感染治疗病灶吸收迅速而完全。癌性阻塞性肺炎呈段或叶分布，常有肺不张，吸收缓慢，炎症吸收后可见块状影，可通过纤维支气管镜检查和痰脱落细胞学等检查加以鉴别。

（3）**肺脓肿** 应与癌性空洞继发感染相鉴别，原发性肺脓肿起病急，伴高热，咳大量脓痰，中毒症状明显，胸片上表现为薄壁空洞，内有液平，周围有炎症改变，癌性空洞常先有咳嗽、咯血等肿瘤症状，后出现咳脓痰、发热等继发感染症状，胸片可见癌肿块影有偏心空洞，壁厚，内壁凸凹不平。

（4）**炎性假瘤** 一般认为本病是肺部炎症吸收不全而遗留下的圆形病灶，多有呼吸道感染史，也可有痰中带血，X线呈单发圆形、椭圆形或哑铃形，轮廓不清，淡而均匀，边无分叶，有长毛样改变。

**3. 中医辨证论治**

| 证型 | 证候 | 治法 | 代表方剂 |
|------|------|------|----------|
| 气滞血瘀证 | 咳嗽，咳痰，或痰血暗红，胸闷胀痛或刺痛，面青唇暗，肺中积块，舌质暗紫或有瘀斑、瘀点，脉弦或涩 | 化瘀散结、行气止痛 | 血府逐瘀汤加减 |
| 痰湿毒蕴证 | 咳嗽痰多，胸闷气短，肺中积块，可见胸胁疼痛，纳差便溏，神疲乏力，舌质暗或有瘀斑，苔厚腻，脉弦滑 | 祛湿化痰 | 二陈汤合瓜蒌薤白半夏汤加减 |
| 阴虚毒热证 | 咳嗽，无痰或少痰，或有痰中带血，甚则咯血不止，肺中积块，心烦，少寐，手足心热，或低热盗汗，或邪热炽盛，稽留不退，口渴，大便秘结，舌质红，苔薄黄，脉细数或数大 | 养阴清热，解毒散结 | 沙参麦冬汤合五味消毒饮 |
| 气阴两虚证 | 咳嗽无力，有痰或无痰，痰中带血，肺中积块，神疲乏力，时有心悸，汗出气短，口干，发热或午后潮热，手足心热，纳呆脘胀，便干或稀，舌质红苔薄，或舌质胖嫩有齿痕，脉细数无力 | 益气养阴，化痰散结 | 沙参麦冬汤加减 |

**考点 9 ★★　呼吸衰竭**

**1. 诊断**　呼吸衰竭除原发疾病和低氧血症及二氧化碳潴留导致的临床表现外，其诊断主要依靠血气分析，而结合肺功能、胸部影像学和纤维支气管镜等检查对于明确呼吸衰竭的原因至为重要。

（1）动脉血气分析　对于判断呼吸衰竭、病情的严重程度，指导氧疗、机械通气、纠正酸碱失衡及电解质紊乱等治疗具有重要意义，呼吸衰竭的诊断标准为在海平面、标准大气压、静息状态、呼吸空气条件下，$PaO_2$ < 60mmHg 伴或不伴有 $PaCO_2$ > 50mmHg。仅有 $PaO_2$ < 60mmHg 为Ⅰ型呼吸衰竭，若伴有 $PaCO_2$ > 50mmHg 者，则为Ⅱ型呼吸衰，pH 可反映机体的代偿状况，有助于急性或慢性呼吸衰竭的鉴别，当 $PaCO_2$ 升高、pH 正常时，称为代偿性呼吸性酸中毒。若 $PaCO_2$ 升高，pH < 7.35，则称为失代偿性呼吸性酸中毒。同时，临床上还要结合患者年龄、海拔高度、氧疗等多种因素具体分析。

（2）肺功能检测　通过肺功能的检测，能判断通气功能障碍的性质（阻塞性、限制性或混合性）及是否合并有换气功能障碍，并对其严重程度进行判断，而呼吸肌功能测试能够提示呼吸肌无力的原因和严重程度。但对于某些重症患者，肺功能检测受到一定限制。通常的肺功能检测包括肺活量（VC）、用力肺活量（FVC）、第 1 秒用力呼气量（$FVC_1$）和呼气峰流速（PEF）等。

（3）胸部影像学检查　包括 X 线胸片、胸部 CT 和放射性核素肺通气 / 灌注扫描、肺血管造影等，有助于呼吸衰竭原因的分析。

（4）纤维支气管镜检查　对于明确大气道情况和取得病理学证据具有重要意义。

**2. 中医辨证论治**

| 证型 | 证候 | 治法 | 代表方剂 |
|---|---|---|---|
| 痰浊阻肺证 | 呼吸急促，喉中痰鸣，痰涎黏稠，不易咯出，胸中窒闷，面色暗红或青紫，唇舌紫暗，苔白或白腻，脉滑数 | 化痰降气，宣肺平喘 | 二陈汤合三子养亲汤加减 |

续表

| 证型 | 证候 | 治法 | 代表方剂 |
|------|------|------|----------|
| 肺肾气虚证 | 呼吸短浅难续，甚则张口抬肩，不能平卧，胸满气短，心悸，咳嗽，痰白如沫，咯吐不利，形寒汗出，舌淡或暗紫，苔白润，脉沉细无力或结代 | 补益肺肾，纳气平喘 | 补肺汤合参蛤散加减 |
| 脾肾阳虚证 | 咳喘，心悸怔忡，不能平卧，动则尤甚，腹部胀满，浮肿，肢冷尿少，面青唇绀，舌胖紫暗，苔白滑，脉沉细或结代 | 温肾健脾，化湿利水 | 真武汤合五苓散加减 |
| 痰蒙神窍证 | 呼吸急促，或伴痰鸣，神志恍惚，谵语，烦躁不安，嗜睡，甚则抽搐、昏迷，面紫绀，舌暗紫，苔白腻，脉滑数 | 涤痰开窍，息风止痉 | 涤痰汤、安宫牛黄丸、至宝丹 |
| 阳微欲脱证 | 喘逆剧甚，张口抬肩，鼻翼扇动，面色苍白，冷汗淋漓，四肢厥冷，烦躁不安，面色紫暗，舌紫暗，脉沉细无力或脉微欲绝 | 益气温阳，固脱救逆 | 独参汤灌服，同时用参麦注射液或参附注射液静脉滴注 |

**考点 10 ★★　急性心力衰竭**

**1. 诊断**　根据基础心血管疾病、诱因、典型临床表现（病史、症状和体征）以及各种检查（心电图、胸部 X 线检查、超声心动图和 BNP、NT-proBNP）做出急性心衰的诊断，并进行临床评估，包括病情的分级、严重程度和预后等。

（1）急性左心衰竭　常见临床表现是急性左心衰竭所致的呼吸困难，系由肺淤血所致，严重患者可出现急性肺水肿和心源性休克，BNP 和 NT-proBNP 作为心衰的生物标志物，对急性左心衰竭诊断和鉴别诊断有肯定价值，对患者的危险分层和预后评估有一定的临床价值。

（2）急性右心衰竭　主要常见病因为右心室梗死和急性大块肺栓塞。根据病史、临床表现，如突发的呼吸困难、低血压、颈静脉怒张等，结合心电图、超声心动图，以及 D- 二聚体、动脉血气等检查，可以做出诊断。

**2. 中医辨证论治**

| 证型 | 证候 | 治法 | 代表方剂 |
|---|---|---|---|
| 心肺气虚证 | 心悸，气短，肢倦乏力，动则加剧，咳喘，不能平卧，面色苍白，舌淡或边有齿痕，脉沉细或虚数 | 补益心肺 | 养心汤合补肺汤加减 |
| 心脾阳虚证 | 心悸，喘息不能卧，颜面及肢体浮肿，脘痞腹胀，食少纳呆，形寒肢冷，大便溏泄，小便短少，舌淡胖或暗淡，苔白滑，脉沉细无力或结、代 | 益气健脾，温阳利水 | 真武汤加减；如喘促明显，加参蛤散 |
| 心阳欲脱证 | 心悸，喘息不能卧，面色苍白，四肢厥冷，舌质淡润，脉微细 | 回阳固脱 | 独参汤或四味回阳饮加减 |

**考点 11 ★★　慢性心力衰竭**

**1. 诊断**

（1）Framingham 标准（1971）

1）主要标准：阵发性夜间呼吸困难、颈静脉怒张、肺部啰音、心脏扩大、急性肺水肿、第三心音奔马律、肝 - 颈静脉回流征阳性等。

2）次要标准：踝部水肿、夜间咳嗽、活动后呼吸困难、肝肿大、胸腔积液、肺活量降低至最大肺活量的 1/3、心动过速（＞ 120 次 / 分）等。

同时存在两个主项或 1 个主项加 2 个次项即可诊断。

（2）ESC 心力衰竭工作定义（2008）

1）CHF 的症状：静息或活动时气急和 / 或乏力。

2）水液潴留的体征：包括肺底湿啰音、胸腔积液、颈静脉怒张、踝部水肿、肝脏肿大等。

3）静息时心脏结构或功能异常的客观证据：包括心脏增大、第三心音、心脏杂音、超声心动图异常、BNP 增高等。

以上 3 项每项同时存在 1 种或 1 种以上证据。

（3）射血分数降低、射血分数中间值、射血分数保留的心力衰竭的诊断（中国心力衰竭诊断和治疗指南 2018）

| 诊断标准 | HFrEF | HFmrEF | HFpEF |
|---|---|---|---|
| 1 | 症状和 / 或体征 | 症状和 / 或体征 | 症状和 / 或体征 |
| 2 | LVEF ＜ 40% | LVEF 40% ~ 49% | LVEF ≥ 50% |
| 3 | — | 利钠肽升高，并符合以下至少 1 条：<br>（1）左心室肥厚和 / 或左心房扩大。<br>（2）心脏舒张功能异常 | 利钠肽升高，并符合以下至少 1 条：<br>（1）左心室肥厚和 / 或左心房扩大。<br>（2）心脏舒张功能异常 |

注：HFrEF 为射血分数降低的心力衰竭，HFmrEF 为射血分数中间值的心力衰竭，HFpEF 为射血分数保留的心力衰竭，LVEF 为左心室射血分数；利钠肽升高为 B 型利钠肽（BNP）＞ 35ng/L 和 / 或 N 末端 B 型利钠肽原 (NT–proBNP) ＞ 125ng/L。

（4）诊断 CHF 的主要根据 详细病史和体格检查，

胸片、心电图和超声心动图是关键的辅助检查。当患者发生呼吸困难，不能排除 CHF 时，应测定 BNP 或 NT-proBNP，但最终诊断须结合所有临床资料。（2014，ACCF/AHA）

**2. 鉴别诊断**

（1）左心衰鉴别诊断　主要针对呼吸困难和咳嗽、咯血进行病因鉴别。

1）呼吸困难

①肺源性呼吸困难：呼吸困难因左心衰者多有左心功能受损的基础疾病（如高血压、慢性心瓣膜病、冠心病或心肌病等），而肺源性呼吸困难则多有肺、支气管等基础病变，左心衰呼吸困难常因体位抬高而改善，而大部分肺源性呼吸困难常因静息平卧而减轻。

②支气管哮喘：除基础疾病不同外，后者多见于青少年有过敏史，气道阻力反应性增高。心源性哮喘者发作时必须坐起，重症者肺部有干湿啰音，甚至咳粉红色泡沫痰，而后者发作时双肺可闻及典型哮鸣音，咳出白色黏痰后呼吸困难常可缓解，测定血浆 BNP 水平对鉴别心源性和支气管性哮喘有较重要的参考价值。

③急性肺源性心脏病（肺动脉栓塞）、急性呼吸窘迫综合征、主动脉夹层、心包压塞、心包缩窄等：其中，急性大块肺栓塞表现为突发呼吸困难、剧烈胸痛、有濒死感，还有咳嗽、咯血痰、明显发绀、皮肤湿冷、休克和晕厥，伴颈静脉怒张、肝肿大、肺梗死区呼吸音减弱、肺动脉瓣区杂音等，血气分析、D-二聚体、胸部螺旋 CT 等检查有助鉴别。

2）咳嗽、咯血：主要和肺结核、肺癌、支气管扩张等慢性咳嗽、咯血性疾病进行鉴别，鉴别点包括基础疾病、体征和相关实验室检查。

（2）右心衰鉴别诊断　主要针对水肿、肝肿大等进行病因鉴别诊断。

1）水肿：水肿可见于心脏病、肾脏病、肝脏病及营养不良等多种疾病，除基础病因不同外，水肿也各有特点。心源性水肿常始于身体的低垂部位，称为"下垂性水肿"，并伴有颈静脉怒张、肝－颈静脉回流征阳性等上腔静脉回流受阻的体征，肾性水肿则首先出现于皮下的疏松组织，如眼睑等处，肝病性水肿突出的表现为腹水，营养不良性水肿则常伴有低白蛋白血症等。

2）肝肿大、肝硬化

①肝脏本身病变引起的肝肿大：后者主要见于胆汁淤积、血吸虫肝病、肝癌等，而肝炎后肝硬化常伴有肝脏缩小，均有相应病史和相关体征，并且无肝－颈静脉回流征阳性。

②肝病性肝硬化：除基础心脏病史和体征有助于鉴别外，非心源性肝硬化不会出现颈静脉怒张等上腔静脉回流受阻的体征。

③心包积液、缩窄性心包炎：由于上腔静脉回流受阻同样可以引起静脉怒张、肝大、下肢水肿等表现，应根据病史、心脏及其他心血管体征进行鉴别，超声心动图检查可助鉴别。

### 3. 中医辨证论治

| 证型 | 证候 | 治法 | 代表方剂 |
|---|---|---|---|
| 气虚血瘀证 | 心悸怔忡，胸闷气短，甚则喘咳，动则尤甚，神疲乏力，面白或暗淡，自汗，口唇青紫，甚者胁痛积块，颈动脉怒张，舌质紫暗或有瘀斑，脉虚涩或结代 | 养心补肺，益气活血 | 保元汤合桃红饮加减 |
| 气阴两虚证 | 心悸气短，身重乏力，心烦不寐，口咽干燥，小便短赤，甚则五心烦热，潮热盗汗，眩晕耳鸣，肢肿形瘦，唇甲稍暗，舌质暗红，少苔或无苔，脉细数或促或结 | 益气养阴，活血化瘀 | 生脉饮合血府逐瘀汤 |
| 阳虚水泛证 | 心悸怔忡，气短喘促，动则尤甚，或端坐而不得卧，精神萎靡，乏力懒动，腰膝酸软，形寒肢冷，面色苍白或晦暗，肢体浮肿，下肢尤甚，甚则腹胀脐突，尿少或夜尿频多，舌淡苔白，脉沉弱或迟 | 温阳利水 | 参附汤、五苓散合葶苈大枣泻肺汤加减 |
| 痰饮阻肺证 | 喘咳气急，张口抬肩，不能平卧，痰多色白或黄稠，心悸烦躁，胸闷脘痞，面青汗出，口唇紫绀，舌质紫暗，舌苔厚腻或白或黄，脉弦滑而数 | 温化痰饮，泻肺逐水 | 苓桂术甘汤、葶苈大枣泻肺汤合保元汤、丹参饮加减 |

**考点12 ★★★ 快速心律失常**

**1. 心电图辅助检查诊断**

（1）期前收缩

1）房性期前收缩

①提早出现的P′波，形态与窦性P波不同。

②P′–R间期＞0.12s。

③QRS波群形态正常，亦可增宽（室内差异性传导）或未下传。

④代偿间歇不完全。

2）房室交界性期前收缩

①提前出现的QRS波群，而其前无相关P波，如有逆行P波，可出现在QRS波群之前（P'-R＜0.12秒）、之中或之后（P'-R＜0.20秒）。

②QRS波群形态正常，也可因发生差异性传导而增宽。

③代偿间歇多完全。

3）室性期前收缩

①QRS波群提早出现，宽大、畸形或有切迹，时间≥0.12s，前无窦性P波。

②T波亦宽大，其方向与QRS波群主波方向相反。

③代偿间歇完全。

（2）室上性心动过速

1）心率快而规则，阵发性室上性心动过速心率多在140～220次/分，非阵发性室上性心动过速心率在70～130次/分。

2）P波形态与窦性不同，出现在QRS波群之后则为房室交界性心动过速，当心率过快时，P波往往与前面的T波重叠，无法辨认，故统称为室上性心动过速。

3）QRS 波群形态通常为室上型，亦可增宽、畸形（室内差异性传导、束支阻滞或预激综合征）。

4）ST-T 波无变化，发作中也可以倒置（频率过快而引起的相对性心肌供血不足）。

（3）室性心动过速

1）3 个或以上的室性期前收缩连发。

2）常没有 P 波或 P 波与 QRS 波群无固定关系，且 P 波频率比 QRS 波群频率缓慢。

3）频率多数为每分钟 150～220 次，室律略有不齐。

4）偶有心室夺获或室性融合波。

（4）房颤

1）P 波消失，代之以大小不等、形态不同、间隔不等的 f 波，频率为 350～600 次/分。

2）QRS 波群形态通常正常，但当心室率过快时，QRS 波群可增宽畸形（室内差异传导）。

3）大多数病例心室率快而不规则，多在每分钟 160～180 次。

4）当心室率极快而无法辨别 f 波时，主要根据心室率完全不规则及 QRS 波群与 T 波形状变异诊断。

**2. 中医辨证论治**

| 证型 | 证候 | 治法 | 代表方剂 |
|---|---|---|---|
| 心神不宁证 | 心悸不宁，善惊易恐，坐卧不安，失眠多梦，舌苔薄白，脉象虚数或结代 | 镇惊定志，养心安神 | 安神定志丸加减 |
| 气血不足证 | 心悸短气，活动尤甚，眩晕乏力，失眠健忘，纳呆食少，面色无华，舌质淡，苔薄白，脉细弱 | 补血养心，益气安神 | 归脾汤加减 |

续表

| 证型 | 证候 | 治法 | 代表方剂 |
|------|------|------|----------|
| 阴虚火旺证 | 心悸不宁，心烦少寐，头晕目眩，手足心热，盗汗耳鸣，舌质红，苔少，脉细数 | 滋阴清火，养心安神 | 天王补心丹加减 |
| 气阴两虚证 | 心悸短气，头晕乏力，胸痛胸闷，少气懒言，自汗盗汗，五心烦热，失眠多梦，舌质红，少苔，脉虚数 | 益气养阴，养心安神 | 生脉散加减 |
| 痰火扰心证 | 心悸时发时止，胸闷烦躁，失眠多梦，口干口苦，大便秘结，小便黄赤，舌质红，舌苔黄腻，脉弦滑 | 清热化痰，宁心安神 | 黄连温胆汤加减 |
| 心脉瘀阻证 | 心悸不安，胸闷不舒，心痛时作，或见唇甲青紫，舌质紫暗，或有瘀斑，脉涩或结代 | 活血化瘀，理气通络 | 桃仁红花煎加减 |
| 心阳不振证 | 心悸不安，胸闷气短，面色苍白，形寒肢冷，舌质淡白，脉虚弱 | 温补心阳，安神定悸 | 参附汤合桂枝甘草龙骨牡蛎汤加减 |

## 考点 13 ★★　房室传导阻滞

**1. 心电图辅助检查诊断**

（1）一度房室传导阻滞

1）窦性 P 波，每个 P 波后都有相应的 QRS 波群。

2）P-R 间期延长至 0.20s 以上（老人 P-R 间期 > 0.22 秒）。

（2）二度房室传导阻滞

1）二度Ⅰ型：P-R 间期逐渐延长，R-R 间期相应地逐渐缩短，直到 P 波后无 QRS 波群出现，如此周而复始。

2）二度Ⅱ型：P-R 间期固定（正常或延长），P 波突然不能下传而 QRS 波群脱漏。

（3）三度房室传导阻滞

1）窦性 P 波，P 波与 QRS 波群无固定关系。

2）心房速率快于心室率。

3）出现交界性逸搏心率（QRS 波群形态正常，频率一般为 40～60 次/分）或室性逸搏心率（QRS 波群宽大畸形，频率一般为 20～40 次/分）。

**2. 中医辨证论治**

| 证型 | 证候 | 治法 | 代表方剂 |
|---|---|---|---|
| 心阳不足证 | 心悸气短，动则加剧，汗出倦怠，面色苍白或形寒肢冷，舌淡苔白，脉虚弱或沉细而数 | 温补心阳，通脉定悸 | 人参四逆汤合桂枝甘草龙骨牡蛎汤加减 |
| 心肾阳虚证 | 心悸气短，动则加剧，面色苍白，形寒肢冷，腰膝酸软，小便清长，下肢浮肿，舌质淡胖，脉沉迟 | 温补心肾，温阳利水 | 参附汤合真武汤加减 |
| 气阴两虚证 | 心悸气短，乏力，失眠多梦，自汗盗汗，五心烦热，舌质淡红少津，脉虚弱或结代 | 益气养阴，养心通脉 | 炙甘草汤加减 |
| 痰浊阻滞证 | 心悸气短，心胸痞闷胀满，痰多，食少腹胀，或有恶心，舌苔白腻或滑腻，脉弦滑 | 理气化痰，宁心通脉 | 涤痰汤加减 |
| 心脉瘀阻证 | 心悸，胸闷憋气，心痛时作，舌质暗或瘀点、瘀斑，脉虚或结代 | 活血化瘀，理气通络 | 血府逐瘀汤加减 |

## 考点 14 ★★★ 原发性高血压

### 1. 诊断

（1）按血压水平分类

| 分类 | 收缩压（mmHg） | | 舒张压 |
| --- | --- | --- | --- |
| 正常血压 | < 120 | 和 | < 80 |
| 正常高值 | 120 ~ 139 | 和 / 或 | 80 ~ 89 |
| 高血压 | ≥ 140 | 和 / 或 | ≥ 90 |
| 1 级高血压（轻度） | 140 ~ 159 | 和 / 或 | 90 ~ 99 |
| 2 级高血压（中度） | 160 ~ 179 | 和 / 或 | 100 ~ 109 |
| 3 级高血压（重度） | ≥ 180 | 和 / 或 | ≥ 110 |
| 单纯收缩期高血压 | ≥ 140 | 和 | < 90 |

（2）按心血管风险分层　根据血压水平、心血管危险因素、靶器官损害、临床并发症和糖尿病情况，分为低危、中危、高危和很高危四个层次。3 级高血压伴 1 项及以上危险因素，合并糖尿病、临床心脑血管病或慢性肾脏疾病等并发症，属于心血管风险很高危人群，具体见下表：

| 其他危险因素和病史 | 血压（mmHg） | | |
| --- | --- | --- | --- |
| | 1 级高血压 | 2 级高血压 | 3 级高血压 |
| 无 | 低危 | 中危 | 高危 |
| 1 ~ 2 个其他危险因素 | 中危 | 中危 | 很高危 |
| ≥ 3 个其他危险因素，靶器官损害，或 CKD 3 期，无并发症的糖尿病 | 高危 | 高危 | 很高危 |

续表

| 其他危险因素和病史 | 血压（mmHg） | | |
|---|---|---|---|
| | 1级高血压 | 2级高血压 | 3级高血压 |
| 临床并发，或CKD≥4期，有并发症的糖尿病 | 很高危 | 很高危 | 很高危 |

注：CKD：慢性肾脏疾病。

**2. 鉴别诊断**

（1）肾实质病变

1）急性肾小球肾炎：起病急骤，发病前1～3周多有链球菌感染史，有发热、水肿、血尿等表现，尿常规检查可见蛋白、红细胞和管型，血压为一过性升高，青少年多见。

2）慢性肾小球肾炎：由急性肾小球肾炎转变而来，或无明显急性肾炎史，而有反复浮肿、明显贫血、血浆蛋白低、氮质血症，蛋白尿出现早而持久，血压持续升高。

（2）肾动脉狭窄　有类似恶性高血压的表现，药物治疗无效，一般可见舒张压中、重度升高，可在上腹部或背部肋脊角处闻及血管杂音，肾盂造影、放射性核素肾图及B超有助于诊断，肾动脉造影可明确诊断。

（3）嗜铬细胞瘤　可出现阵发性或持续性血压升高，阵发性血压升高时还可伴心动过速、出汗、头痛、面色苍白等症状，历时数分钟或数天，一般降压药无效，发作间隙血压正常，血压升高时测血或尿中儿茶酚胺及其代谢产物香草基杏仁酸（VMA）有助于诊断，超声、放射性核素及CT、MRI对肾脏部位检查可显示肿瘤部位而确诊。

（4）原发性醛固酮增多症　女性多见，以长期高血压伴顽固性低血钾为特征，可有多饮、多尿、肌无力、周期性麻痹等，实验室检查有低血钾、高血钠、代谢性酸中毒、血浆肾素活性降低、血及尿醛固酮增多、尿钾增多，安体舒通试验阳性具有诊断价值，超声检查、放射性核素、CT、MRI可确定肿瘤部位。

（5）库欣综合征　又称皮质醇增多症，患者除有高血压之外还有满月脸、水牛背、向心性肥胖、毛发增多、血糖升高等，诊断一般不难。24小时尿中17-羟类固醇、17-酮类固醇增多，地塞米松抑制试验或肾上腺素兴奋试验有助于诊断，颅内蝶鞍X线检查、肾上腺CT扫描及放射性碘化胆固醇肾上腺素扫描可定位诊断。

（6）主动脉缩窄　多数先天性，临床表现为上臂血压增高，而下肢血压不高或降低，在肩胛区、胸骨旁、腋部有侧支循环的动脉搏动和杂音，腹部听诊有血管杂音，主动脉造影可确定诊断。

**3. 中医辨证论治**

| 证型 | 证候 | 治法 | 代表方剂 |
|---|---|---|---|
| 肝阳上亢证 | 头晕头痛，口干口苦、面红目赤，烦躁易怒，大便秘结，小便短赤，舌质红，苔薄黄，脉弦细有力 | 平肝潜阳 | 天麻钩藤饮加减 |
| 痰湿内盛证 | 头晕头痛，头重如裹，困倦乏力，胸闷，腹胀痞满，少食多寐，呕吐痰涎，肢体沉重，舌胖苔腻，脉濡滑 | 祛痰降浊 | 半夏白术天麻汤加减 |
| 瘀血内停证 | 头痛经久不愈，固定不移，头晕阵作，偏身麻木，胸闷，时有心前区痛，口唇发绀，舌紫，脉弦细涩 | 活血化瘀 | 血府逐瘀汤加减 |

续表

| 证型 | 证候 | 治法 | 代表方剂 |
|------|------|------|----------|
| 肝肾阴虚证 | 头晕耳鸣，目涩，咽干，五心烦热，盗汗，不寐多梦，腰膝酸软，大便干涩，小便热赤，舌质红少苔，脉细数或细弦 | 滋补肝肾，平潜肝阳 | 杞菊地黄丸加减 |
| 肾阳虚衰证 | 头晕眼花，头痛耳鸣，形寒肢冷，心悸气短，腰膝酸软，夜尿频多，大便溏薄，舌淡胖，脉沉弱 | 温补肾阳 | 济生肾气丸加减 |

## 考点15 ★★★　心绞痛

**1.诊断**

（1）诊断要点　根据典型的发作特点和体征，结合存在的冠心病危险因素，除外其他原因所致的心绞痛，一般即可确立诊断。

（2）分型

1）稳定型心绞痛（稳定型劳力性心绞痛）。

2）不稳定型心绞痛，主要包括：

①初发劳力型心绞痛：病程在2个月内，新发生的心绞痛（从无心绞痛或有心绞痛病史，但在近半年内未发作过心绞痛）。

②恶化劳力型心绞痛：病情突然加重，表现为胸痛发作次数增加，持续时间延长，诱发心绞痛的活动阈值明显减低，硝酸甘油缓解症状的作用减弱，病程在2个月之内。

③静息心绞痛：心绞痛发生在休息或安静状态，发作持续时间相对较长，含硝酸甘油效果欠佳，病程在1个

月内。

④梗死后心绞痛：指 AMI 发病 24 小时后至 1 个月内发生的心绞痛。

⑤变异型心绞痛：休息或一般活动时发生的心绞痛，发作时心电图显示 ST 段暂时性抬高。

**2. 鉴别诊断**

（1）急性心肌梗死　疼痛部位与心绞痛相仿，但性质更剧烈，持续时间多超过 30 分钟，可长达数小时，可伴有心律失常、心力衰竭或 / 和休克，含用硝酸甘油多不能使之缓解。心电图中面向梗死部位的导联 ST 段抬高和 /或同时有异常 Q 波（非 ST 段抬高性心肌梗死则多表现为ST 段下移和 / 或 T 波改变）。实验室检查示血清心肌酶、肌红蛋白、肌钙蛋白 I 或 T 等增高。

（2）心脏神经症　本病患者常主诉胸痛，但多为短暂（几秒钟）的刺痛或持久（几小时）的隐痛，常喜欢不时地深吸气或进行叹息性呼吸，胸痛部位多在左胸乳房下心尖部附近，或经常变动，症状多在疲劳之后出现，而不在疲劳的当时，进行轻度体力活动反觉舒适，有时可耐受较重的体力活动而不出现症状。含服硝酸甘油无效或在十多分钟后才缓解，常伴有心悸、疲乏及其他神经衰弱的症状。

（3）肋间神经痛和肋软骨炎　常累及 1 ～ 2 个肋间，为刺痛或灼痛，多为持续性而非发作性，体位改变或牵扯可加重疼痛，肋软骨或沿神经走向有压痛。

（4）不典型疼痛　本病还需与食管疾病、膈疝、消化性溃疡、肠道疾病、颈椎病等相鉴别。

（5）其他疾病引起的心绞痛　严重的主动脉瓣狭窄或关闭不全、风湿性冠状动脉炎、梅毒性主动脉炎引起冠状动脉口狭窄或闭塞、肥厚型心肌病、X 综合征（冠状动脉微血管性心绞痛）等均可引起心绞痛，可根据其他临床表现进行鉴别，其中X综合征多见于女性，心电图负荷试验常阳性，但冠状动脉造影呈阴性且无冠状动脉痉挛，预后良好，被认为是冠状动脉系统微循环功能不良所致。

### 3. 中医辨证论治

| 证型 | 证候 | 治法 | 代表方剂 |
|---|---|---|---|
| 心血瘀阻证 | 胸痛较剧，如刺如绞，痛有定处，入夜加重，伴有胸闷，日久不愈，或因暴怒而心胸剧痛，舌质紫暗，或有瘀斑，舌下络脉青紫迁曲，脉弦涩或结代 | 活血化瘀，通脉止痛 | 血府逐瘀汤加减 |
| 痰浊内阻证 | 胸闷痛如窒，气短痰多，肢体沉重，形体肥胖，纳呆恶心，舌苔浊腻，脉滑 | 通阳泄浊，豁痰宣痹 | 瓜蒌薤白半夏汤合涤痰汤 |
| 阴寒凝滞证 | 猝然胸痛如绞，感寒痛甚，形寒冷汗自出，心悸短气，舌质淡红，苔白，脉沉细或沉紧 | 辛温通阳，散寒止痛 | 枳实薤白桂枝汤合当归四逆汤加减 |
| 气虚血瘀证 | 胸痛隐隐，遇劳则发，神疲乏力，气短懒言，心悸自汗，舌质淡暗，舌胖有齿痕，苔薄白，脉缓弱无力或结代 | 益气活血，通脉止痛 | 补阳还五汤加减 |
| 气阴两虚证 | 胸闷隐痛，时作时止，心悸气短，倦怠懒言，头晕目眩，心烦多梦，或手足心热，舌红少津，脉细弱或结代 | 益气养阴，活血通络 | 生脉散合炙甘草汤加减 |
| 心肾阴虚证 | 胸闷痛，心悸盗汗，虚烦不寐，腰膝酸软，头晕耳鸣，舌红少苔，脉沉细数 | 滋阴益肾，养心安神 | 左归丸加减 |

续表

| 证型 | 证候 | 治法 | 代表方剂 |
|---|---|---|---|
| 心肾阳虚证 | 心悸而痛，胸闷气短，甚则胸痛彻背，心悸汗出，畏寒，肢冷，下肢浮肿，腰酸无力，面色苍白，唇甲淡白或青紫，舌淡白或紫暗，脉沉细或沉微欲绝 | 益气壮阳，温络止痛 | 参附汤合右归丸加减 |

## 考点 16 ★★★ 急性心肌梗死

**1. 诊断** 具备下列 3 条标准中的 2 条：①缺血性胸痛的临床病史。②心电图的动态演变。③血清心肌坏死标记物浓度的动态改变。

**2. 鉴别诊断**

（1）心绞痛 发作持续时间一般在 15 分钟以内，不伴恶心、呕吐、休克、心衰和严重心律失常，不伴血清酶增高，心电图无变化或有 ST 段暂时性压低或抬高。

（2）急性肺动脉栓塞 可发生胸痛、咯血、呼吸困难和休克，心电图示 I 导联 S 波加深、III 导联 Q 波显著、T 波倒置，肺动脉造影可确诊。

（3）急腹症 急性胰腺炎、消化性溃疡穿孔、急性胆囊炎、胆石症等，均有上腹部疼痛，可能伴休克，仔细询问病史，进行体格检查、心电图检查、血清心肌酶和肌钙蛋白测定可协助鉴别。

（4）急性心包炎 可有较剧烈而持久的心前区疼痛，但心包炎的疼痛与发热同时出现，呼吸和咳嗽时加重，早期即有心包摩擦音，后者和疼痛在心包腔出现渗液时均消失。心电图除 aVR 外，其余导联均有 ST 段弓背向下的抬高，T 波倒置，无异常 Q 波出现。

### 3. 中医辨证论治

| 证型 | 证候 | 治法 | 代表方剂 |
|---|---|---|---|
| 气滞血瘀证 | 胸中痛甚，胸闷气促，烦躁易怒，心悸不宁，脘腹胀满，唇甲青暗，舌质紫暗或有瘀斑，脉沉弦涩或结代 | 活血化瘀，通络止痛 | 血府逐瘀汤加减 |
| 寒凝心脉证 | 胸痛彻背，心痛如绞，胸闷憋气，形寒畏冷，四肢不温，冷汗自出，心悸短气，舌质紫暗，苔薄白，脉沉细或沉紧 | 散寒宣痹，芳香温通 | 当归四逆汤合苏合香丸加减 |
| 痰瘀互结证 | 胸痛剧烈，如割如刺，胸闷如窒，气短痰多，心悸不宁，腹胀纳呆，恶心呕吐，舌苔浊腻，脉滑 | 豁痰活血，理气止痛 | 瓜蒌薤白半夏汤合桃红四物汤加减 |
| 气虚血瘀证 | 胸闷心痛，动则加重，神疲乏力，气短懒言，心悸自汗，舌体胖大有齿痕，舌质暗淡，苔薄白，脉细弱无力或结代 | 益气活血，祛瘀止痛 | 补阳还五汤加减 |
| 气阴两虚证 | 胸闷心痛，心悸不宁，气短乏力，心烦少寐，自汗盗汗，口干耳鸣，腰膝酸软，舌红，苔少或剥脱，脉细数或结代 | 益气滋阴，通脉止痛 | 生脉散合左归饮加减 |
| 阳虚水泛证 | 胸痛胸闷，喘促心悸，气短乏力，畏寒肢冷，腰部、下肢浮肿，面色苍白，唇甲淡白或青紫，舌淡胖或紫暗，苔水滑，脉沉细 | 温阳利水，通脉止痛 | 真武汤合葶苈大枣泻肺汤加减 |
| 心阳欲脱证 | 胸闷憋气，心痛频发，四肢厥逆，大汗淋漓，面色苍白，口唇发绀，手足青至节，虚烦不安，甚至神志淡漠或突然昏厥，舌质青紫，脉微欲绝 | 回阳救逆，益气固脱 | 参附龙牡汤加减 |

**考点 17 ★★ 病毒性心肌炎（2020 年新增考点）**

**1. 诊断要点** 1999 年全国心肌炎心肌病专题研讨会提出的成人急性心肌炎诊断参考标准如下：

（1）病史与体征 在上呼吸道感染、腹泻等病毒感染后 3 周内出现与心脏相关表现，如不能用一般原因解释的感染后严重乏力、胸闷头晕（心排血量降低）、心尖第一心音明显减弱、舒张期奔马律、心包摩擦音、心脏扩大、充血性心力衰竭或阿 – 斯综合征等。

（2）心律失常或心电图改变 上述感染后 3 周内出现下列心律失常或心电图改变：

1）窦性心动过速、房室传导阻滞、窦房传导阻滞或束支传导阻滞。

2）多源、成对室性期前收缩，自主性房性或交界性心动过速，阵发性或非阵发性室性心动过速，心房或心室扑动或颤动。

3）两个以上导联 ST 段呈水平形或下斜形下移 ≥ 0.05mV 或 ST 段异常抬高或出现异常 Q 波。

（3）心肌损伤的参考指标

1）病程中血清 TNI 或肌 TNT（强调定量测定）、CK–MB 明显增高。

2）超声心动图示心腔扩大或室壁活动异常和 / 或核素心功能检查证实左室收缩或舒张功能减弱。

（4）病原学依据

1）测出病毒、病毒基因片段或病毒蛋白抗原 在急性期从心内膜、心肌、心包或心包穿刺液中检测出病毒、病毒基因片段或病毒蛋白抗原。

2）病毒抗体阳性 第二份血清中同型病毒抗体（如柯萨奇 B 组病毒中和抗体或流行性感冒病毒血凝抑制抗体

等）滴度较第一份血清升高 4 倍（两份血清应相隔 2 周以上）或一次抗体效价 ≥ 640，320 者为可疑（可根据不同实验室标准决定，如以 1：32 为基础者则宜以 ≥ 256 为阳性，128 为可疑阳性）。

3）病毒特异性 IgM 阳性　以 ≥ 1：320 者为阳性（严格质控条件下可按各实验室诊断标准），如同时有血中肠道病毒核酸阳性者更支持有近期病毒感染。

注：同时具有上述（1）、（2）（三项中任何一项）、（3）中任何两项，在排除其他原因心肌疾病后临床上可诊断急性病毒性心肌炎。如具有（4）中的第一项者可从病原学上确诊急性病毒性心肌炎；如仅具有（4）中第二、三项者，在病原学上只能拟诊为急性病毒性心肌炎。

如患者有阿 – 斯综合征发作、充血性心力衰竭伴或不伴心肌梗死样心电图改变、心源性休克、急性肾衰竭、持续性室性心动过速伴低血压发作或心肌心包炎等在内的一项或多项表现，可诊断为重症病毒性心肌炎。如仅在病毒感染后 3 周内出现少数期前收缩或轻度 T 波改变，不宜轻易诊断为急性病毒性心肌炎。

**2. 中医辨证论治**

| 证型 | 证候 | 治法 | 代表方剂 |
|------|------|------|---------|
| 热毒侵心证 | 发热微恶寒，头身疼痛，鼻塞流涕，咽痛口渴，口干口苦，小便黄赤，心悸气短，胸闷或隐痛，舌红苔薄黄，脉浮数或结、代 | 清热解毒，宁心安神 | 银翘散加减 |

| 证型 | 证候 | 治法 | 代表方剂 |
|---|---|---|---|
| 湿毒犯心证 | 发热微恶寒，恶心欲呕，腹胀腹痛，大便稀溏，困倦乏力，口渴，心悸，胸闷或隐痛，舌红苔黄腻，脉濡数或促、结、代 | 解毒化湿，宁心安神 | 葛根芩连汤合甘露消毒丹加减 |
| 心阴虚损证 | 心悸胸闷，口干心烦，失眠多梦，或有低热盗汗，手足心热，舌红，无苔或少苔，脉细数或促、结、代 | 滋阴清热，养心安神 | 天王补心丹加减 |
| 气阴两虚证 | 心悸怔忡，胸闷或痛，气短乏力，失眠多梦，自汗盗汗，舌质红，苔薄或少苔，脉细数无力或促、结、代 | 益气养阴，宁心安神 | 炙甘草汤合生脉散加减 |
| 阴阳两虚证 | 心悸气短，胸闷或痛，面色晦暗，口唇发绀，肢冷畏寒，甚则喘促不能平卧，咳嗽，咳吐痰涎，夜难入寐，浮肿，大便稀溏，舌淡红，苔白，脉沉细无力或促、结、代 | 益气温阳，滋阴通脉 | 参附养荣汤加味 |

**考点18 ★★★ 慢性胃炎**

**1.诊断** 确诊必须依靠胃镜检查及胃黏膜活组织病理学检查。幽门螺杆菌检测有助于病因诊断。怀疑自身免疫性胃炎应检测相关自身抗体及血清胃泌素。

**2.鉴别诊断**

（1）消化性溃疡 一般表现为发作性上腹疼痛，有周期性和节律性，好发于秋冬和冬春之交，钡餐造影可发现龛影或间接征象，胃镜检查可见黏膜溃疡。

（2）慢性胆囊炎　表现为反复发作右上腹隐痛，进食油脂食物常加重，B超可见胆囊炎性改变，静脉胆道造影时胆囊显影淡薄或不显影，多合并胆囊结石。

（3）功能性消化不良　表现多样，可有上腹胀满、疼痛，食欲不佳等，胃镜检查无明显胃黏膜病变或仅有轻度炎症，吞钡试验可见胃排空减慢。

（4）胃神经症　多见于年轻妇女，常伴有神经官能症的全身症状，上腹胀痛症状使用一般对症药物多不能缓解，予以心理治疗或服用镇静剂有时可获疗效，胃镜检查多无阳性发现。

**3. 中医辨证论治**

| 证型 | 证候 | 治法 | 代表方剂 |
|------|------|------|---------|
| 肝胃不和证 | 胃脘胀痛或痛窜两胁，每因情志不舒而病情加重，得嗳气或矢气后稍缓，嗳气频频，嘈杂泛酸，舌质淡红，苔薄白，脉弦 | 疏肝理气，和胃止痛 | 柴胡疏肝散加减 |
| 脾胃虚弱证 | 胃脘隐痛，喜温喜按，食后胀满痞闷，纳呆，便溏，神疲乏力，舌质淡红，苔薄白，脉沉细 | 健脾益气，温中和胃 | 四君子汤加减 |
| 脾胃湿热证 | 胃脘灼热胀痛，嘈杂，脘腹痞闷，口干口苦，渴不欲饮，身重肢倦，尿黄，舌质红，苔黄腻，脉滑 | 清利湿热，醒脾化浊 | 三仁汤加减 |
| 胃阴不足证 | 胃脘隐隐作痛，嘈杂，口干咽燥，五心烦热，大便干结，舌红少津，脉细 | 养阴益胃，和中止痛 | 益胃汤加减 |

续表

| 证型 | 证候 | 治法 | 代表方剂 |
|------|------|------|----------|
| 胃络瘀血证 | 胃脘疼痛如针刺，痛有定处，拒按，入夜尤甚，或有便血，舌暗红或紫暗，脉弦涩 | 化瘀通络，和胃止痛 | 失笑散合丹参饮加减 |

**考点 19 ★★★ 消化性溃疡**

**1. 诊断**

（1）长期反复发生的周期性、节律性、慢性上腹部疼痛，应用制酸药物可缓解。

（2）上腹部可有局限深压痛。

（3）X 线钡餐造影见溃疡龛影，有确诊价值。

（4）内镜检查见到活动期溃疡可确诊。

**2. 鉴别诊断**

（1）**胃癌** 一般多为持续疼痛，制酸药效果不佳，大便潜血试验持续阳性，X 线、内镜和病理组织学检查对鉴别两者意义大。

（2）**胃泌素瘤** 其特点为多发性溃疡、不典型部位溃疡、难治、易穿孔、出血，血清胃泌素常 > 500pg/mL，超声、CT 等检查有助于病位诊断。

（3）**功能性消化不良** 多发于年轻女性，X 线和胃镜检查正常或只有轻度胃炎，胃排空试验可见胃蠕动下降。

（4）**慢性胆囊炎和胆石症** 疼痛位于右上腹，多在进食油腻后加重，并放射至背部，可伴发热、黄疸、墨菲征阳性，胆囊 B 超和逆行胆道造影有助于鉴别。

### 3. 中医辨证论治

| 证型 | 证候 | 治法 | 代表方剂 |
|------|------|------|----------|
| 肝胃不和证 | 胃脘胀痛，痛引两胁，情志不遂而诱发或加重，嗳气，泛酸，口苦，舌淡红，苔薄白，脉弦 | 疏肝理气，健脾和胃 | 柴胡疏肝散合五磨饮子加减 |
| 脾胃虚寒证 | 胃痛隐隐，喜温喜按，畏寒肢冷，泛吐清水，腹胀便溏，舌淡胖边有齿痕，苔白，脉迟缓 | 温中散寒，健脾和胃 | 黄芪建中汤加减 |
| 胃阴不足证 | 胃脘隐痛，似饥而不欲食，口干而不欲饮，纳差，干呕，手足心热，大便干，舌红少津少苔，脉细数 | 健脾养阴，益胃止痛 | 益胃汤加味 |
| 肝胃郁热证 | 胃脘灼热疼痛，胸胁胀满，泛酸，口苦口干，烦躁易怒，大便秘结，舌红，苔黄，脉弦数 | 清胃泄热，疏肝理气 | 化肝煎合左金丸加减 |
| 瘀血停胃证 | 胃痛如刺，痛处固定，肢冷汗出，有呕血或黑便，舌质紫暗，或有瘀斑，脉涩 | 活血化瘀，通络和胃 | 失笑散合丹参饮加减 |

### 考点 20 ★★ 上消化道出血

#### 1. 诊断

（1）上消化道出血诊断的确立　根据呕血、黑便和失血性周围循环衰竭的典型临床表现，呕吐物或黑粪潜血试验呈强阳性，血红蛋白浓度、红细胞计数及血细胞比容下降的实验室证据，排除消化道以外的出血因素，即可确立诊断。单纯便血者要判断上消化道还是下消化道出血。

（2）出血严重程度的估计和周围循环状态的判断

成人每日消化道出血＞5mL即可出现粪便潜血试验阳性，每日出血量50～100mL可出现黑便，胃内蓄积血量在250～300mL可引起呕血，一次出血量＜400mL时，一般不出现全身症状，出血量超过400～500mL，可出现乏力、心慌等全身症状，短时间内出血量超过1000mL，可出现周围循环衰竭表现。

**2. 出血病因鉴别诊断**

（1）慢性、周期性、节律性上腹痛多提示消化性溃疡，特别是出血前疼痛加重，出血后减轻或缓解。

（2）服用非甾体抗炎药等损伤胃黏膜的药物或应激状态，可能为急性糜烂出血性胃炎。

（3）有病毒性肝炎、血吸虫病病史或酗酒史，并有肝病与门静脉高压的临床表现者，可能是食管、胃底静脉曲张破裂出血。

（4）中年以上患者近期出现上腹痛，伴有厌食、消瘦者，警惕胃癌。

（5）肝功能试验结果异常、血常规白细胞及血小板减少等有助于肝硬化的诊断。

**3. 中医辨证论治**

| 证型 | 证候 | 治法 | 代表方剂 |
|------|------|------|----------|
| 胃中积热证 | 吐血紫暗或咖啡色，甚则鲜红，常混有食物残渣，大便黑如漆，口干喜冷饮，胃脘胀闷灼痛，舌红苔黄，脉滑数 | 清胃泻火，化瘀止血 | 泻心汤合十灰散加减 |
| 肝火犯胃证 | 吐血鲜红或紫暗，口苦目赤，胸胁胀痛，心烦易怒，或有黄疸，舌红苔黄，脉弦数 | 泄肝清胃，降逆止血 | 龙胆泻肝汤加减 |

续表

| 证型 | 证候 | 治法 | 代表方剂 |
|------|------|------|----------|
| 脾不统血证 | 吐血暗淡，大便漆黑稀溏，面色苍白，头晕心悸，神疲乏力，纳少，舌淡红，苔薄白，脉细弱 | 益气健脾，养血止血 | 归脾汤加减 |
| 气随血脱证 | 吐血倾盆盈碗，大便溏黑甚则紫暗，面色苍白，大汗淋漓，四肢厥冷，眩晕心悸，烦躁口干，神志恍惚，昏迷，舌淡红，脉细数无力或微细 | 益气摄血，回阳固脱 | 独参汤或四味回阳饮加减 |

### 考点21 ★★★　胃癌

**1.诊断**　凡有下列情况者，应高度警惕并及时进行胃肠钡餐 X 线检查、胃镜和活组织病理检查，以明确诊断。

（1）40岁以后开始出现中上腹不适或疼痛，无明显节律性并伴明显食欲不振和消瘦者。

（2）胃溃疡患者，经严格内科治疗而症状仍无好转者。

（3）慢性萎缩性胃炎伴有肠上皮化生及轻度不典型增生，经内科治疗无效者。

（4）X 线检查显示胃息肉＞2cm 者。

（5）中年以上患者，出现不明原因贫血、消瘦和粪便潜血持续阳性者。

（6）胃大部切除术后 10 年以上者。

**2.鉴别诊断**

（1）胃溃疡　长期反复发生的周期性、节律性慢性上腹部疼痛，应用制酸药物可缓解，X 线钡餐造影见溃疡龛影，胃镜和活组织病理检查可鉴别。

（2）慢性萎缩性胃炎　患者有上腹饱胀不适、恶心、食欲不振等消化不良症状，但腹部无肿块，无淋巴结肿大，大便潜血试验阴性，依靠X线钡餐造影、胃镜和活组织病理检查可鉴别。

### 3. 中医辨证论治

| 证型 | 证候 | 治法 | 代表方剂 |
|------|------|------|----------|
| 痰气交阻证 | 胸膈或胃脘满闷作胀或痛，胃纳减退，厌食肉食，或有吞咽哽噎不顺，呕吐痰涎，苔白腻，脉弦滑 | 理气化痰，消食散结 | 海藻玉壶汤加减 |
| 肝胃不和证 | 胃脘痞满，时时作痛，窜及两胁，嗳气频繁或进食发噎，舌质红，苔薄白或薄黄，脉弦 | 疏肝和胃，降逆止痛 | 柴胡疏肝散加减 |
| 脾胃虚寒证 | 胃脘隐痛，绵绵不断，喜按喜暖，食生冷痛剧，进热食则舒，时呕清水，大便溏薄，或朝食暮吐，暮食朝吐，面色无华，神疲肢凉，舌淡而胖，有齿痕，苔白滑润，脉沉细或沉缓 | 温中散寒，健脾益气 | 理中汤合四君子汤加减 |
| 胃热伤阴证 | 胃脘嘈杂灼热，痞满吞酸，食后痛胀，口干喜冷饮，五心烦热，便结尿赤，舌质红绛，舌苔黄糙或剥苔、无苔，脉细数 | 清热和胃，养阴润燥 | 玉女煎加减 |
| 瘀毒内阻证 | 脘痛剧烈或向后背放射，痛处固定、拒按，上腹肿块，肌肤甲错，眼眶呈暗黑，舌质紫暗或瘀斑，舌下脉络紫胀，脉弦涩 | 理气活血，软坚消积 | 膈下逐瘀汤加减 |

续表

| 证型 | 证候 | 治法 | 代表方剂 |
|------|------|------|----------|
| 痰湿阻胃证 | 脘膈痞闷，呕吐痰涎，进食发噎不利，口淡纳呆，大便时结时溏，舌体胖大有齿痕，苔白厚腻，脉滑 | 燥湿健脾，消痰和胃 | 开郁二陈汤加减 |
| 气血两虚证 | 神疲乏力，面色无华，少气懒言，动则气促、自汗，消瘦，舌苔薄白，舌质淡白，舌边有齿痕，脉沉细无力或虚大无力 | 益气养血，健脾和营 | 八珍汤加减 |

## 考点22 ★★★ 溃疡性结肠炎

**1.诊断** 符合以下3条，可诊断为溃疡性结肠炎：

（1）具有持续或反复发作腹泻和黏液脓血便及腹痛，伴有（或不伴）不同程度全身症状。

（2）排除细菌性痢疾、阿米巴痢疾、慢性血吸虫病、肠结核等感染性肠炎及克罗恩病、缺血性肠炎、放射性肠炎等。

（3）具有结肠镜检查特征性改变中至少1项，以及黏膜活检，或具有X线钡剂灌肠检查征象中至少1项：

1）结肠镜检查特征

①黏膜血管纹理模糊、紊乱或消失，黏膜充血、水肿、易脆、出血和脓性分泌物附着，亦常见黏膜粗糙，呈细颗粒状。

②病变明显处可见弥漫性、多发性糜烂或溃疡。

③缓解期患者可见结肠袋囊变浅、变钝或消失，以及假息肉和桥形黏膜等。

2）钡剂灌肠检查征象

①黏膜粗乱和／或颗粒样改变。

②肠管边缘呈锯齿状或毛刺样，肠壁有多发性小充盈缺损。

③肠管短缩，袋囊消失呈铅管样。

**2. 鉴别诊断**

（1）慢性细菌性痢疾　有急性菌痢病史，粪便分离出痢疾杆菌，结肠镜检查取黏液脓性分泌物培养的阳性率较高，抗菌药物治疗有效。

（2）阿米巴肠炎　主要侵及右侧结肠，也可累及左侧，结肠溃疡较深，边缘潜行，溃疡间结肠黏膜正常，粪便或结肠镜溃疡处取活检，可发现阿米巴的包囊或滋养体，抗阿米巴治疗有效。

（3）大肠癌　多见于中年之后，肛门指检可触及包块，纤维结肠镜检查、X线钡剂灌肠检查对鉴别有价值。

（4）克罗恩病　与溃疡性结肠炎同属炎症性肠病，为一种慢性肉芽肿性炎症，病变可累及胃肠道各部位，而以末段回肠及其邻近结肠为主，多呈节段性、非对称性分布，临床主要表现为腹痛腹泻、瘘管、肛门病变和不同程度的全身症状，结肠镜检查可见非连续性的纵行溃疡，溃疡周围黏膜正常或呈鹅卵石样改变，活检病变肠壁可见黏膜固有层非干酪性肉芽肿及大量淋巴细胞聚集。

（5）血吸虫病　有疫水接触史，常有肝脾大，粪便检查可发现血吸虫卵，孵化毛蚴阳性，直肠镜检查在急性期可见黏膜黄褐色颗粒，活检黏膜压片或组织病理检查发现血吸虫卵。

（6）肠易激综合征　粪便可有大量黏液，但无脓血。X线钡剂灌肠及结肠镜检查无器质性病变，常伴有神经官能症。

### 3. 中医辨证论治

| 证型 | 证候 | 治法 | 代表方剂 |
|---|---|---|---|
| 湿热内蕴证 | 腹泻，脓血便，里急后重，腹痛灼热，发热，肛门灼热，溲赤，舌红苔黄腻，脉滑数或濡数 | 清热利湿 | 白头翁汤加味 |
| 脾胃虚弱证 | 大便时溏时泻，迁延反复，粪便带有黏液或脓血，食少，腹胀，肢体倦怠，神疲懒言，舌质淡胖或边有齿痕，苔薄白，脉细弱或濡缓 | 健脾渗湿 | 参苓白术散加减 |
| 脾肾阳虚证 | 腹泻迁延日久，腹痛喜温喜按，腹胀，腰酸膝软，食少，形寒肢冷，神疲懒言，舌质淡，或有齿痕，苔白润，脉沉细或尺弱 | 健脾温肾止泻 | 四神丸加味 |
| 肝郁脾虚证 | 腹泻前有情绪紧张或抑郁恼怒等诱因，腹痛即泻，泻后痛减，食少，胸胁胀痛，嗳气，神疲懒言，舌质淡，苔白，脉弦或弦细 | 疏肝健脾 | 痛泻要方加味 |
| 阴血亏虚证 | 大便秘结或少量脓血便，腹痛隐隐，午后发热，盗汗，五心烦热，头晕眼花，舌红少苔，脉细数 | 滋阴养血，清热化湿 | 驻车丸加减 |
| 气滞血瘀证 | 腹痛，腹泻，泻下不爽，便血色紫暗，胸胁胀满，腹内包块，面色晦暗，肌肤甲错，舌紫或有瘀点，脉弦涩 | 化瘀通络 | 膈下逐瘀汤加减 |

## 考点 23 ★　肝硬化

**1. 诊断**　肝硬化诊断依据为：

（1）主要指征

1）内镜或食管吞钡 X 线检查发现食管静脉曲张。

2）B 超提示肝回声明显增强、不均、光点粗大，或肝表面欠光滑，凹凸不平或呈锯齿状，或门静脉内径＞13mm，或脾脏增大，脾静脉内径＞8mm。

3）腹水伴腹壁静脉怒张。

4）CT 显示肝外缘结节状隆起，肝裂扩大，尾叶/右叶＞0.05。

5）腹腔镜或肝穿刺活组织检查诊为肝硬化。

以上除5）外，其他任何一项结合次要指征，可以确诊。

（2）次要指征

1）化验：一般肝功能异常（A/G 倒置、蛋白电泳 A 降低、γ-G 升高、血清胆红素升高、凝血酶原时间延长等），或 HA、PⅢP、MAO、ADA、LN 增高。

2）体征：肝病面容（脸色晦暗无华），可见多个蜘蛛痣，色暗，肝掌，黄疸，下肢水肿，肝脏质地偏硬，脾大，男性乳房发育，以上化验及体征所列，不必悉具。

**2. 鉴别诊断**

（1）肝、脾肿大的鉴别　应与血液病、代谢性疾病的肝脾肿大鉴别，必要时进行肝脏活检。

（2）腹腔积液的鉴别　如结核性腹膜炎、慢性肾小球肾炎、缩窄性心包炎、腹内肿瘤、卵巢癌等。肝硬化腹腔积液为漏出液，合并自发性腹膜炎为渗出液，以中性粒细胞增多为主，结核性腹膜炎为渗出液，腺苷脱氨酶（ADA）增高，肿瘤性腹腔积液比重介于渗出液和漏出液之间，腹腔积液 LDH/ 血液 LDH > 1，可找到肿瘤细胞。腹腔积液检查不能明确诊断时，可行腹腔镜检查，常有助鉴别。

### 3. 中医辨证论治

| 证型 | 证候 | 治法 | 代表方剂 |
|---|---|---|---|
| 气滞湿阻证 | 腹大胀满，按之软而不坚，胁下胀痛，饮食减少，食后胀甚，得嗳气或矢气稍减，小便短少，舌苔薄白腻，脉弦 | 疏肝理气，健脾利湿 | 柴胡疏肝散合胃苓汤加减 |
| 寒湿困脾证 | 腹大胀满，按之如囊裹水，甚则颜面微浮，下肢浮肿，怯寒懒动，精神困倦，脘腹痞胀，得热则舒，食少便溏，小便短少，舌苔白滑或白腻，脉缓或沉迟 | 温中散寒，行气利水 | 实脾饮加减 |
| 湿热蕴脾证 | 腹大坚满，脘腹撑急，烦热口苦，渴不欲饮，或有面目肌肤发黄，小便短黄，大便秘结或溏滞不爽，舌红，苔黄腻或灰黑，脉弦滑数 | 清热利湿，攻下逐水 | 中满分消丸合茵陈蒿汤加减 |
| 肝脾血瘀证 | 腹大胀满，脉络怒张，胁腹刺痛，面色晦暗鳖黑，胁下痞块，面颈胸壁等处可见红点赤缕，手掌赤痕，口干不欲饮，或大便色黑，舌质紫暗，或有瘀斑，脉细涩 | 活血化瘀，化气行水 | 调营饮加减 |
| 脾肾阳虚证 | 腹大胀满，形如蛙腹，朝宽暮急，神疲怯寒，面色苍黄或白，脘闷纳呆，下肢浮肿，小便短少不利，舌淡胖，苔白滑，脉沉迟无力 | 温肾补脾，化气利水 | 附子理中汤合五苓散加减 |

续表

| 证型 | 证候 | 治法 | 代表方剂 |
|------|------|------|---------|
| 肝肾阴虚证 | 腹大胀满，甚或青筋暴露，面色晦滞，口干舌燥，心烦失眠，牙龈出血，时或鼻衄，小便短少，舌红绛少津，少苔或无苔，脉弦细数 | 滋养肝肾，化气利水 | 一贯煎合膈下逐瘀汤加减 |

## 考点24 ★ 原发性肝癌

**1. 诊断**

（1）非侵入性诊断标准

1）影像学标准：两种影像学检查均显示有 > 2cm 的肝癌特征性占位病变。

2）影像学结合 AFP 标准：一种影像学检查显示有 > 2cm 的肝癌特征性占位病变。同时伴有 AFP ≥ 400μg/L（排除活动性肝炎、妊娠、生殖系胚胎源性肿瘤及转移性肝癌）。

（2）组织学诊断标准　肝组织学检查证实原发性肝癌，对影像学尚不能确定诊断的 ≤ 2cm 的肝内结节应通过肝穿刺活检证实原发性肝癌的组织学特征。

**2. 鉴别诊断**

（1）继发性肝癌　肝外癌灶转移至肝者，一般病情发展较缓慢，症状较轻，AFP 检测除少数原发癌在消化道的病例可呈阳性外，一般为阴性，但确诊的关键仍在于病理检查和找到肝外原发癌的证据。

（2）肝硬化　若肝硬化病例有明显的肝大、质硬的大结节，或肝萎缩变形而影像检查又发现占位性病变，肝癌的可能性很大。

（3）活动性肝病　肝病（急、慢性肝炎）活动时血清

AFP 往往呈短期升高，应定期多次测定血清 AFP 和 ALT 进行分析。

（4）肝脓肿　一般有明显的炎症表现，肿大的肝脏表面平滑无结节，触痛明显，白细胞计数升高，超声检查可探得肝内液性暗区。

（5）肝非癌性占位性病变　肝血管瘤、多囊肝、包虫病等可用 CT、放射性核素血池扫描、MRI、超声等检查帮助诊断。

**3. 中医辨证论治**

| 证型 | 证候 | 治法 | 代表方剂 |
|---|---|---|---|
| 气滞血瘀证 | 两胁胀痛，腹部结块，推之不移，脘腹胀闷，纳呆乏力，嗳气泛酸，大便不实，舌质红或暗红，有瘀斑，苔薄白或薄黄，脉弦或涩 | 疏肝理气，活血化瘀 | 逍遥散合桃红四物汤加减 |
| 湿热瘀毒证 | 胁下结块坚实，痛如锥刺，脘腹胀满，目肤黄染，日渐加深，面色晦暗，肌肤甲错，或高热烦渴，口苦咽干，小便黄赤，大便干黑，舌质红有瘀斑，苔黄腻，脉弦数或涩 | 清利湿热，化瘀解毒 | 茵陈蒿汤合鳖甲煎丸加减 |
| 肝肾阴虚证 | 腹大胀满，积块膨隆，形体羸瘦，潮热盗汗，头晕耳鸣，腰膝酸软，两胁隐隐作痛，小便短赤，大便干结，舌红少苔或光剥有裂纹，脉弦细或细数 | 养阴柔肝，软坚散结 | 滋水清肝饮合鳖甲煎丸加减 |

## 考点 25 ★★★　急性胰腺炎

**1. 诊断**

（1）胆石症、大量饮酒和暴饮暴食等病史及典型的临床表现，如上腹痛或恶心呕吐，伴有上腹部压痛或腹膜刺激征。

（2）血清、尿液或腹腔穿刺液有淀粉酶含量增加。

（3）图像检查（超声、CT）显示有胰腺炎症或手术所见胰腺炎病变。

（4）能除外其他类似临床表现的病变。

**2. 鉴别诊断**

（1）胆石症和急性胰腺炎　常有胆绞痛病史，疼痛位于右上腹，多在进食油腻后加重，常反射到右肩部，可伴发热、黄疸、墨菲征阳性。B超和X线胆道造影有助于鉴别。

（2）胃及十二指肠溃疡穿孔　有较典型溃疡病史，腹痛突然加剧，腹肌紧张，肝浊音消失，肠鸣音消失，腹平片可见膈下游离气体，可资鉴别。

（3）急性肾绞痛　为阵发性绞痛，间歇期可有胀痛，以腰部为重，并向腹股沟部与睾丸部放射，如有血尿、尿频、尿急，则更有助于鉴别。

（4）冠心病或心肌梗死　冠心病患者可有冠心病病史，胸前区有压迫感，腹部体征不明显等，心电图、血清心肌酶有助于鉴别。

（5）急性肠梗阻　腹痛为阵发性，腹胀，呕吐，肠鸣音亢进，有气过水声，无排气，可见肠型，腹部X线可见液气平面。

**3. 中医辨证论治**

| 证型 | 证候 | 治法 | 代表方剂 |
|---|---|---|---|
| 肝郁气滞证 | 上腹或近两胁处胀痛、窜痛持续不断，阵阵加剧，按之痛重，恶心呕吐，大便不畅，发热，口苦纳呆，舌质淡红或暗红，苔薄，脉弦 | 疏肝利胆解郁 | 柴胡疏肝散合清胰汤加减 |

续表

| 证型 | 证候 | 治法 | 代表方剂 |
|------|------|------|----------|
| 肝胆湿热证 | 上腹疼痛，绞痛、窜痛或牵引肩背，脘腹胀满拒按，常有口苦口干，恶心呕吐，不欲进食，身目发黄，尿色黄，大便秘结或不畅，舌质红润或红暗，苔黄腻，脉弦滑或弦数 | 清热化湿、疏肝利胆 | 大柴胡汤加减，或龙胆泻肝汤合茵陈蒿汤加减，或清胰汤加减 |
| 热毒内结证 | 高热不退，神志昏迷，或谵妄狂躁，腹痛拒按，持续不解，腹肌强直，口干唇燥，面目红赤，或全身深黄，皮肤瘀斑，齿龈出血，大便秘结，小便黄赤，舌红，苔燥黄或灰黑，脉细数 | 清热泻火解毒 | 黄连解毒汤加减 |

## 考点 26 ★★★　慢性肾小球肾炎

**1. 诊断**

（1）起病缓慢，病情迁延，临床表现可轻可重，或时轻时重，随着病情发展，可有肾功能减退、贫血、电解质紊乱等情况的出现。

（2）有水肿、高血压、蛋白尿、血尿及管型尿等表现中的一种（如血尿或蛋白尿）或数种。临床表现多种多样，有时可伴有肾病综合征或重度高血压。

（3）病程中可有肾炎急性发作，常因感染（如呼吸道感染）诱发，发作时有类似急性肾炎的表现，可自动缓解或病情加重。

**2. 鉴别诊断**

（1）原发性高血压肾损害　多见于中老年患者，高血压在先，继而出现蛋白尿，镜下可见少量红细胞及管型，肾小管功能损害（尿浓缩功能减退、夜尿增多）早于肾小球功能损害，常伴有高血压的心脑并发症。

（2）慢性肾盂肾炎　慢性肾盂肾炎多见于女性患者，常有反复尿路感染病史，多次尿沉渣或尿细菌培养阳性，肾功能损害以肾小管为主。影像学检查可见双肾非对称性损害，呈肾间质性损害影像学征象。

（3）Alport 综合征（遗传性肾炎）　Alport 综合征常起病于青少年（多在 10 岁以前），患者有肾（血尿、轻至中度蛋白尿及进行性肾功能损害）、眼（球形晶状体等）、耳（神经性耳聋）异常，并有阳性家族史（多为性连锁显性遗传）。

（4）急性肾小球肾炎　有前驱感染并以急性发作起病的慢性肾炎需与此病相鉴别，慢性肾炎急性发作病情多在短期内（数日）急骤恶化，血清 $C_3$ 一般无动态变化。

（5）继发性肾病　狼疮性肾炎、紫癜性肾炎、糖尿病肾病等继发性肾病均可表现为水肿、蛋白尿等症状，与慢性肾炎表现类似，但继发性肾病通常均存在原发性疾病的临床特征，如狼疮性肾炎多见于女性，常有发热、关节痛、皮疹、抗核抗体阳性等，紫癜性肾炎常有皮肤紫癜、关节痛、腹痛等症状，糖尿病肾病则有长期糖尿病病史、血糖升高，肾脏组织病理检查有助于鉴别。

**3. 中医辨证治疗**

（1）本证

| 证型 | 证候 | 治法 | 代表方剂 |
|---|---|---|---|
| 脾肾气虚证 | 腰脊酸痛，神疲乏力，或浮肿，纳呆或脘胀，大便溏薄，尿频或夜尿多，舌质淡，舌有齿痕，苔薄白，脉细 | 补气健脾益肾 | 异功散加减 |

续表

| 证型 | 证候 | 治法 | 代表方剂 |
|------|------|------|----------|
| 肺肾气虚证 | 颜面浮肿或肢体肿胀，疲倦乏力，少语懒言，自汗出，易感冒，腰脊酸痛，面色萎黄，舌淡，苔白润，脉细弱 | 补益肺肾 | 玉屏风散合金匮肾气丸加减 |
| 脾肾阳虚证 | 全身浮肿，面色苍白，畏寒肢冷，腰脊冷痛，神疲，纳少，便溏，遗精，阳痿，早泄，或月经失调，舌嫩淡胖，有齿痕，脉沉细或沉迟无力 | 温补脾肾 | 附子理中丸或济生肾气丸加减 |
| 肝肾阴虚证 | 目睛干涩或视物模糊，头晕耳鸣，五心烦热或手足心热，口干咽燥，腰脊酸痛，遗精，或月经失调，舌红少苔，脉弦细或细数 | 滋养肝肾 | 杞菊地黄丸加减 |
| 气阴两虚证 | 面色无华，少气乏力，或易感冒，午后低热，或手足心热，腰酸痛，或见浮肿，口干咽燥或咽部暗红，咽痛，舌质红，少苔，脉细或弱 | 益气养阴 | 参芪地黄汤加减 |

（2）标证

| 证型 | 证候 | 治法 | 代表方剂 |
|------|------|------|----------|
| 水湿证 | 颜面或肢体浮肿，舌苔白或白腻，脉细或沉细 | 利水消肿 | 五苓散合五皮饮加减 |
| 湿热证 | 面浮肢肿，身热汗出，口干不欲饮，胸脘痞闷，腹部胀满，纳食不香，尿黄短少，便溏不爽，舌红，苔黄腻，脉滑数 | 清热利湿 | 三仁汤加减 |

续表

| 证型 | 证候 | 治法 | 代表方剂 |
|------|------|------|----------|
| 血瘀证 | 面色黧黑或晦暗，腰痛固定或呈刺痛，肌肤甲错，肢体麻木，舌色紫暗或有瘀斑，脉象细涩 | 活血化瘀 | 血府逐瘀汤 |
| 湿浊证 | 纳呆、恶心或呕吐，口中黏腻，脘胀或腹胀，身重困倦，浮肿尿少，精神萎靡，舌苔腻，脉沉细或沉缓 | 健脾化湿泄浊 | 胃苓汤加减 |

### 考点 27 ★★★　肾病综合征

**1. 诊断**

（1）大量蛋白尿（＞3.5g/24h）。

（2）低蛋白血症（血浆白蛋白≤30g/L）。

（3）明显水肿。

（4）高脂血症。

其中（1）、（2）两项为诊断所必需。同时必须首先除外继发性病因和遗传性疾病才能诊断为原发性 NS，最好能进行肾活检做出病理诊断，另外还要判定有无并发症。

**2. 鉴别诊断**　临床上确诊原发性 NS 时，应认真排除继发性 NS 的可能性，故应注意两者的鉴别，常见的继发性 NS 有：

（1）系统性红斑狼疮性肾炎　好发于青中年女性，伴有发热、皮疹及关节痛，尤其是面部蝶形红斑最具诊断价值，免疫学检查可检测出多种自身抗体。

（2）过敏性紫癜性肾炎　好发于青少年，有典型的皮肤紫癜，可伴有关节痛、腹痛及黑便，多在皮疹出现后 1～4 周出现血尿和 / 或蛋白尿。

（3）糖尿病肾病　多发生于糖尿病 10 年以上的病人，

早期可发现尿微量白蛋白排出增加，以后逐渐发展成大量蛋白尿，眼底检查可见微动脉瘤。

（4）乙型肝炎病毒相关性肾炎　应有乙型肝炎病毒抗原阳性，肾活检证实乙型肝炎病毒或其抗原沉积才能确诊。

**3. 中医辨证论治**

| 证型 | 证候 | 治法 | 代表方剂 |
|---|---|---|---|
| 风水相搏证 | 起始眼睑浮肿，继则四肢、全身亦肿，皮肤光泽，按之凹陷易恢复，伴发热、咽痛、咳嗽、小便不利等症，舌苔薄白，脉浮 | 疏风解表，宣肺利水 | 越婢加术汤加减 |
| 湿毒浸淫证 | 眼睑浮肿，延及全身，身发疮疡，恶风发热，小便不利，舌质红，苔薄黄，脉浮数或滑数 | 宣肺解毒，利湿消肿 | 麻黄连翘赤小豆汤合五味消毒饮加减 |
| 水湿浸渍证 | 全身水肿，按之没指，伴有胸闷腹胀，身重困倦，纳呆，泛恶，小便短少，舌苔白腻，脉象濡缓 | 健脾化湿，通阳利水 | 五皮饮合胃苓汤加减 |
| 湿热内蕴证 | 浮肿明显，肌肤绷急，腹大胀满，胸闷烦热，口苦、口干，大便干结，小便短赤，舌红苔黄腻，脉沉数或濡数 | 清热利湿，利水消肿 | 疏凿饮子加减 |
| 脾虚湿困证 | 浮肿，按之凹陷不易恢复，腹胀纳少，面色萎黄，神疲乏力，尿少色清，大便或溏，舌质淡，苔白腻或白滑，脉沉缓或沉弱 | 温运脾阳，利水消肿 | 实脾饮加减 |

续表

| 证型 | 证候 | 治法 | 代表方剂 |
|------|------|------|----------|
| 肾阳衰微证 | 面浮身肿,按之凹陷不起,心悸,气促,腰部冷痛酸重,小便量少或增多,形寒神疲,面色灰滞,舌质淡胖,苔白,脉沉细或沉迟无力 | 温肾助阳,化气行水 | 济生肾气丸合真武汤 |

**考点 28 ★★★　尿路感染**

**1. 诊断**　临床症状和体征常不能诊断,应依靠实验室检查,泌尿系感染诊断标准为:

(1)正规清洁中段尿(要求尿停留在膀胱中 4～6 小时以上)细菌定量培养,菌落 ≥ $10^5$/mL。

(2)清洁离心中段尿沉渣白细胞数 > 10 个 / 高倍视野,有尿路感染症状。

具备上述(1)、(2)可确诊,如无(2)则应再做尿菌计数复查,如仍 ≥ $10^5$/mL,且两次的细菌相同者,可以确诊。

(3)进行膀胱穿刺尿培养,细菌阳性(不论菌数多少),亦可确诊。

(4)进行尿菌培养计数有困难者,可用治疗前清晨清洁中段尿(尿停留于膀胱 4～6 小时以上)离心尿沉渣革兰染色找细菌,如细菌 > 1 个 / 油镜视野,有尿路感染症状。

具备(3)、(4)任意一项均可确诊。

(5)尿细菌数在 $10^4$～$10^5$/mL 者,应复查,如仍为 $10^4$～$10^5$/mL,应结合临床表现来诊断或进行膀胱穿刺尿培养来确诊。

**2. 鉴别诊断**

（1）急性发热性疾病　伤寒病、流感等均有寒战、高热等，容易与急性肾盂肾炎混淆。通过肾区压痛和叩击痛的症状以及尿常规和尿细菌学检查，多可鉴别。

（2）肾结核　鉴别要点在于尿细菌学检查，若尿路感染经积极合理的抗菌治疗后，其症状及小便变化不能消除者，应考虑为结核，肾结核多并发生殖道结核或有其他器官结核病史，血尿多与尿路刺激征同时发生，而膀胱炎时，血尿常为终末血尿且抗菌药物治疗有效，尿结核菌阳性，或结核菌素试验和静脉肾盂造影等有助于诊断。

（3）肾小球肾炎　肾盂肾炎尿蛋白量＜2g/24h，若尿蛋白量＞3g/24h多为肾小球病变。此外，仔细询问病史，若病人有尿路刺激症状及有间歇脓尿或菌尿史、小管功能受损先于小球功能受损等，也有助于肾盂肾炎的诊断，肾活体组织检查有助于确诊。

（4）尿道综合征　有明显的排尿困难、尿频，但无发热等全身症状，血常规检查白细胞不增高，亦无真性细菌尿。

**3. 中医辨证论治**

| 证型 | 证候 | 治法 | 代表方剂 |
|---|---|---|---|
| 膀胱湿热证 | 小便频数，灼热刺痛，色黄赤，小腹拘急胀痛，或腰痛拒按，或见恶寒发热，或见口苦，大便秘结，舌质红，苔薄黄腻，脉滑数 | 清热利湿通淋 | 八正散加减 |
| 肝胆郁热证 | 小便不畅，少腹胀满疼痛，小便灼热刺痛，有时可见血尿，烦躁易怒，口苦口黏，或寒热往来，胸胁苦满，舌质暗红，可见瘀点，脉弦或弦细 | 疏肝理气，清热通淋 | 丹栀逍遥散合石韦散加减 |

续表

| 证型 | 证候 | 治法 | 代表方剂 |
|------|------|------|---------|
| 脾肾亏虚，湿热屡犯证 | 小便淋沥不已，时作时止，每于劳累后发作或加重，尿热，或有尿痛，面色无华，神疲乏力，少气懒言，腰膝酸软，食欲不振，口干不欲饮水，舌质淡，苔薄白，脉沉细 | 健脾补肾 | 无比山药丸加减 |
| 肾阴不足，湿热留恋证 | 小便频数，滞涩疼痛，尿黄赤混浊，腰膝酸软，手足心热，头晕耳鸣，四肢乏力，口干口渴，舌质红少苔，脉细数 | 滋阴益肾清热通淋 | 知柏地黄丸加减 |

## 考点29 ★★★ 慢性肾衰竭

**1. 诊断**

（1）诊断要点 慢性肾衰竭的诊断是 Ccr < 80mL/min，Scr > 133μmol/L，有慢性原发或继发性肾脏疾病病史。

（2）CKD 分期

| 分期 | 特征 | GFR（mL/min·1.73m$^2$） |
|------|------|------------------------|
| 1 | GFR 正常或升高 | ≥ 90 |
| 2 | GFR 轻度降低 | 60 ~ 89 |
| 3a | GFR 轻到中度降低 | 45 ~ 59 |
| 3b | GFR 中到重度降低 | 30 ~ 44 |
| 4 | GFR 重度降低 | 15 ~ 29 |
| 5 | ESRD（终末期肾病） | < 15 或透析 |

## 2. 中医辨证论治
（1）本虚证

| 证型 | 证候 | 治法 | 代表方剂 |
|---|---|---|---|
| 脾肾气虚证 | 倦怠乏力，气短懒言，纳呆腹胀，腰酸膝软，大便溏薄，口淡不渴，舌淡有齿痕，苔白或白腻，脉沉细 | 补气健脾益肾 | 六君子汤加减 |
| 脾肾阳虚证 | 面色萎黄或黧黑晦暗，下肢浮肿，按之凹陷难复，神疲乏力，纳差便溏或五更泄泻，口黏淡不渴，腰膝酸痛或腰部冷痛，畏寒肢冷，夜尿频多清长，舌淡胖嫩，齿痕明显，脉沉弱 | 温补脾肾 | 济生肾气丸加减 |
| 气阴两虚证 | 面色少华，神疲乏力，腰膝酸软，口干唇燥，饮水不多，或手足心热，大便干燥或稀，夜尿清长，舌淡有齿痕，脉沉细 | 益气养阴，健脾补肾 | 参芪地黄汤加减 |
| 肝肾阴虚证 | 头晕头痛，耳鸣眼花，两目干涩或视物模糊，口干咽燥，渴而喜饮或饮水不多，腰膝酸软，大便易干，尿少色黄，舌淡红少津，苔薄白或少苔，脉弦或细弦，常伴血压升高 | 滋肾平肝 | 杞菊地黄汤加减 |
| 阴阳两虚证 | 全身乏力，畏寒肢冷，或手足心热，口干欲饮，腰膝酸软，或腰部酸痛，大便稀溏或五更泄泻，小便黄赤或清长，舌胖润有齿痕，舌苔白，脉沉细，全身虚弱症状明显 | 温扶元阳，补益真阴 | 金匮肾气丸或全鹿丸加减 |

（2）标实证

| 证型 | 证候 | 治法 | 代表方剂 |
|------|------|------|----------|
| 湿浊证 | 恶心呕吐，胸闷纳呆，或口淡黏腻，口有尿味 | 和中降逆，化湿泄浊 | 小半夏加茯苓汤加减 |
| 湿热证 | 中焦湿郁化热，常见口干口苦，甚则口臭，恶心频频，舌苔黄腻；下焦湿热可见小溲黄赤或溲解不畅，尿频、尿急、尿痛等 | 中焦湿热宜清化和中；下焦湿热宜清利湿热 | 中焦湿热者以黄连温胆汤加减；下焦湿热者以四妙丸加减 |
| 水气证 | 面、肢浮肿或全身浮肿，甚则有胸水、腹水 | 利水消肿 | 五皮饮或五苓散加减 |
| 血瘀证 | 面色晦暗或黧黑或口唇紫暗，腰痛固定或肢体麻木，舌紫暗或有瘀点瘀斑，脉涩或细涩 | 活血化瘀 | 桃红四物汤加减 |
| 肝风证 | 头痛头晕，手足蠕动，筋惕肉瞤，抽搐痉厥 | 镇肝息风 | 天麻钩藤饮加减 |

### 考点30 ★★ 缺铁性贫血

**1. 诊断**

（1）小细胞低色素性贫血，男性 Hb < 120g/L，女性 Hb < 110g/L，孕妇 Hb < 100g/L，MCV < 80fL，MCH < 27pg，MCHC < 32%。

（2）有明确的缺铁病因和临床表现。

（3）血清铁浓度常 < 8.95μmol/L，总铁结合力 > 64.44μmol/L。

（4）转铁蛋白饱和度 < 15%。

（5）血清铁蛋白 < 12μg/L。

（6）骨髓铁染色显示骨髓小粒可染铁消失，铁粒幼红细胞＜15%。

（7）红细胞内游离原卟啉＞0.9μmol/L。

（8）铁剂治疗有效。

符合第1条和第2～8条中任何2条以上者，可诊断为缺铁性贫血。

**2. 鉴别诊断**

（1）地中海贫血　有家族史，网织红细胞增高达5%以上，血清铁蛋白及骨髓可染铁均增多，血红蛋白电泳异常，HbF及$HbA_2$均升高，而缺铁性贫血HbF正常，$HbA_2$反而减少。

（2）慢性病性贫血　慢性炎症、感染或肿瘤等引起的铁代谢异常性贫血，多为正色素小细胞性贫血，偶见低色素小细胞性贫血，血清铁蛋白和骨髓铁增多，血清铁、血清转铁蛋白饱和度、总铁结合力减低。

（3）铁粒幼细胞性贫血　是由于血红蛋白在幼红细胞线粒体内的合成发生障碍而引起的铁失利用性贫血，较罕见，多见于中年和老年人。外周血片上可见双型性贫血表现（有的红细胞为正色素性，有的为低色素性），血清铁增高，而总铁结合力降低，铁饱和度增高，骨髓铁染色可见典型的环状铁粒幼细胞。

**3. 中医辨证论治**

| 证型 | 证候 | 治法 | 代表方剂 |
|---|---|---|---|
| 脾胃虚弱证 | 面色萎黄，口唇色淡，爪甲无泽，神疲乏力，食少便溏，恶心呕吐，舌质淡，苔薄腻，脉细弱 | 健脾和胃，益气养血 | 香砂六君子汤合当归补血汤加减 |

续表

| 证型 | 证候 | 治法 | 代表方剂 |
|------|------|------|----------|
| 心脾两虚证 | 面色苍白,倦怠乏力,头晕目眩,心悸失眠,少气懒言,食欲不振,毛发干脱,爪甲裂脆,舌淡胖,苔薄,脉濡细 | 益气补血,养心安神 | 归脾汤或八珍汤加减 |
| 脾肾阳虚证 | 面色苍白,形寒肢冷,腰膝酸软,神倦耳鸣,唇甲淡白,或周身浮肿,甚则腹水,大便溏薄,小便清长,男子阳痿,女子经闭,舌质淡或有齿痕,脉沉细 | 温补脾肾 | 八珍汤合无比山药丸加减 |
| 虫积证 | 面色萎黄少华,腹胀,善食易饥,恶心呕吐,或有便溏,嗜食生米、泥土、茶叶等,神疲肢软,气短头晕,舌质淡,苔白,脉虚弱 | 杀虫消积,补益气血 | 化虫丸合八珍汤加减 |

## 考点31 ★★★ 再生障碍性贫血

**1. 诊断**

(1)全血细胞减少,网织红细胞绝对值减少,淋巴细胞比例增高。

(2)一般无肝、脾肿大。

(3)骨髓检查显示至少一部位增生减低或重度减低(如增生活跃,巨核细胞应明显减少),骨髓小粒成分中应见非造血细胞增多(有条件者应做骨髓活检等检查)。

(4)能除外其他引起全血细胞减少的疾病,如阵发性睡眠性血红蛋白尿、骨髓增生异常综合征中的难治性贫血、急性造血功能停滞、骨髓纤维化、急性白血病、恶性组织细胞病等。

(5)一般抗贫血药物治疗无效。

**2. 鉴别诊断** 注意与阵发性睡眠性血红蛋白尿、骨髓增生异常综合征及低增生性白血病等相鉴别。

**3. 中医辨证论治**

| 证型 | 证候 | 治法 | 代表方剂 |
|---|---|---|---|
| 肾阴虚证 | 面色苍白，唇甲色淡，心悸乏力，颧红盗汗，手足心热，口渴思饮，腰膝酸软，出血明显，便结，舌质淡，舌苔薄，或舌红少苔，脉细数 | 滋阴补肾，益气养血 | 左归丸合当归补血汤加减 |
| 肾阳亏虚证 | 形寒肢冷，气短懒言，面色苍白，唇甲色淡，大便稀溏，面浮肢肿，出血不明显，舌体胖嫩，舌质淡，苔薄白，脉细无力 | 补肾助阳，益气养血 | 右归丸合当归补血汤加减 |
| 肾阴阳两虚证 | 面色苍白，倦怠乏力，头晕心悸，手足心热，腰膝酸软，畏寒肢冷，齿鼻衄血或紫斑，舌质淡，苔白，脉细无力 | 滋阴助阳，益气补血 | 左归丸、右归丸合当归补血汤加减 |
| 肾虚血瘀证 | 心悸气短，周身乏力，面色晦暗，头晕耳鸣，腰膝酸软，皮肤紫斑，肌肤甲错，胁痛，出血不明显，舌质紫暗，有瘀点或瘀斑，脉细或涩 | 补肾活血 | 六味地黄丸或金匮肾气丸合桃红四物汤加减 |
| 气血两虚证 | 面白无华，唇淡，头晕心悸，气短乏力，动则加剧，舌淡，苔薄白，脉细弱 | 补益气血 | 八珍汤加减 |
| 热毒壅盛证 | 壮热，口渴，咽痛，鼻衄、齿衄、皮下紫癜、瘀斑，心悸，舌红而干，苔黄，脉洪数 | 清热凉血，解毒养阴 | 清瘟败毒饮加减 |

**考点 32 ★★  急性白血病**

**1.诊断**  根据临床表现、血象和骨髓象特点,诊断一般不难,由于白血病类型不同,治疗方案及预后亦不尽相同,因此诊断成立后,应进一步分型。

**2.鉴别诊断**

(1)骨髓增生异常综合征(MDS)  该病除病态造血外,外周血中有原始和幼稚细胞,全血细胞减少和染色体异常,易与白血病相混淆,但骨髓中原始细胞小于20%。

(2)某些感染引起的白细胞异常  如传染性单核细胞增多症,血象中出现异形淋巴细胞,但形态与原始细胞不同,血清中嗜异性抗体效价逐步上升,病程短,可自愈。百日咳、传染性淋巴细胞增多症、风疹等病毒感染时,血象中淋巴细胞增多,但淋巴细胞形态正常,预后较好,多可自愈。

(3)巨幼细胞贫血  巨幼细胞贫血有时可与红白血病混淆,但前者骨髓中原始细胞不增多,幼红细胞 PAS 反应常为阴性,予以叶酸、维生素 $B_{12}$ 治疗有效。

(4)急性粒细胞缺乏症恢复期  在药物或某些感染引起的粒细胞缺乏症的恢复期,骨髓中原、幼粒细胞明显增加,但该症多有明确病因,血小板正常,原、幼粒细胞中无 Auer 小体及染色体异常,短期内骨髓成熟粒细胞恢复正常。

### 3. 中医辨证论治

| 证型 | 证候 | 治法 | 代表方剂 |
|------|------|------|----------|
| 热毒炽盛证 | 壮热，口渴多汗，烦躁，头痛面赤，身痛，口舌生疮，咽喉肿痛，面颊肿胀疼痛，或咳嗽，咳黄痰，皮肤、肛门疖肿，便秘尿赤，或见吐血、衄血、便血、尿血、斑疹，或神昏谵语，舌质红绛，苔黄，脉大 | 清热解毒，凉血止血 | 黄连解毒汤合清营汤加减 |
| 痰热瘀阻证 | 腹部积块，颌下、腋下、颈部有痰核，单个或成串，痰多，胸闷，头重，纳呆，发热，肢体困倦，心烦口苦，目眩，骨痛，胸部刺痛，口渴而不欲饮，舌质紫暗，或有瘀点、瘀斑，舌苔黄腻，脉滑数或沉细而涩 | 清热化痰，活血散结 | 温胆汤合桃红四物汤加减 |
| 阴虚火旺证 | 皮肤瘀斑，鼻衄，齿龈出血，发热或五心烦热，口苦口干，盗汗，乏力，体倦，面色晦滞，舌质红，苔黄，脉细数 | 滋阴降火，凉血解毒 | 知柏地黄丸合二至丸加减 |
| 气阴两虚证 | 低热，自汗，盗汗，气短，乏力，面色不华，头晕，腰膝酸软，手足心热，皮肤瘀点、瘀斑，鼻衄，齿衄，舌淡有齿痕，脉沉细 | 益气养阴，清热解毒 | 五阴煎加减 |
| 湿热内蕴证 | 发热，有汗而热不解，头身困重，腹胀纳呆，关节酸痛，大便不爽或下利不止，肛门灼热，小便黄赤而不利，舌红，苔黄腻，脉滑数 | 清热解毒，利湿化浊 | 葛根芩连汤加减 |

**考点 33 ★★ 慢性髓细胞白血病**

**1. 诊断** 凡有不明原因的持续性白细胞数增高,根据典型的血象、骨髓象改变,脾肿大,Ph 染色体阳性,BCR-ABL 融合基因阳性即可做出诊断,Ph 染色体尚可见于 2% 的 AML、5% 的儿童 ALL 及 25% 的成人 ALL,应注意鉴别。

**2. 鉴别诊断**

(1) 其他原因引起的脾大 血吸虫病、慢性疟疾、黑热病、肝硬化、脾功能亢进等均有脾大,但各病均有各自原发病的临床特点,并且血象及骨髓象无 CML 的典型改变,Ph 染色体及 BCR-ABL 融合基因均阴性。

(2) 骨髓纤维化 原发性骨髓纤维化脾大显著,血象中白细胞增多,并出现幼粒细胞等,易与 CML 混淆,但骨髓纤维化外周血白细胞数一般比 CML 少,多不超过 $30 \times 10^9$/L,且波动不大,NAP 阳性。此外,幼红细胞持续出现于外周血中,红细胞形态异常,特别是泪滴状红细胞易见,Ph 染色体及 BCR-ABL 融合基因阴性,多次多部位骨髓穿刺干抽,骨髓活检网状纤维染色阳性。

(3) 类白血病反应 常并发于严重感染、恶性肿瘤等基础疾病,并有相应原发病的临床表现,白细胞数可达 $50 \times 10^9$/L,粒细胞胞浆中常有中毒颗粒和空泡,嗜酸性粒细胞和嗜碱性粒细胞不增多,NAP 反应强阳性,Ph 染色体及 BCR-ABL 融合基因阴性,血小板和血红蛋白大多正常,原发病控制后,白细胞恢复正常。

### 3. 中医辨证论治

| 证型 | 证候 | 治法 | 代表方剂 |
|---|---|---|---|
| 阴虚内热证 | 低热，多汗或盗汗，头晕目眩，虚烦，面部潮红，口干口苦，消瘦，手足心热，皮肤瘀斑或鼻衄、齿衄，舌质光红，苔少，脉细数 | 滋阴清热，解毒祛瘀 | 青蒿鳖甲汤加减 |
| 瘀血内阻证 | 形体消瘦，面色晦暗，胸骨按痛，胁下积块，按之坚硬，刺痛，皮肤瘀斑，鼻衄、齿衄、尿血或便血，舌质紫暗，脉细涩 | 活血化瘀 | 膈下逐瘀汤加减 |
| 气血两虚证 | 面色萎黄或苍白，头晕眼花，心悸，疲乏无力，气短懒言，自汗，食欲减退，舌质淡，苔薄白，脉细弱 | 补益气血 | 八珍汤加减 |
| 热毒壅盛证 | 发热甚或壮热，汗出，口渴喜冷饮，衄血发斑或便血、尿血，身疼骨痛，左胁下积块进行性增大，硬痛不移，倦怠神疲，消瘦，舌红，苔黄，脉数 | 清热解毒为主，佐以扶正祛邪 | 清营汤合犀角地黄汤加减 |

### 考点 34 ★★★　原发免疫性血小板减少症

**1. 诊断**

（1）广泛出血累及皮肤、黏膜及内脏。

（2）至少 2 次检查血小板计数减少。

（3）脾不大或轻度大。

（4）骨髓巨核细胞增多或正常，有成熟障碍。

（5）排除其他继发性血小板减少症。

**2. 鉴别诊断**　本病确诊应排除继发性血小板减少症，如再生障碍性贫血、白血病、系统性红斑狼疮、药物性免疫性血小板减少等，本病与过敏性紫癜不难鉴别。

### 3. 中医辨证论治

| 证型 | 证候 | 治法 | 代表方剂 |
|---|---|---|---|
| 血热妄行证 | 皮肤紫癜，色泽新鲜，起病急骤，紫斑以下肢最为多见，形状不一，大小不等，有的甚至互相融合成片，发热、口渴、便秘、尿黄，常伴有鼻衄、齿衄，或有腹痛，甚则尿血、便血，舌质红，苔薄黄，脉弦数或滑数 | 清热解毒，凉血止血 | 十灰散加减 |
| 阴虚火旺证 | 紫斑较多，颜色紫红，下肢尤甚，时发时止，头晕目眩，耳鸣，低热颧红，心烦盗汗，齿衄鼻衄，月经量多，舌红少津，脉细数 | 滋阴降火，清热止血 | 茜根散或玉女煎加减 |
| 气不摄血证 | 斑色暗淡，多散在出现，时起时消，反复发作，过劳则加重，可伴神情倦怠，心悸，气短，头晕目眩，食欲不振，面色苍白或萎黄，舌质淡，苔白，脉弱 | 益气摄血，健脾养血 | 归脾汤加减 |
| 瘀血内阻证 | 肌衄、斑色青紫，鼻衄、吐血、便血，血色紫暗，月经有血块，毛发枯黄无泽，面色黧黑，下睑色青，舌质紫暗或有瘀斑、瘀点，脉细涩或弦 | 活血化瘀止血 | 桃红四物汤加减 |

### 考点35 ★★ 甲状腺功能亢进症

**1. 诊断** 临床表现为怕热、多汗、易激动、易饥多食、消瘦、手颤、腹泻、心动过速及眼征、甲状腺肿大等。在甲状腺部位听到血管杂音和触到震颤，则更具有诊断意义。对一些轻症或临床表现不典型的病例，常须借助实验室检查才能明确诊断，在确诊甲亢的基础上，排除其他原因所致的甲亢，结合患者眼征、弥漫性甲状腺肿、TRAb 或 TSAb 阳性，即可诊断。

**2. 鉴别诊断**

（1）亚急性甲状腺炎　发病与病毒感染有关，甲状腺肿大、触痛，白细胞正常或升高，血沉增高，TGAb、TPOAb 正常或轻度升高。

（2）慢性淋巴细胞性甲状腺炎　该病发病与自身免疫有关，多见于中年女性，甲状腺弥漫性肿大，峡部明显，质地较坚实，TGAb、TPOAb 阳性且滴度较高，本病常可逐渐发展成甲减。

（3）多结节性毒性甲状腺肿、甲状腺腺瘤及恶性肿瘤　鉴别的主要手段是甲状腺 B 超和甲状腺放射性核素扫描，高分辨力的超声对甲状腺结节诊断。尤其是结节良恶性的鉴别有较大的诊断价值。

（4）单纯性甲状腺肿　除甲状腺肿大外，无甲亢的症状和体征。血清 $T_3$、$T_4$ 水平正常。

（5）神经官能症　神经官能症的患者由于植物神经调节紊乱，也可出现心悸、气短、易激动、手颤、乏力、多汗等症状，但无突眼，甲状腺不肿大，血清 $T_3$、$T_4$ 水平正常。

（6）其他部分不典型患者　常以心脏症状为主，如早搏、心房纤颤或充血性心力衰竭等。易被误诊为心脏疾病，以低热、多汗为主要表现者需与结核病鉴别，老年甲亢的临床表现多不典型，常有淡漠、厌食等症，且消瘦明显，应与癌症相鉴别。甲亢伴有肌病时，应与家族周期性麻痹和重症肌无力鉴别。

### 3. 中医辨证论治

| 证型 | 证候 | 治法 | 代表方剂 |
|---|---|---|---|
| 气滞痰凝证 | 颈前肿胀，烦躁易怒，胸闷，两胁胀满，善太息，失眠，月经不调，腹胀便溏，舌质淡红，舌苔白腻，脉弦或弦滑 | 疏肝理气、化痰散结 | 逍遥散合二陈汤加减 |
| 肝火旺盛证 | 颈前肿胀，眼突，烦躁易怒，易饥多食，手指颤抖，恶热多汗，面红烘热，心悸失眠，头晕目眩，口苦咽干，大便秘结，月经不调，舌质红，舌苔黄，脉弦数 | 清肝泻火、消瘿散结 | 龙胆泻肝汤加减 |
| 阴虚火旺证 | 颈前肿大，眼突，心悸汗多，手颤，易饥多食，消瘦，口干咽燥，五心烦热，急躁易怒，失眠多梦，月经不调，舌质红，舌苔少，脉数 | 滋阴降火、消瘿散结 | 天王补心丹加减 |
| 气阴两虚证 | 颈前肿大，眼突，心悸失眠，手颤，消瘦，神疲乏力，气短汗多，口干咽燥，手足心热，纳差，大便溏薄，舌质红或淡红，舌苔少，脉细或细数无力 | 益气养阴、消瘿散结 | 生脉散加味 |

### 考点 36 ★★ 甲状腺功能减退症（2020 年新增考点）

**1. 诊断** 本病可有甲状腺手术、放射治疗或抗甲状腺药物应用史，有自身免疫性甲状腺炎或垂体疾患，诊断的主要依据是甲状腺功能检查，如 $FT_4$ 降低、TSH 明显升高为原发性甲减，$FT_4$ 降低、TSH 正常考虑为继发性甲减。TRH 兴奋试验可助鉴别。

**2. 鉴别诊断**

（1）水肿 主要与特发性水肿相鉴别，甲状腺功能测定有助鉴别。

（2）贫血　与其他疾病引起的贫血相鉴别。

（3）低 $T_3$ 综合征　常见于慢性肝、肾疾病伴血浆蛋白低下者，主要表现为血清 $TT_3$、$FT_3$ 水平减低，血清 $T_4$、TSH 水平正常。

（4）蝶鞍增大　应排除垂体瘤引起的垂体性甲减，有高催乳素血症者应除外催乳素瘤，垂体瘤症候群与功能试验和 X 线检查等常有助于鉴别。

### 3. 中医辨证论治

| 证型 | 证候 | 治法 | 代表方剂 |
|---|---|---|---|
| 脾肾气虚证 | 神疲乏力，少气懒言，反应迟钝，纳呆腹胀，面色萎黄，腰膝酸软，小便频数，大便溏，舌质淡，脉沉弱 | 益气健脾补肾 | 四君子汤合大补元煎加减 |
| 脾肾阳虚证 | 神疲乏力，少气懒言，畏寒肢冷，腰膝酸软，性欲淡漠，男子阳痿，女子闭经或不孕，舌质淡暗，苔白，脉沉细而缓 | 温补脾肾 | 以脾阳虚为主者，附子理中丸加减，肾阳虚为主者，右归丸为主 |
| 心肾阳虚证 | 形寒肢冷，面浮肢肿，心悸胸闷，腰膝酸软，阳痿闭经，舌质淡暗，苔白，脉迟缓 | 温补心肾，利水消肿 | 真武汤合苓桂术甘汤加减 |
| 阳气衰微证 | 嗜睡、昏睡，甚至昏迷，肢软体凉，呼吸微弱，舌质淡，脉迟微弱，甚至脉微欲绝 | 益气回阳救逆 | 四逆加人参汤，可同时应用大剂量参附注射液 |

**考点 37 ★★★ 糖尿病**

**1. 诊断**

（1）糖尿病诊断以静脉血浆血糖异常作为依据，应注意单纯空腹正常不能排除糖尿病，应加验餐后血糖，必要时进行 OGTT，目前我国采用 1999 年 WHO 糖尿病标准。

（2）空腹血糖（FPG）≥ 7.0mmol/L，空腹的定义是至少 8 小时未摄入热量。

（3）OGTT 2 小时血糖 ≥ 11.1mmol/L，试验应按照世界卫生组织（WHO）的标准进行，用 75g 无水葡萄糖溶于水作为糖负荷。

（4）有高血糖的典型症状或高血糖危象，随机血糖 ≥ 11.1mmol/L。

（5）如无明确的高血糖症状，结果应重复检测确认。

**2. 鉴别诊断**

（1）与其他原因所致的尿糖阳性鉴别

1）肾性糖尿：因肾糖阈降低所致，尿糖阳性，但血糖及 OGTT 正常。

2）甲状腺功能亢进症、胃空肠吻合术后：因糖类在肠道吸收快，可引起进食后 0.5～1 小时血糖过高，出现糖尿，但 FPG 和 2 小时 PG 正常。

3）弥漫性肝病：葡萄糖转化为肝糖原功能减弱，肝糖原贮存减少，进食后 0.5～1 小时血糖过高，出现糖尿。但 FPG 偏低。餐后 2～3 小时血糖正常或低于正常。

4）急性应激状态：急性应激状态下胰岛素拮抗激素（如肾上腺素、促肾上腺皮质激素、肾上腺皮质激素和生长激素）分泌增加，可使糖耐量减低，出现一过性血糖升高、尿糖阳性，应激过后可恢复正常。

5）药物对糖耐量的影响：有服用噻嗪类利尿药、呋塞米、糖皮质激素、口服避孕药、阿司匹林、吲哚美辛、三环类抗抑郁药等药物史，停药后可恢复。

（2）继发性糖尿病

1）胰腺炎、胰腺癌、肢端肥大症（或巨人症）、皮质醇增多症、嗜铬细胞瘤：可分别引起继发性糖尿病或糖耐量异常，但均有相应疾病的症状和体征。

2）长期服用大量肾上腺皮质激素：可引起类固醇糖尿病，服药史可资鉴别。

**3. 中医辨证论治**

| 证型 | | 证候 | 治法 | 代表方剂 |
|---|---|---|---|---|
| 阴虚燥热证 | 上消（肺热津伤证） | 烦渴多饮，口干舌燥，尿频量多，多汗，舌边尖红，苔薄黄，脉洪数 | 清热润肺，生津止渴 | 消渴方加减 |
| | 中消（胃热炽盛证） | 多食易饥，口渴多尿，形体消瘦，大便干燥，苔黄，脉滑实有力 | 清胃泻火，养阴增液 | 玉女煎加减 |
| | 下消（肾阴亏虚证） | 尿频量多，混浊如脂膏，或尿有甜味，腰膝酸软，乏力，头晕耳鸣，口干唇燥，皮肤干燥，瘙痒，舌红少苔，脉细数 | 滋阴固肾 | 六味地黄丸加减 |

续表

| 证型 | 证候 | 治法 | 代表方剂 |
|---|---|---|---|
| 气阴两虚证 | 口渴引饮，能食与便溏并见，或饮食减少，精神不振，四肢乏力，体瘦，舌质淡红，苔白而干，脉弱 | 益气健脾，生津止渴 | 七味白术散加减 |
| 阴阳两虚证 | 小便频数，混浊如膏，甚则饮一溲一，面色黧黑，耳轮焦干，腰膝酸软，形寒畏冷，阳痿，舌淡苔白，脉沉细无力 | 滋阴温阳，补肾固摄 | 金匮肾气丸加减 |
| 痰瘀互结证 | "三多"症状不明显，形体肥胖，胸脘腹胀，肌肉酸胀，四肢沉重或刺痛，舌暗或有瘀斑，苔厚腻，脉滑 | 活血化瘀祛痰 | 平胃散合桃红四物汤加减 |
| 脉络瘀阻证 | 面色晦暗，消瘦乏力，胸中闷痛，肢体麻木或刺痛，夜间加重，唇紫，舌暗或有瘀斑，或舌下青筋怒张，脉弦或沉涩 | 活血通络 | 血府逐瘀汤加减 |

并发症

| 证型 | 治法 | 代表方剂 |
|---|---|---|
| 疮痈 | 清热解毒 | 五味消毒饮合黄芪六一散加减 |
| 白内障、雀目、耳聋 | 滋补肝肾，益精养血 | 杞菊地黄丸、羊肝丸、磁朱丸加减 |

考点38 ★★★    血脂异常（2020年新增考点）

**1. 诊断**

（1）病史    原发性血脂异常者部分有家族史，继发性血脂异常者常有糖尿病、肾病、肝胆系统疾病史或不良饮食习惯及引起高脂血症的药物应用史。

（2）体征    ①形体肥胖。②出现黄斑瘤、腱黄瘤、皮下结节状黄色瘤。③高脂血症性眼底病变、角膜环。

（3）辅助检查    无论有无临床表现，血脂异常主要依据患者血脂水平进行诊断，（具体标准见实验室检查）。

**2. 中医辨证论治**

| 证型 | 证候 | 治法 | 代表方剂 |
|------|------|------|----------|
| 胃热滞脾证 | 多食，消谷善饥，形体壮实，脘腹胀满，面色红润，心烦头晕，口干口苦，胃脘灼痛、嘈杂，得食则缓，舌红，苔黄腻，脉弦滑 | 清胃泄热 | 保和丸合小承气汤加减 |
| 气滞血瘀证 | 胸部憋气或胸部刺痛，固定不移，动则尤甚，舌质紫暗，或有瘀斑，舌苔薄白，脉弦 | 活血祛瘀，行气止痛 | 血府逐瘀汤合失笑散加减 |
| 痰浊中阻证 | 形体肥胖，肢体困重，食少纳呆，腹胀纳呆，胸腹满闷，头晕神疲，大便溏薄，舌体胖，边有齿痕，苔白腻，脉滑 | 健脾化痰降浊 | 导痰汤加减 |
| 肝肾阴虚证 | 头目胀痛，视物昏眩，耳鸣健忘，口苦咽干，五心烦热，腰膝酸软，颧红盗汗，舌红，苔少，脉细数 | 滋养肝肾 | 杞菊地黄汤加减 |

续表

| 证型 | 证候 | 治法 | 代表方剂 |
|------|------|------|----------|
| 脾肾阳虚证 | 畏寒肢冷，腰膝腿软，面色淡白，大便溏薄，腹胀纳呆，耳鸣眼花，腹胁不舒，舌淡胖，苔白滑，脉沉细 | 温补脾肾 | 附子理中汤加减 |
| 肝郁脾虚证 | 精神抑郁或心烦易怒，肢体倦怠乏力，口干口苦，胸胁闷痛，脘腹胀满吐酸，纳食不香，月经不调，舌红，苔白，脉弦细 | 疏肝解郁，健脾和胃 | 逍遥散加减 |

## 考点 39 ★★★ 高尿酸血症与痛风（2020 年新增考点）

**1. 诊断标准**

（1）男性和绝经后女性血尿酸 > 420μmol/L（7.0mg/dL）、绝经前女性 > 350μmol/L（5.8mg/dL）可诊断为高尿酸血症。

（2）中老年男性如出现特征性关节炎表现、尿路结石或肾绞痛发作，伴有高尿酸血症应考虑痛风，关节液穿刺或痛风石活检证实为尿酸盐结晶可进行诊断，X 线检查、CT 或 MRI 扫描对明确诊断具有一定的价值，急性关节炎期诊断有困难者，秋水仙碱试验性治疗有诊断意义。

**2. 鉴别诊断**

（1）继发性高尿酸血症或痛风 其具有以下特点：

1）儿童、青少年、女性和老年人更多见。

2）高尿酸血症程度较重。

3）40% 的患者 24 小时尿尿酸排出增多。

4）肾脏受累多见，痛风肾、尿酸结石发生率较高，甚至发生急性肾衰竭。

5）痛风性关节炎症状往往较轻或不典型。

6）有明确的相关用药史。

（2）关节炎

1）类风湿关节炎：青、中年女性多见，四肢近端小关节常呈对称性梭形肿胀畸形，晨僵明显，血尿酸不高，类风湿因子阳性，X线片出现凿孔样缺损少见。

2）化脓性关节炎与创伤性关节炎：前者关节囊液可培养出细菌，后者有外伤史。两者血尿酸水平不高，关节囊液无尿酸盐结晶。

3）假性痛风：系关节软骨钙化所致，多见于老年人，膝关节最常受累，血尿酸正常。关节滑囊液检查可发现有焦磷酸钙结晶或磷灰石，X线可见软骨呈线状钙化或关节旁钙化。

（3）肾结石　高尿酸血症或不典型痛风可以肾结石为最先表现，继发性高尿酸血症者尿路结石的发生率更高，纯尿酸结石能被X线透过而不显影。所以对尿路平片阴性而B超阳性的肾结石患者应常规检查血尿酸并分析结石的性质。

**3. 中医辨证论治**

| 证型 | 证候 | 治法 | 代表方剂 |
|---|---|---|---|
| 风寒湿阻证 | 肢体关节疼痛，屈伸不利，或呈游走性疼痛，或疼痛剧烈，痛处不移，或肢体关节重着，肿胀疼痛，肌肤麻木，阴雨天加重，舌苔薄白，脉弦紧或濡缓 | 祛风散寒，除湿通络 | 蠲痹汤加减 |
| 风湿热郁证 | 关节红肿热痛，痛不可触，遇热痛甚，得冷则舒，病势较急，兼发热，口渴，心烦，汗出不解，舌质红，苔黄或黄腻，脉滑数 | 清热除湿，祛风通络 | 白虎加桂枝汤加减 |

续表

| 证型 | 证候 | 治法 | 代表方剂 |
|------|------|------|----------|
| 痰瘀痹阻证 | 关节肿痛，反复发作，时轻时重，甚至关节肿大，僵直畸形，屈伸不利，或皮下结节，破溃流浊，舌质紫暗或有瘀点、瘀斑，苔白腻或厚腻，脉细涩 | 化痰祛瘀，通络止痛 | 桃红饮加减 |
| 肝肾亏虚证 | 关节肿痛，反复发作，缠绵不愈，或关节呈游走性疼痛，或酸楚重着，麻木不仁，甚则僵直畸形，屈伸不利，腰膝酸痛，神疲乏力，舌质淡，苔白，脉细或细弱 | 补益肝肾，祛风通络 | 独活寄生汤加减 |

**考点 40 ★★★ 类风湿关节炎**

**1. 诊断** 典型病例按美国风湿病学会 1987 年修订的 RA 分类标准如下，≥4 条可以确诊 RA。

（1）晨僵至少 1 小时（≥6 周）。

（2）3 个或 3 个以上的关节肿胀（≥6 周）。

（3）腕关节或掌指关节或近端指间关节肿胀（≥6 周）。

（4）对称性关节肿胀（≥6 周）。

（5）有类风湿皮下结节。

（6）手和腕关节的 X 线片有关节端骨质疏松和关节间隙狭窄。

（7）类风湿因子阳性（该滴度在正常的阳性率 <5%）。

上述 7 项中，符合 4 项即可诊断为类风湿关节炎。

**2. 鉴别诊断**

（1）骨关节炎 本病特点：

1）发病年龄多在 50 岁以上。

2）主要累及膝、髋等负重关节和手指远端指间关节。

3）关节活动后疼痛加重，经休息后明显减轻。

4）血沉轻度增快，RF 阴性。

5）X 线显示关节边缘呈唇样骨质增生或骨疣形成。

（2）痛风性关节炎 本病特点：

1）患者多为中年男性。

2）关节炎的好发部位为第一跖趾关节。

3）高尿酸血症。

4）关节附近或皮下可见痛风结节。

5）血清自身抗体阴性。

（3）强直性脊柱炎 本病特点：

1）青年男性多见，起病缓慢。

2）主要侵犯骶髂关节及脊柱，或伴有下肢大关节的非对称性肿胀和疼痛。

3）X 线片可见骶髂关节侵蚀、破坏或融合。

4）90% ～ 95% 患者 HLA–B27 阳性而 RF 为阴性。

5）有家族发病倾向。

（4）系统性红斑狼疮 早期出现手部关节炎时，须与 RA 相鉴别。本病特点：

1）X 线检查无关节骨质改变。

2）多为女性。

3）常伴有面部红斑等皮肤损害。

4）多数有肾损害或多脏器损害。

5）血清抗核抗体和抗双链 DNA 抗体显著增高。

**3. 中医辨证论治**

（1）活动期

| 证型 | 证候 | 治法 | 代表方剂 |
|---|---|---|---|
| 湿热痹阻证 | 发热，口苦，饮食无味，纳呆或有恶心，泛泛欲吐，关节肿痛以下肢为重，全身困乏无力，下肢沉重酸胀，浮肿或有关节积液，舌苔黄腻，脉滑数 | 清热利湿，祛风通络 | 四妙丸加减 |
| 阴虚内热证 | 午后或夜间发热，盗汗或兼自汗，口干咽燥，手足心热，关节肿胀疼痛，小便赤涩，大便秘结，舌质红，少苔，脉细数 | 养阴清热，祛风通络 | 丁氏清络饮加减 |
| 寒热错杂证 | 低热，关节灼热疼痛，或有红肿，形寒肢凉，阴雨天疼痛加重，得温则舒，舌质红，苔白，脉弦细或数 | 祛风散寒，清热化湿 | 桂枝芍药知母汤加减 |

（2）缓解期

| 证型 | 证候 | 治法 | 代表方剂 |
|---|---|---|---|
| 痰瘀互结，经脉痹阻证 | 关节肿痛且变形，屈伸受限，或肌肉刺痛，痛处不移，皮肤失去弹性，按之稍硬，肌肤紫暗，面色黧黑，或有皮下结节，肢体顽麻，舌质暗红或有瘀点、瘀斑，苔薄白，脉弦涩 | 活血化瘀，祛痰通络 | 身痛逐瘀汤合指迷茯苓丸加减 |

续表

| 证型 | 证候 | 治法 | 代表方剂 |
|------|------|------|----------|
| 肝肾亏损，邪痹筋骨证 | 形体消瘦，关节变形，肌肉萎缩，屈伸不利、僵硬，活动受限，筋脉拘急，或筋惕肉眴，腰膝酸软无力，眩晕，心悸气短，指甲淡白，舌淡苔薄，脉细弱 | 益肝肾，补气血，祛风湿，通经络 | 独活寄生汤加减 |

## 考点41 ★ 系统性红斑狼疮

**1.诊断** 普遍采用美国风湿病学会（ACR）1997年推荐的SLE分类标准：

（1）颧部红斑。

（2）盘状红斑。

（3）光过敏。

（4）口腔溃疡。

（5）关节炎。

（6）浆膜炎。

（7）肾脏病变。

（8）神经系统病变，癫痫发作或精神症状。

（9）血液系统异常，溶血性贫血或血白细胞减少或淋巴细胞绝对值减少或血小板减少。

（10）免疫学异常，狼疮细胞阳性或抗dsDNA或抗Sm抗体阳性或梅毒血清试验假阳性。

（11）抗核抗体阳性。

上述11项中，符合4项或4项以上者，在除外感染、肿瘤和其他结缔组织病后，即可诊断为SLE，其敏感性和特异性分别为95%和85%。上述标准中，免疫学异常和高滴度抗核抗体更具有诊断意义。

**2. 鉴别诊断**

（1）类风湿关节炎　SLE合并关节病变的关节疼痛、肿胀、晨僵等均较类风湿关节炎轻且持续时间短，少有骨质侵蚀，不遗留关节畸形，且多伴有特征性的皮疹，以及肾脏、血液、中枢神经等多系统的损害，脏器受累多且重，一般无类风湿结节。

（2）肾小球肾炎与肾病综合征　SLE除肾脏损害外，往往具有多系统和多脏器受累的表现，且抗核抗体、抗双链DNA抗体、抗Sm抗体、LE细胞和LBT试验等均呈阳性，必要时可进行肾活检鉴别。

（3）原发性血小板减少性紫癜　多有骨髓巨核细胞增多或正常，血小板生存时间缩短，PAIg、PAC3阳性，对脾切除治疗有效，而抗核抗体、抗双链DNA抗体、抗Sm抗体等均为阴性，与SLE不难鉴别。

（4）药物性狼疮　由于长期应用某些药物所致，可引起类似SLE表现。其特点为：

1）发病年龄较大。

2）肺、胸膜、心包受累较多，皮肤、肾、神经系统受累。

3）抗dsDNA或抗Sm抗体多为阴性，血清补体大多正常。

4）相关药物停用后病情可自行缓解。

### 3. 中医辨证论治

| 证型 | 证候 | 治法 | 代表方剂 |
|---|---|---|---|
| 气营热盛证 | 高热，不恶寒，满面红赤，皮肤红斑鲜红，咽干，口渴喜冷饮，尿赤而少，关节疼痛，舌红绛苔黄，脉滑数或洪数 | 清热解毒，凉血化斑 | 清瘟败毒饮加减 |
| 阴虚内热证 | 长期低热，手足心热，面色潮红而有暗紫斑片，口干咽痛，渴喜冷饮，目赤齿衄，关节肿痛，烦躁不寐，舌质红少苔或苔薄黄，脉细数 | 养阴清热 | 玉女煎合增液汤加减 |
| 热郁积饮证 | 胸闷胸痛，心悸怔忡，时有微热，咽干口渴，烦热不安，红斑皮疹，舌红苔厚腻，脉滑数、濡数，偶有结代 | 清热蠲饮 | 葶苈大枣泻肺汤合泻白散加减 |
| 瘀热痹阻证 | 手足瘀点累累，斑疹斑块暗红，两手白紫相继，两腿青斑如网，脱发，口糜、口疮、鼻衄、肌衄，关节肿痛，月经愆期，小便短赤，有蛋白尿、血尿，低热或自觉烘热，烦躁多怒，苔薄舌红，舌光红起刺或边有瘀斑，脉细弦或涩数 | 清热凉血，活血散瘀 | 犀角地黄汤加减 |
| 脾肾两虚证 | 面色不华，但时有潮红，两手指甲亦无华色，神疲乏力，畏寒肢冷，时而午后烘热，口干，小便短少，两腿浮肿如泥，进而腰股肢肿，腹大如鼓，舌胖、舌偏红或偏淡，苔薄白或薄腻，脉弦细、细数、细弱 | 滋肾填精，健脾利水 | 济生肾气丸加减 |
| 气血两亏证 | 心悸怔忡，健忘失眠，多梦，面色不华，肢体麻木，舌质淡，苔薄白，脉细缓 | 益气养血 | 八珍汤加减 |

续表

| 证型 | 证候 | 治法 | 代表方剂 |
|------|------|------|----------|
| 脑虚瘀热证 | 病情危笃，身灼热，肢厥，神昏谵语，或昏愦不语，或痰壅气粗，舌謇，舌鲜绛，脉细数 | 清心开窍 | 清宫汤送服或鼻饲安宫牛黄丸或至宝丹加减 |
| 瘀热伤肝证 | 低热绵绵，口苦纳呆，两胁胀痛，月经提前，经血暗紫带块，烦躁易怒，或黄疸、肝脾肿大、皮肤红斑、瘀斑，舌质紫暗或有瘀斑，脉弦 | 疏肝清热，凉血活血 | 茵陈蒿汤合柴胡疏肝散加减 |

## 考点 42 ★★ 动脉硬化性脑梗死

**1. 诊断**

（1）起病较急，多于安静状态下发病。

（2）多见于有动脉硬化、高血压、糖尿病及心脏病病史的中老年人。

（3）一般无头痛、呕吐、昏迷等全脑症状。

（4）有颈内动脉系统和/或椎–基底动脉系统体征和症状，这些症状与体征可在发病后数小时至几天内逐渐加重。

（5）头颅 CT、MRI 发现梗死灶，或排除脑出血、瘤卒中和炎症性疾病等。

**2. 鉴别诊断**

（1）脑出血　比较而言，脑出血起病更急，常有头痛、呕吐、打哈欠等颅内压增高症状及不同程度的意识障碍，血压增高明显，典型者不难鉴别，但大面积梗死与脑出血、轻型脑出血与一般脑梗死临床症状相似，鉴别困难，往往需要做 CT 等检查才能鉴别。

（2）脑栓塞 起病急骤，一般临床症状常较重，常有心脏病史，特别是有心房纤颤、感染性心内膜炎、心肌梗死或其他易产生栓子的疾病时应考虑脑栓塞。

（3）颅内占位病变 某些硬膜下血肿、颅内肿瘤、脑脓肿等发病也较快，出现偏瘫等症状，类似脑梗死临床表现，应注意有无高颅内压的症状及体征。CT 及 MRI 检查则可鉴别。

### 3. 中医辨证论治

| 证型 | 证候 | 治法 | 代表方剂 |
|---|---|---|---|
| 肝阳暴亢，风火上扰证 | 平素头晕头痛，耳鸣目眩，突然发生口眼㖞斜，舌强语謇，或手足重滞，甚则半身不遂，或伴麻木等症，舌质红，苔黄，脉弦 | 平肝潜阳，活血通络 | 天麻钩藤饮加减 |
| 风痰瘀血，痹阻脉络证 | 肌肤不仁，手足麻木，突然口眼㖞斜，语言不利，口角流涎，舌强语謇，甚则半身不遂，或兼见手足拘挛，关节酸痛，恶寒发热，舌苔薄白，脉浮数 | 祛风化痰通络 | 真方白丸子加减 |

续表

| 证型 | 证候 | 治法 | 代表方剂 |
|------|------|------|----------|
| 痰热腑实，风痰上扰证 | 半身不遂，舌强语謇或不语，口眼㖞斜，偏身麻木，口黏痰多，腹胀便秘，头晕目眩，舌红，苔黄腻或黄厚燥，脉弦滑 | 通腑泄热，化痰理气 | 星蒌承气汤加减 |
| 气虚血瘀证 | 肢体不遂，软弱无力，形体肥胖，气短声低，面色萎黄，舌质淡暗或有瘀斑，苔薄，脉细弱或沉迟 | 益气养血，化瘀通络 | 补阳还五汤加减 |
| 阴虚风动证 | 突然发生口眼㖞斜，舌强语謇，半身不遂；平素头晕头痛，耳鸣目眩，膝酸腿软，舌红，苔黄，脉弦细而数或弦滑 | 滋阴潜阳，镇肝息风 | 镇肝熄风汤加减 |
| 脉络空虚，风邪入中证 | 手足麻木，肌肤不仁或突然口眼㖞斜，语言不利，口角流涎，甚则半身不遂，或兼见恶寒发热，肢体拘急，关节酸痛，舌苔薄白，脉浮弦或弦细 | 祛风通络，养血和营 | 大秦艽汤加减 |

续表

| 证型 | 证候 | 治法 | 代表方剂 |
|---|---|---|---|
| 痰热内闭清窍证 | 突然昏仆，口噤目张，气粗息高，或两手握固，或躁扰不宁，口眼㖞斜，半身不遂，昏不知人，颜面潮红，大便干结，舌红，苔黄腻，脉弦滑数 | 清热化痰，醒神开窍 | 首先灌服（或鼻饲）至宝丹或安宫牛黄丸以辛凉开窍，继以羚羊角汤加减 |
| 痰湿壅闭心神证 | 突然昏仆，不省人事，牙关紧闭，口噤不开，痰涎壅盛，静而不烦，四肢欠温，舌淡，苔白滑而腻，脉沉 | 辛温开窍，豁痰息风 | 涤痰汤加减 |
| 元气败脱，心神涣散证 | 突然昏仆，不省人事，目合口开，鼻鼾息微，手撒肢冷，汗多不止，二便自遗，肢体软瘫，舌痿，脉微欲绝 | 益气回阳，救阴固脱 | 大剂参附汤合生脉散加减 |

## 考点43 ★★ 脑栓塞

**1. 诊断**

（1）无前驱症状，突然发病，病情进展迅速且多在几分钟内达高峰。

（2）局灶性脑缺血症状明显，伴有周围皮肤、黏膜和/或内脏和肢体栓塞症状。

（3）明显的原发疾病和栓子来源。

（4）脑 CT 和 MRI 能明确脑栓塞的部位、范围、数目及性质（出血性与缺血性）。

**2. 中医辨证论治** 参见"动脉硬化性脑梗死"。

### 考点44 ★★★ 脑出血

**1. 诊断** 典型者诊断不困难，有以下特点：

（1）50岁以上，多有高血压史，在体力活动或情绪激动时突然起病，发病迅速。

（2）早期有意识障碍及头痛、呕吐等颅内压增高症状，并有脑膜刺激征及偏瘫、失语等局灶症状。

（3）头颅CT示高密度阴影。

**2. 中医辨证论治** 参见"脑梗死"的中医治疗。

### 考点45 ★★★ 癫痫

**1. 诊断** 癫痫的临床诊断主要根据癫痫患者的发作病史，特别是可靠目击者所提供的详细发作过程和表现，辅以脑电图痫性放电即可诊断。

脑电图是诊断癫痫最常用的一种辅助检查方法，40%～50%癫痫病人在发作间歇期的首次EEG检查可见棘波、尖波或棘–慢、尖、慢波等痫性放电波形。

神经影像学检查可确定脑结构性异常或损害。

**2. 鉴别诊断**

（1）晕厥 因全脑短暂缺血引起意识丧失和跌倒，但无抽搐，脑电图正常，发病前常先有头晕、心慌、黑蒙等症状，可有见血、直立、排尿等诱因，清醒后常有肢体发冷、乏力等，平卧后可逐渐恢复，但无抽搐，脑电图正常。

（2）基底动脉型偏头痛 因意识障碍应与失神发作鉴别，但其发生缓慢，程度较轻，意识丧失前常有梦样感觉，偏头痛为双侧，多伴有眩晕、共济失调、双眼视物模糊或眼球运动障碍，脑电图可有枕区棘波，EEG正常。

（3）假性癫痫发作　假性癫痫发作又称癔症性发作，多在情绪波动后发作，症状有戏剧性，表现为双眼上翻、手足抽搐和过度换气，一般不会发生自伤或尿失禁。强烈的自我表现，精神刺激后发作，发作中哭叫、出汗和闭眼等为其特点，暗示治疗可终止发作，脑电图系统监测对其鉴别很有意义。

（4）低血糖症　血糖水平＜2mmol/L 可产生局部癫痫样抽动或四肢强直发作，伴意识丧失，常见于胰岛 B 细胞瘤或长期服降糖药的 2 型糖尿病患者，病史有助于诊断。

**3. 中医辨证论治**

（1）发作期

| 证型 | 证候 | 治法 | 代表方剂 |
|---|---|---|---|
| 阳痫 | 突然仆倒，不省人事，面色潮红，牙关紧闭，两目上视，四肢抽搐，口吐涎沫，或喉中痰鸣或发怪叫，移时苏醒如常人，发病前常有眩晕、头昏、胸闷、乏力，舌质红，苔白腻或黄腻，脉弦数或弦滑 | 急以开窍醒神，继以泻热涤痰息风 | 黄连解毒汤合定痫丸加减 |
| 阴痫 | 突然昏仆，不省人事，面色暗晦萎黄，手足清冷，双眼半开半闭，僵卧拘急，或颤动，抽搐时发，口吐涎沫，一般口不啼叫，或声音小，平素常有神疲乏力，恶心泛呕，胸闷纳差，舌质淡，苔白而厚腻，脉沉细或沉迟 | 温阳除痰，顺气定痫 | 五生饮合二陈汤加减 |

（2）休止期

| 证型 | 证候 | 治法 | 代表方剂 |
|------|------|------|----------|
| 肝火痰热证 | 平素性情急躁，心烦失眠，口苦咽干，时吐痰涎，大便秘结，发作则昏仆抽搐，口吐涎沫，舌红，苔黄，脉弦滑数 | 清肝泻火，化痰息风 | 龙胆泻肝汤合涤痰汤加减 |
| 脾虚痰湿证 | 痫病日久，神疲乏力，眩晕时作，面色不华，胸闷痰多，或恶心欲呕，纳少便溏，舌淡胖，苔白腻，脉濡弱 | 健脾和胃，化痰息风 | 醒脾汤加减 |
| 肝肾阴虚证 | 痫病久发，头晕目眩，两目干涩，心烦失眠，腰膝酸软，舌质红少苔，脉细数 | 补益肝肾，育阴息风 | 左归丸加减 |
| 瘀阻清窍证 | 发则猝然昏仆，抽搐，或单见口角、眼角、肢体抽搐，颜面口唇青紫，舌质紫暗或有瘀斑，脉涩或沉弦 | 活血化瘀，通络息风 | 通窍活血汤加减 |

### 考点46 ★ 帕金森病

**1. 诊断**

（1）中老年发病，缓慢进行性病程。

（2）四项主症（静止性震颤、肌强直、运动迟缓、姿势步态异常）中至少具备两项，前两项至少具备其中之一，症状不对称。

（3）左旋多巴治疗有效。

（4）患者无眼外肌麻痹、小脑体征、直立性低血压、锥体系损害和肌萎缩等。

PD 临床诊断与死后病理证实符合率为 75% ～ 80%。

**2. 鉴别诊断**

（1）继发性帕金森病　有明确病因可寻，如感染、药物、中毒、动脉硬化和外伤等。如脑炎后帕金森综合征、药物或中毒性帕金森综合征、动脉硬化性帕金森综合征。

（2）抑郁症　抑郁症不具有帕金森病的肌强直和震颤，抗抑郁剂治疗有效，可资鉴别。

（3）特发性震颤　震颤以姿势性或运动性为特征，发病年龄早，饮酒或用心得安后震颤可显著减轻，无肌强直和运动迟缓，1/3 患者有家族史。

（4）肝豆状核变性　发病年龄小，有肝损害和角膜 K-F 环，血清铜、铜蓝蛋白、铜氧化酶活性降低，尿铜增加。

**3. 中医辨证论治**

| 证型 | 证候 | 治法 | 代表方剂 |
|------|------|------|----------|
| 肝风内动证 | 头摇肢颤，不能自主，活动迟缓，项背僵直，眩晕头胀，面红、口苦口干，易怒，腰膝酸软，舌红，苔薄黄，脉弦细 | 育阴潜阳，舒筋止颤 | 六味地黄丸合天麻钩藤饮加减 |
| 肝肾阴虚证 | 活动迟缓，四肢拘急僵直或出现震颤，行动笨拙，头晕目眩，耳鸣，腰膝酸软，五心烦热，大便秘结，舌红苔少，脉弦细 | 滋补肝肾 | 杞菊地黄丸加减 |

续表

| 证型 | 证候 | 治法 | 代表方剂 |
|------|------|------|----------|
| 气血两虚证 | 头摇肢颤，四肢无力，少气懒言，少动显著，眩晕，心悸，纳呆，乏力，畏寒肢冷，汗出，溲便失常，舌体胖大，苔薄白滑，脉沉濡无力或沉细 | 益气养血，平肝柔筋 | 定振汤加减 |
| 痰瘀阻络型 | 肢摇头颤，活动迟缓，筋脉拘紧，反应迟钝，动作笨拙，言语謇涩，心悸胸闷，嗳气腹满，皮脂外溢，口中黏腻流涎，口渴不欲饮，舌质淡或暗，苔白或腻，脉沉细或弦 | 化痰祛瘀，息风通络 | 温胆汤合补阳还五汤加减 |
| 阴阳两虚证 | 震颤日久，表情呆板，肢体强直，行动迟缓，言语困难，日常生活能力严重下降，面色无华，神疲乏力，自汗畏寒，纳呆，失眠，舌淡，脉沉细弱 | 阴阳双补，兼以息风 | 地黄饮子加减 |

**考点47 ★★★ 病毒性肝炎**

**1. 诊断**

（1）流行病学资料

1）甲型肝炎：病前是否去过甲肝流行区，有无进食未煮熟海产品及饮用污染水史，多发生于冬春季，儿童多见。

2）乙型肝炎：患者是否有输血、不洁注射史，是否有与HBV感染者接触史，家庭成员有无HBV感染者，特别是婴儿母亲是否HBsAg阳性等有助于乙型肝炎的诊断。

3）丙型肝炎：有输血及血制品、静脉吸毒、血液透析、多个性伴侣、母亲为 HCV 感染者等病史的肝炎患者应怀疑丙型肝炎。

4）丁型肝炎：同乙型肝炎，我国以西南部感染率较高。

5）戊型肝炎：基本同甲型肝炎，暴发以水传播为多见，多累及成年人。

（2）临床诊断

1）急性肝炎：起病较急，常有畏寒、发热、乏力、头痛、纳差、恶心、呕吐等急性感染或黄疸前期症状，肝大，质偏软，ALT 显著升高，黄疸型肝炎血清胆红素 < 17μmol/L，尿胆红素阳性，黄疸型肝炎的黄疸前期、黄疸期、恢复期三期经过明显，病程 6 个月以内。

2）慢性肝炎：病程超过半年或发病日期不明确而有慢性肝炎症状、体征、实验室检查改变者，常有乏力、厌油、肝区不适等症状，可有肝病面容、肝掌、蜘蛛痣、胸前毛细血管扩张、肝大质偏硬、脾大等体征。

3）重型肝炎：主要表现为极度疲乏，严重消化道症状，如频繁呕吐、呕逆，黄疸迅速加深，出现胆酶分离现象，肝脏进行性缩小，出血倾向，PTA < 40%，皮肤、黏膜出血，出现肝性脑病、肝肾综合征、腹水等严重并发症。急性黄疸型肝炎病情迅速恶化，2 周内出现Ⅱ度以上肝性脑病或其他重型肝炎表现者，为急性重型肝炎，15 天至 24 周出现上述表现者为亚急性重型肝炎，在慢性肝炎或肝硬化基础上出现的重型肝炎为慢性重型肝炎。

4）淤胆型肝炎：起病类似急性黄疸型肝炎，黄疸持续时间长，症状轻，有肝内梗阻的表现，注意排除其他原因引起的肝内外梗阻。

5）肝炎肝硬化：多有慢性肝炎病史，有乏力、腹胀、尿少、肝掌、蜘蛛痣、脾大、腹水、下肢水肿、胃底和食管下段静脉曲张、白蛋白下降、A/G 倒置等肝功能受损和门脉高压表现。

（3）病原学诊断

1）甲型肝炎：有急性肝炎临床表现，并具备下列任何一项均可确诊为甲型肝炎：抗 HAV IgM 阳性，抗 HAV IgG 急性期阴性，恢复期阳性，粪便中检出 HAV 颗粒或抗原或 HAV RNA。

2）乙型肝炎：有以下任何一项阳性，可诊断为现症 HBV 感染：血清 HBsAg，血清 HBV DNA，血清抗 HBC IgM，肝组织 HBCAg 和 / 或 HBsAg，或 HBV DNA。

3）丙型肝炎：抗 HCV 阳性或 HCV RNA 阳性，可诊断为丙型肝炎，无任何症状和体征，肝功能和肝组织学正常者为无症状 HCV 携带者。

4）丁型肝炎：具备急、慢性肝炎临床表现，有现症 HBV 感染，同时血清 HDVAg 或抗 HDV-IgM 或高滴度抗 HDV-IgG 或 HDV RNA 阳性，或肝内 HDVAg 或 HDV RNA 阳性，可诊断为丁型肝炎。低滴度抗 HDV-IgG 有可能为过去感染，不具备临床表现，仅血清 HBsAg 和 HDV 血清标记物阳性时，可诊断为无症状 HDV 携带者。

5）戊型肝炎：具备急性肝炎临床表现，同时血 HEV RNA 阳性，或粪便 HEV RNA 阳性或检出 HEV 颗粒，可确诊为戊型肝炎。抗 HEV IgG 高滴度，或由阴性转为阳性，或由低滴度到高滴度，或由高滴度到低滴度甚至阴转，均可诊断为 HEV 感染，抗 HEV IgM 阳性，可作为诊断参考，但需排除假阳性。

**2. 鉴别诊断**

（1）其他原因引起的黄疸

1）溶血性黄疸：常有药物或感染等诱因，表现为贫血、腰痛、发热、血红蛋白尿、网织红细胞升高，黄疸大多较轻，主要为间接胆红素升高。

2）肝外梗阻性黄疸：常见病因有胆囊炎、胆石症、胰头癌、壶腹周围癌、肝癌、胆管癌、阿米巴肝脓肿等，有原发病症状、体征，肝功能损害轻，以直接胆红素升高为主，影像学证实有肝内外胆管扩张。

（2）其他原因引起的肝炎

1）其他病毒所致的肝炎：如巨细胞病毒感染、传染性单核细胞增多症等，应根据原发病的临床特点和病原学、血清学检查结果进行鉴别。

2）感染中毒性肝炎：如肾病综合征、出血热、恙虫病、伤寒、钩端螺旋体病、阿米巴肝病、急性血吸虫病、华支睾吸虫病等，主要根据原发病的临床特点和实验室检查加以鉴别。

3）药物性肝损害：有使用肝损害药物的历史，停药后肝功能可逐渐恢复，肝炎病毒标志物阴性。

4）酒精性肝病：有长期大量饮酒的历史，肝炎病毒标志物阴性。

5）自身免疫性肝炎：主要有原发性胆汁性肝硬化（PBC）和自身免疫性慢性活动性肝炎（ACAH），PBC主要累及肝内胆管，ACAH主要破坏肝细胞，诊断主要依靠自身抗体的检测。

6）脂肪肝及妊娠期急性脂肪肝：脂肪肝大多继发于肝炎后或身体肥胖者，血中甘油三酯多增高，B超有较特异的表现，妊娠急性脂肪肝多以急性腹痛起病或并发急性胰腺炎，黄疸深，有严重低血糖及低蛋白血症，尿胆红素阴性。

### 3. 中医辨证论治

（1）急性黄疸型肝炎

| 证型 | 证候 | 治法 | 代表方剂 |
|---|---|---|---|
| 阳黄证 | 尿黄，身目俱黄，色泽鲜明，恶心，厌油，纳呆，口干苦，头身困重，胸脘痞满，乏力，大便干，小便黄赤，苔黄腻，脉弦滑数 | 清热解毒、利湿退黄 | 茵陈蒿汤合甘露清毒丹加减 |
| 阴黄证 | 身目发黄，色泽晦暗，形寒肢冷，大便溏薄，舌质淡，舌体胖，苔白滑，脉沉缓无力 | 健脾和胃，温化寒湿 | 茵陈术附汤加减 |

（2）急性无黄疸型肝炎

| 证型 | 证候 | 治法 | 代表方剂 |
|---|---|---|---|
| 湿阻脾胃证 | 脘闷不饥，肢体困重，怠惰嗜卧，或见浮肿，口中黏腻，大便溏泄，苔腻，脉濡缓 | 清热利湿，健脾和胃 | 茵陈五苓散加减 |
| 肝郁气滞证 | 胁肋胀痛，胸闷不舒，善太息，情志抑郁，不欲饮食，或口苦喜呕，头晕目眩，苔白滑，妇女月经不调，痛经，或经期乳房作胀 | 疏肝理气 | 柴胡疏肝散加减 |

（3）慢性病毒性肝炎

| 证型 | 证候 | 治法 | 代表方剂 |
|---|---|---|---|
| 湿热中阻证 | 右胁胀痛，脘腹满闷，恶心厌油，身目黄或不黄，小便黄赤，大便黏滞臭秽，舌苔黄腻，脉弦滑数 | 清利湿热，凉血解毒 | 茵陈蒿汤合甘露消毒丹加减 |

续表

| 证型 | 证候 | 治法 | 代表方剂 |
|------|------|------|----------|
| 肝郁脾虚证 | 胁肋胀满，精神抑郁性急，面色萎黄，纳食减少，口淡乏味，脘腹痞胀，大便溏薄，舌淡苔白，脉沉弦 | 疏肝解郁，健脾和中 | 逍遥散加减 |
| 肝肾阴虚证 | 头晕耳鸣，两目干涩，咽干，失眠多梦，五心烦热，腰膝酸软，女子经少经闭，舌红体瘦少津或有裂纹，脉细数 | 养血柔肝，滋阴补肾 | 一贯煎加减 |
| 脾肾阳虚证 | 畏寒喜暖，少腹腰膝冷痛，食少便溏，食谷不化，甚则滑泄失禁，下肢浮肿，舌质淡胖，脉沉无力或迟 | 健脾益气，温肾扶阳 | 附子理中汤合五苓散或四君子汤合肾气丸加减 |
| 瘀血阻络证 | 面色晦暗或见赤缕红斑，肝脾肿大，质地较硬，或有蜘蛛痣、肝掌，女子行经腹痛，经水色暗有块，舌质暗紫或有瘀斑，脉沉细或细涩 | 活血化瘀，散结通络 | 膈下逐瘀汤加减 |

（4）重型肝炎

| 证型 | 证候 | 治法 | 代表方剂 |
|------|------|------|----------|
| 毒热炽盛证 | 病势凶险，高热烦渴，或渴不欲饮，胸腹胀满，黄疸迅速加深，烦躁不安，神昏谵语，皮肤瘀斑，舌红绛，苔黄腻，脉弦数 | 清热解毒，凉血救阴 | 神犀丹加减 |

续表

| 证型 | 证候 | 治法 | 代表方剂 |
|---|---|---|---|
| 脾肾阳虚，痰湿蒙闭证 | 黄疸色不鲜，面色白，神疲倦怠，口中黏腻，喉中有痰声，腰膝冷痛，腹胀尿少，便溏，舌淡胖，脉细小 | 健脾温肾，化痰开窍 | 茵陈四逆汤合菖蒲郁金汤加减 |
| 气阴两虚，脉络瘀阻证 | 极度乏力，面色黧黑，黄疸晦暗，皮肤花纹瘀斑，两胁胀痛，尿少甚或无尿，舌质暗红或绛，苔少或薄白，脉弦细涩 | 益气救阴，活血化瘀 | 生脉饮合桃红四物汤加减 |

## 考点48 ★★ 乳腺增生病

**1.诊断**

（1）患者多为中青年妇女，常伴有月经不调。

（2）乳房胀痛，有周期性，常发生或加重于月经前期，经后可减轻或消失，也可随情志的变化而加重或减轻。

（3）双侧或单侧乳房内有肿块，常为多发性，呈数目不等、大小不一、形态不规则的结节状，质韧而不硬，推之能移，有压痛。

（4）部分患者可有乳头溢液，呈黄绿色、棕色或血性，少数为无色浆液。

（5）钼靶X线乳房摄片、B型超声波检查、分泌物涂片细胞学检查、活体组织病理切片检查等均有助诊断。

**2. 鉴别诊断**

（1）乳腺纤维腺瘤　多见于 20 ～ 30 岁妇女，多为单个发病，少数属多发性，肿块多为圆形或卵圆形，表面光滑，边缘清楚，质地坚韧，活动，常在检查时的手指下滑脱，生长缓慢。

（2）乳腺导管扩张症　常发生于 45 ～ 52 岁的中老年妇女，常在乳头、乳晕及其附近部位出现细小的结节，乳头常溢出棕黄色或血性分泌物，有时可挤出粉渣样分泌物。

（3）乳腺癌　本病早期应注意与乳腺囊性增生病的结节状肿块鉴别，乳腺癌早期的肿块多为单发性，质地坚硬，活动性差，无乳房胀痛，主要应依据活体组织病理切片检查进行鉴别。

**3. 中医辨证论治**

| 证型 | 证候 | 治法 | 代表方剂 |
|------|------|------|----------|
| 肝郁气滞证 | 乳房胀痛或有肿块，一般月经来潮前疼痛加重和肿块稍肿大，行经后好转，常伴有情绪抑郁、心烦易怒、失眠多梦、胸胁胀满等，舌质淡红，苔薄白，脉细涩 | 疏肝理气，散结止痛 | 逍遥散加减 |
| 痰瘀凝结证 | 乳中结块，多为片块状，边界不清，质地较韧，乳房刺痛或胀痛，舌边有瘀斑，苔薄白或薄而微黄，脉弦或细涩 | 活血化瘀，软坚祛痰 | 失笑散合开郁散加减 |

续表

| 证型 | 证候 | 治法 | 代表方剂 |
|---|---|---|---|
| 气滞血瘀证 | 乳房疼痛及肿块没有随月经周期变化的规律性，乳房疼痛以刺痛为主，痛处固定，肿块坚韧，伴有经行不畅，经血量少，色暗红，夹有血块，少腹疼痛，舌质淡红，边有瘀点或瘀斑，脉涩 | 行气活血，散瘀止痛 | 桃红四物汤合失笑散加减 |
| 冲任失调证 | 乳房肿块表现突出，结节感明显，经期前稍有增大变硬，经后可稍有缩小变软，乳房胀痛较轻微，或有乳头溢液，常可伴有月经紊乱，量少色淡，腰酸乏力等症，舌质淡红，苔薄白，脉弦细或沉细 | 调理冲任，温阳化痰，活血散结 | 二仙汤加减 |

## 考点49 ★★★　急性乳腺炎（2020年新增考点）

**1. 临床表现**

（1）症状

1）乳房肿胀疼痛：初起时患乳肿大，胀痛或触痛，翻身或吮乳时痛甚，疼痛部位多在乳房的外下象限，乳汁排泄不畅，病情发展到成脓阶段时，患部疼痛加剧，呈持续性搏动性疼痛或刺痛。脓成溃破后脓流通畅，则逐渐肿消痛止。若脓流不畅，肿势不消，疼痛不减，多为有袋脓现象，或脓液波及其他乳腺叶而引起病变。

2）发热：初起时可出现恶寒发热，化脓时可有高热、寒战，若感染严重，并发败血症者常可在突然的剧烈寒战后出现高达40～41℃的发热。

3）其他症状：初起时可出现骨节酸痛、胸闷、呕吐、恶心等症状，化脓时可有口渴、纳差、小便黄、大便干结等症状。

（2）体征　初起时患部压痛，结块或有或无，皮色微红或不红，化脓时患部肿块逐渐增大，结块明显，皮肤红热水肿，触痛显著，拒按，脓已成时肿块变软，按之有波动感。若病变部位较深，则皮肤发红及波动感均不甚明显，已溃者创口流脓黄白而稠厚，若脓肿向乳管内穿破，可自乳头流出脓液，患侧腋下常可扪及肿大的淋巴结，并有触痛。

（3）实验室及其他检查

1）血常规检查：白细胞计数及中性粒细胞比例明显增高，白细胞计数常高于 $10.0×10^9$/L，中性粒细胞常可达75%～85%。

2）患部穿刺抽脓：病变部位较深者，必要时应在局麻下行穿刺抽脓，以确定脓肿的存在。

3）B型超声波检查：脓肿部位较深者，可明确脓肿的位置，有利于准确切开排脓。

**2. 鉴别诊断**

（1）炎性乳癌　好发于年轻妇女，多见于妊娠期或哺乳期。局部症状显著，发病后患乳迅速增大，常累及整个乳房的1/3或1/2以上，甚至可增大2～3倍，患部皮肤水肿、潮红、发热、轻触痛，但无明显肿块可扪及。患侧腋窝常常出现转移性肿大的淋巴结。病变可迅速波及对侧乳房。全身炎症反应较轻，血液白细胞计数及中性粒细胞比例无明显升高，抗炎治疗无效，针吸细胞学检查可查到癌细胞。本病病情严重，发展较快，甚至数月内死亡。

（2）乳腺导管扩张症　多有先天性乳头凹陷畸形，乳头孔有粉刺样或油脂样物溢出。在急性期，其表现类似急性乳腺炎，主要表现为乳房红肿疼痛、乳头溢液（浆液或脓液）、乳头内陷、乳房肿块与皮肤粘连，溃后疮口经久不敛或愈合又复发，形成多个通向乳头孔的瘘管。本病与急性乳腺炎的鉴别主要有 3 点：①抗炎治疗无效。②乳腺导管造影显示乳腺导管扩张。③乳头或乳晕下触到增粗的导管。

（3）哺乳期外伤性乳房血肿　有乳房外伤史，局部可见红肿热痛，偶可触及边缘不清的肿块，局部穿刺吸出物为血液。

**3. 中医辨证论治**

| 证型 | 证候 | 治法 | 代表方剂 |
|------|------|------|----------|
| 肝胃郁热证 | 乳房肿胀疼痛，皮肤微红或不红，结块或有或无，乳汁排泄不畅，患部微热触痛，可伴有畏寒发热，头痛，胸闷不舒，骨节酸痛，口渴等，舌质淡红或红，苔薄黄，脉弦或浮数 | 疏肝清胃，通乳散结 | 瓜蒌牛蒡汤加减 |
| 热毒炽盛证 | 肿块逐渐增大，皮肤焮红灼热，疼痛剧烈，呈持续性搏动性疼痛，壮热不退，口渴喜饮，患部拒按，若肿块中央变软，按之应指，为脓已成，或见局部漫肿痛甚，发热，穿刺抽得脓液，或溃后脓出不畅，红肿疼痛不消，发热不退，有袋脓现象或传囊之变，同侧腋窝淋巴结肿痛，舌质红，苔黄腻，脉弦数或滑数 | 清热解毒，托里透脓 | 瓜蒌牛蒡汤合透脓散 |

续表

| 证型 | 证候 | 治法 | 代表方剂 |
|------|------|------|----------|
| 正虚毒恋证 | 溃后乳房肿痛逐渐减轻，但疮口脓水不断，收口迟缓，或乳汁从疮口流出，形成乳漏，伴有面色少华、易疲劳、饮食欠佳、低热不退等，舌质淡，苔薄，脉细 | 益气活血养营，清热托毒 | 托里消毒散加减 |

**考点50 ★★★ 急性阑尾炎**

**1.诊断** 根据转移性右下腹疼痛的病史，以及右下腹局限性压痛的典型阑尾炎特点，一般即可做出诊断。

**2.鉴别诊断**

（1）胃、十二指肠溃疡穿孔 多有上消化道溃疡病史，突然出现上腹部剧烈疼痛并迅速波及全腹，部分病人穿孔后，胃肠液可沿升结肠旁沟流至右下腹，出现类似急性阑尾炎的转移性右下腹痛，可出现休克，腹膜刺激征明显，多有肝浊音界消失，肠鸣音消失。X线检查：膈下游离气体，必要时可行诊断性腹腔穿刺。

（2）急性胃肠炎 多有饮食不洁史，临床表现与急性阑尾炎相似，腹部压痛部位不固定，肠鸣音亢进，无腹膜刺激征，大便常规检查有脓细胞、未消化食物。

（3）急性肠系膜淋巴结炎 腹痛常与上呼吸道感染并发，或腹痛前有头痛、发热、咽痛或其他部位淋巴结肿痛病史。早期即可有高热。白细胞计数增高，腹痛相对较轻且较广泛，压痛相对较轻且较广泛，部位较阑尾点为高且接近内侧，在肠系膜区域内有时可触及肿大淋巴结。

（4）右肺下叶大叶性肺炎或右侧胸膜炎 右下腹反射性疼痛，常伴右侧胸痛及呼吸道症状，右下腹压痛和肌紧张，体温升高，腹部无固定性显著压痛点，胸部听诊可闻及啰音、摩擦音、呼吸音减弱等，胸部X线检查有鉴别意义。

（5）急性胆囊炎、胆石症　右上腹持续性疼痛，阵发性加剧，可伴有右肩部放射痛，部分病人可出现黄疸，高位阑尾炎时，腹痛位置较高，胆囊位置较低时，腹痛点比正常降低，腹膜刺激征以右上腹为甚，墨菲征阳性，必要时可借助超声波和X线等检查。

（6）右侧输尿管结石　右侧腰腹部位突然出现剧烈绞痛，向会阴部及大腿内侧放射，可伴有尿频、尿急、尿痛或肉眼血尿等症状，多无发热，腹部体征不明显，肾区叩击痛明显，X线片可见阳性结石。

（7）异位妊娠破裂　有停经史，有急性失血症状和下腹疼痛症状，妇科检查阴道内有血液，阴道后穹隆穿刺有血。

### 3. 中医辨证论治

| 证型 | 证候 | 治法 | 代表方剂 |
|---|---|---|---|
| 瘀滞证 | 转移性右下腹痛，呈持续性、进行性加剧，右下腹局限性压痛或拒按，伴恶心纳差，可有轻度发热，苔白腻，脉弦滑或弦紧 | 行气活血，通腑泄热 | 大黄牡丹汤合红藤煎剂加减 |
| 湿热证 | 腹痛加剧，右下腹或全腹压痛、反跳痛，腹皮挛急，右下腹可扪及包块，壮热，恶心纳差，便秘或腹泻，舌红苔黄腻，脉弦数或滑数 | 通腑泄热，利湿解毒 | 大黄牡丹汤合红藤煎加败酱草、白花蛇舌草、蒲公英 |

续表

| 证型 | 证候 | 治法 | 代表方剂 |
|------|------|------|----------|
| **热毒证** | 腹痛剧烈，全腹压痛、反跳痛，腹皮挛急，高热不退或恶寒发热，恶心纳差，便秘或腹泻，舌红绛，苔黄厚，脉洪数或细数 | 通腑排毒，养阴清热 | 大黄牡丹汤合透脓散加减 |

## 考点51 ★★　肠梗阻

**1. 诊断**　典型的肠梗阻具有痛、呕、胀、闭四大症状，腹部可见肠型及肠蠕动波，肠鸣音亢进，可出现全身脱水等体征，结合腹部 X 线检查，明确诊断并不困难。

**2. 鉴别诊断**

（1）机械性与动力性肠梗阻的鉴别　机械性肠梗阻具有上述典型的症状及体征，早期腹胀不明显，麻痹性肠梗阻则腹胀显著，多无阵发性腹部绞痛，肠鸣音减弱或消失，常继发于腹腔内严重感染、腹膜后出血、腹部大手术后等。X 线检查可显示大、小肠全部均匀胀气，而机械性肠梗阻胀气限于梗阻以上的肠管，即使晚期并发肠绞窄和肠麻痹，结肠也不会全部胀气。

（2）单纯性与绞窄性肠梗阻的鉴别　绞窄性肠梗阻的肠管存在血运障碍，若不及时手术处理，必导致肠坏死、腹膜炎而出现感染性休克，危及生命，单纯性肠梗阻多考虑采用非手术治疗。当肠梗阻有下列临床表现时，应考虑绞窄性肠梗阻的可能：

1）腹痛发作急骤、剧烈，呈持续性并有阵发性加重。

2）呕吐出现早而频繁，呕吐物为血性或肛门排出血性液体，或腹穿抽出血性液体。

3）早期出现脉率加快，体温升高，白细胞增高，甚至出现休克。

4）腹膜刺激征明显且固定，肠鸣音由亢进变为减弱，甚至消失。

5）腹胀不对称，有局部隆起或可触及孤立胀大的肠袢。

6）X线检查可见孤立胀大的肠袢，位置固定，不随时间而改变，或肠间隙增宽，提示有腹腔积液。

7）经积极非手术治疗后症状体征无明显改善。

（3）高位肠梗阻与低位肠梗阻的鉴别 高位小肠梗阻的特点是呕吐发生早而频繁，腹胀不明显。低位小肠梗阻的特点是腹胀明显，呕吐出现晚而次数少，并可吐出粪样物。结肠梗阻与低位小肠梗阻的临床表现相似，通过X线检查有助于鉴别诊断。

（4）完全性肠梗阻与不完全性肠梗阻的鉴别 完全性肠梗阻呕吐频繁，如为低位梗阻腹胀明显，完全停止排气排便。不完全性肠梗阻呕吐与腹胀都较轻或无呕吐，尚有少量排气排便。

（5）肠梗阻病因的鉴别 肠梗阻的病因应根据患者年龄、病史、体征、X线检查等多方面进行分析。新生婴儿以肠道先天性畸形最多见，2岁以下小儿则以肠套叠多见，3岁以上儿童以蛔虫团堵塞所致的肠梗阻居多，老年人则以肿瘤及粪块堵塞常见。临床上最为常见的是粘连性肠梗阻，多发生在以往有过腹部手术、损伤或炎症病史的患者，嵌顿或绞窄性腹外疝也是常见的肠梗阻原因，肠系膜血管栓塞病人的动脉栓塞可能由于左心瓣膜病变，心内膜炎的血栓、赘生物脱落，或主动脉粥样钙化斑脱落引起。静脉血栓形成可因腹腔手术或创伤造成。麻痹性肠梗阻以弥漫性腹膜炎为其主要原因。

### 3. 中医辨证论治

| 证型 | 证候 | 治法 | 代表方剂 |
|---|---|---|---|
| 气滞血瘀证 | 腹痛阵作，胀满拒按，恶心呕吐，无排气排便，舌质淡红，苔薄白，脉弦或涩 | 行气活血，通腑攻下 | 桃核承气汤加减 |
| 肠腑热结证 | 腹痛腹胀，痞满拒按，恶心呕吐，无排气排便，发热，口渴，小便黄赤，甚者神昏谵语，舌质红，苔黄燥，脉洪数 | 活血清热，通里攻下 | 复方大承气汤加减 |
| 肠腑寒凝证 | 起病急骤，腹痛剧烈，遇冷加重，得热稍减，腹部胀满，恶心呕吐，无排气排便，脘腹怕冷，四肢畏寒，舌质淡红，苔薄白，脉弦紧 | 温中散寒，通里攻下 | 温脾汤加减 |
| 水结湿阻证 | 腹痛阵阵加剧，肠鸣辘辘有声，腹胀拒按，恶心呕吐，口渴不欲饮，无排气、排便，尿少，舌质淡红，苔白腻，脉弦缓 | 理气通下，攻逐水饮 | 甘遂通结汤加减 |
| 虫积阻滞证 | 腹痛绕脐阵作，腹胀不甚，腹部有条索状团块，恶心呕吐，呕吐蛔虫，或有便秘，舌质淡红，苔薄白，脉弦 | 消导积滞，驱蛔杀虫 | 驱蛔承气汤加减 |

## 考点 52 ★★　胆石症

### 1. 诊断

（1）胆囊结石　有典型的胆绞痛病史，右上腹有轻度压痛，提示胆囊结石可能，影像学检查可确诊，B超阳性率可高达 95%。

（2）肝外胆管结石　当出现典型的胆绞痛发作，伴有黄疸时，除考虑胆囊结石外，需考虑肝外胆管结石的可能，主要依据影像学检查，根据结石的部位和是否合并感染的不同，临床表现存在差异。结石位于肝总管则触不到胆囊，结石在胆总管，可触到肿大的胆囊，合并胆道感染时，有寒战、高热及右上腹和剑突下压痛，出现腹膜刺激征者较少，B超可见到扩张的肝内、外胆管及结石影像，CT、MRI和ERCP检查可有助于诊断。

（3）肝内胆管结石　其临床症状取决于结石的部位、范围、炎症轻重和梗阻程度，常有典型的胆石梗阻和急性胆管炎病史，如不合并感染，常有肝区、胸背部的深在而持续性疼痛，如肝内胆管结石脱落，成为继发肝外胆管结石，其临床症状和体征同肝外胆管结石的表现，肝区可有叩击痛，合并感染时临床表现和体征同胆管炎，影像学可确定诊断。

**2. 鉴别诊断**

（1）胃、十二指肠溃疡　溃疡病多有反复发作病史，男性多于女性，胆石症多有胆绞痛发作诱因，如饱食、高脂肪性食物、暴饮暴食、过度疲劳等，女性多于男性，临床表现相似，鉴别存在困难，胃镜和B超可提供鉴别诊断。

（2）传染性肝炎　传染性肝炎常有肝炎接触病史及食欲不振、全身乏力等症状，肝脏可有肿大并触痛，很少有全身感染症状，胆石症一般有胆道感染病史，常有胆绞痛、寒战、高热症状，右上腹常有压痛阳性的体征。黄疸鉴别：胆石性梗阻引起黄疸以直接胆红素增高为主，肝炎引起黄疸直接、间接胆红素均可升高，肝炎引起的黄疸ALT、AST增高显著。血常规检查：肝炎周围血白细胞一般不高，有时淋巴细胞增高，胆石性梗阻多伴有不同程度感染，血中白细胞和中性粒细胞增高。B超、CT等影像学检查可见肝内外胆管扩张及结石影像。

（3）壶腹周围癌　主要鉴别其梗阻性黄疸，壶腹周围癌引起的梗阻性黄疸，多为无痛性、进行性、加重性黄疸，病程较长，黄疸无波动，常伴有皮肤瘙痒，全身进行性消瘦等特点。如果梗阻完全，大便可呈陶土色，胆石梗阻多先有腹痛或出现胆道感染症状后出现黄疸。黄疸呈波动性，完全梗阻少，病人的一般情况较好，病程短。一般影像学检查如 B 超、CT、MRCP 和 ERCP 等可帮助鉴别诊断。

### 3. 中医辨证论治

| 证型 | 证候 | 治法 | 代表方剂 |
|---|---|---|---|
| 肝郁气滞证 | 右上腹间歇性绞痛或闷痛，有时可向右肩背部放射，右上腹有局限性压痛，伴低热，口苦，食欲减退，舌质淡红，苔薄白或微黄，脉弦紧 | 疏肝利胆，理气开郁 | 金铃子散合大柴胡汤加减 |
| 肝胆湿热证 | 右上腹有持续性胀痛，多向右肩背部放射，右上腹肌紧张，有压痛，有时可摸到肿大之胆囊，伴高热，恶寒，口苦咽干，恶心呕吐，不思饮食，部分病人出现身目发黄，舌质红，苔黄腻，脉弦滑或弦数 | 疏肝利胆，清热利湿 | 茵陈蒿汤合大柴胡汤加减 |
| 肝胆脓毒证 | 右上腹硬满灼痛，痛而拒按，或可触及肿大的胆囊，黄疸日深，壮热不止，舌质红绛，苔黄燥，脉弦数 | 泻火解毒，养阴利胆 | 茵陈蒿汤合黄连解毒汤加减 |
| 肝阴不足证 | 胁肋隐痛，绵绵不已，可向右肩背部放射，遇劳加重，口干咽燥，心中烦热，两目干涩，头晕目眩，舌红少苔，脉弦细 | 滋阴柔肝，养血通络 | 一贯煎加减 |

考点 53 ★　良性前列腺增生症

**1. 诊断**　男性 50 岁后出现进行性尿频、排尿困难，应考虑前列腺增生的可能，有的患者可出现急性尿潴留、充溢性尿失禁、血尿，部分老年患者虽无明显排尿困难，但有膀胱炎、膀胱结石、肾功能不全时，也应注意有无前列腺增生，结合其他体征、直肠指检、实验室检查可明确诊断。

**2. 鉴别诊断**　前列腺增生应与神经源性膀胱功能障碍、膀胱结石、尿路狭窄、膀胱颈痉挛、前列腺癌及膀胱癌相鉴别。

**3. 中医辨证论治**

| 证型 | 证候 | 治法 | 代表方剂 |
|---|---|---|---|
| 湿热下注证 | 小便频数，排尿不畅，甚或点滴而下，尿黄而热，尿道灼热或涩痛，小腹拘急胀痛，口苦而黏，或渴不欲饮，舌红，苔黄腻，脉弦数或滑数 | 清热利湿，通闭利尿 | 八正散加减 |
| 气滞血瘀证 | 小便不畅，尿线变细或尿液点滴而下，或尿道闭塞不通，小腹拘急胀痛，舌质紫暗或有瘀斑，脉弦或涩 | 行气活血，通窍利尿 | 沉香散加减 |
| 脾肾气虚证 | 尿频不爽，排尿无力，尿线变细，滴沥不畅，甚者夜间遗尿，倦怠乏力，气短懒言，食欲不振，面色无华，或气坠脱肛，舌淡，苔白，脉细弱无力 | 健脾温肾，益气利尿 | 补中益气汤加减 |

续表

| 证型 | 证候 | 治法 | 代表方剂 |
|------|------|------|----------|
| 肾阳衰微证 | 小便频数，夜间尤甚，排尿无力，滴沥不爽或闭塞不通，神疲倦怠，畏寒肢冷，面色㿠白，舌淡，苔薄白，脉沉细 | 温补肾阳，行气化水 | 济生肾气丸加减 |
| 肾阴亏虚证 | 小便频数不爽，滴沥不尽，尿少热赤，神疲乏力，头晕耳鸣，五心烦热，腰膝酸软，咽干口燥，舌红，苔少或薄黄，脉细数 | 滋补肾阴，清利小便 | 知柏地黄丸加减 |

## 考点 54 ★　下肢动脉硬化性闭塞症

**1. 诊断**

（1）45 岁以上发病，男性多见，常伴有高血压病、冠心病、糖尿病或脑血管硬化疾病等。

（2）可有眼底动脉硬化以及血胆固醇、甘油三酯、β-脂蛋白增高。

（3）X 线可有高血压心脏病改变及动脉钙化斑点。

（4）心电图检查有冠状动脉供血不足、心律失常、陈旧性心梗等。

（5）超声多普勒肢体血流检查提示动脉内管腔狭窄或闭塞，动脉腔内有硬化斑块形成。

（6）磁共振血管造影（MRA）或数字减影（DSA）检查可直观地显示动脉闭塞改变。

（7）肢体远端缺血改变，如皮肤颜色苍白、潮红，皮温降低，足背及胫后动脉搏动减弱或消失等。

**2. 鉴别诊断**

（1）血栓闭塞性脉管炎　多见于青壮年，一般不伴有冠心病、高血压、高脂血症、糖尿病和其他动脉病变，受累血管为中小动静脉，可见游走性浅静脉炎表现，受累动脉无钙化改变，且在动脉造影中呈节段性闭塞，病变段的近、远侧血管壁光滑。

（2）大动脉炎　10～20岁女性好发，病变主要累及主动脉弓头臂动脉起始部，其次是腹主动脉和主要分支，髂、股动脉闭塞或狭窄少见，起病缓慢，多伴风湿症状。

### 3. 中医辨证论治

| 证型 | 证候 | 治法 | 代表方剂 |
|---|---|---|---|
| 寒凝血脉证 | 肢体肢端发凉、冰冷，肤色苍白，肢体疼痛，舌质淡，苔白，脉沉迟或弦细 | 温经散寒，活血化瘀 | 阳和汤加减 |
| 血瘀脉络证 | 肢体发凉麻木、刺痛，夜间静息疼痛，病位有瘀点或瘀斑，皮色潮红或紫红色，舌有瘀点、瘀斑，或舌质红绛、紫暗，脉弦涩或沉细 | 活血化瘀，通络止痛 | 桃红四物汤加减 |
| 热毒蕴结证 | 肢体坏疽或呈干性或伴脓出，局部红肿疼痛，或伴瘀点瘀斑，可有发热、恶寒，严重者神志失常，舌质红绛，舌苔初白腻、黄腻，久之黄燥或黑苔，脉滑数、弦数或洪数 | 清热解毒，利湿通络 | 四妙勇安汤加减 |
| 脾肾阳虚证 | 年老体弱，全身怕冷，肢体发凉，肌肉枯萎，神疲乏力，足跟及腰疼痛，阳痿，性欲减退，食少纳呆，膀胱胀满，舌质淡，苔白，脉沉细 | 补肾健脾，益气活血 | 八珍汤合右归丸加减 |

**考点 55 ★★　下肢深静脉血栓形成（2020 年新增考点）**

**1. 诊断**

（1）发病急骤，患肢胀痛，股三角区或小腿有明显压痛，Homans 征可呈阳性。

（2）患肢广泛性肿胀，可有广泛性浅静脉怒张。

（3）患肢皮肤可呈暗红色，温度升高。

（4）慢性期具有下肢回流障碍和静脉逆流征，即活动后肢体凹陷性肿胀，浅静脉怒张或曲张，出现营养障碍表现，如色素沉着、淤积性皮炎、溃疡等。

（5）多普勒肢体血流检查或静脉造影显现静脉回流障碍。

（6）排除动脉栓塞、淋巴管炎、盆腔肿瘤、淋巴水肿，以及肾病性、心源性水肿等疾病。

**2. 鉴别诊断**

（1）心源性水肿

1）具有心衰征象或肺心病病史。

2）心源性水肿呈双侧表现。

（2）淋巴水肿

1）有感染、手术、外伤、肿瘤等疾病史。

2）多自足踝部向上逐渐发展。

3）皮肤增厚，毛孔变粗，指压凹陷不明显。

**3. 中医辨证治疗**

| 证型 | 证候 | 治法 | 代表方剂 |
|------|------|------|----------|
| 湿热蕴阻，气滞血瘀证 | 患肢肿胀，皮色苍白或紫绀，扪之灼热，腘腭部或小腿部疼痛，固定不移，发热，舌质紫暗或略红，边有瘀斑，苔腻，脉数 | 理气活血，清热利湿 | 桃红四物汤合萆薢渗湿汤加减 |
| 气虚血瘀，寒湿凝滞证 | 患肢肿胀久不消退，沉重麻木，皮色发紫，或皮色苍白，青筋露出，按之不硬，无明显凹陷，舌淡有齿痕，苔薄白，脉沉涩 | 益气活血，通阳利水 | 补阳还五汤合阳和汤加减 |

**考点 56 ★★ 直肠癌（2020 年新增考点）**

**1. 诊断** 直肠癌临床诊断不困难，通常根据病史、体检、直肠指诊、影像学及内镜检查，95% 以上的病人可准确诊断。直肠指诊是诊断直肠癌的最重要方法，对有便血、黏液便、大便习惯改变及大便变形者，均应进行直肠指诊，检查时应注意癌肿部位、大小、范围、固定程度、与周围器官关系、距肛缘的距离等。

**2. 中医辨证治疗**

| 证型 | 证候 | 治法 | 代表方剂 |
|---|---|---|---|
| 脾虚湿热证 | 腹胀，气短，乏力，食欲不振，腹痛拒按、面黄，便稀溏，或便下脓血，里急后重，舌胖嫩，苔黄腻，脉细数或滑数 | 清热利湿，理气健脾 | 四妙散合白头翁汤加减 |
| 湿热瘀毒证 | 腹胀，腹痛或窜痛，拒按，矢气胀减，腹内包块，便下黏液脓血或里急后重，排便困难，舌质红有瘀斑，苔黄，脉弦数 | 清热解毒，通腑化瘀，攻积祛湿 | 木香分气丸加减 |
| 脾肾寒湿证 | 黏液血便，形体消瘦，面色白，肠鸣腹泻，泻后痛减，腹痛喜热，形寒肢冷，舌淡，苔白，脉细 | 祛寒胜湿，健脾温肾 | 参苓白术散合吴茱萸汤加减 |
| 肾阳不固，痰湿凝聚证 | 腹痛，腹胀，腹部包块，纳呆，气短乏力，痰多，形体消瘦，腰膝酸软，四肢沉重，脓血黏液便，甚至脱肛，舌淡胖，苔白滑腻，脉细濡 | 益肺补肾，祛湿化痰 | 导痰汤加减 |

**考点 57 ★★　湿疹**

**1. 诊断**　主要根据病史、皮损特点及病程诊断。

（1）急性湿疹　本病起病较快，皮损呈多形性，对称分布，以头、面、四肢远端、阴囊等处多见，可泛发全身，自觉灼热、剧烈瘙痒，可发展成亚急性或慢性湿疹。

（2）亚急性湿疹　常由急性湿疹病程迁延所致，皮损渗出较少，以丘疹、丘疱疹、结痂、鳞屑为主，有轻度糜烂，颜色较暗红，自觉瘙痒剧烈。

（3）慢性湿疹　常由急性湿疹或亚急性湿疹长期不愈转化而来，皮损多局限于某一部位，境界清楚，有明显的肥厚浸润，表面粗糙，或呈苔藓样变，颜色褐红或褐色，常伴有丘疱疹、痂皮、抓痕，常反复发作，时轻时重，有阵发性瘙痒。

**2. 鉴别诊断**

（1）接触性皮炎　与急性湿疹相鉴别，本病有接触过敏物病史，常见于暴露部位或接触部位，皮损以红斑、水疱或大疱为主，边界清楚，去除病因后很快痊愈，不复发。

（2）药物性皮炎　与急性湿疹相鉴别，发病突然，皮损广泛而多样，一般发病前有明确的服药史。

（3）神经性皮炎　与慢性湿疹相鉴别，本病多发于颈、肘、尾骶部，常不对称，有典型的苔藓样变，无多形性皮损，无渗出。

**3. 中医辨证论治**

| 证型 | 证候 | 治法 | 代表方剂 |
|---|---|---|---|
| 湿热浸淫证 | 发病急，皮损潮红灼热，瘙痒无休，抓破渗液流脂水，伴身热、心烦、口渴、大便干，尿短赤，舌质红，苔黄或黄腻，脉滑或数 | 清热利湿 | 萆薢渗湿汤合三妙丸加减 |
| 脾虚湿蕴证 | 发病缓慢，皮损潮红，瘙痒，抓后糜烂渗出，可见鳞屑，伴有纳少，腹胀便溏，舌淡胖，苔白或腻，脉弦缓 | 健脾利湿 | 除湿胃苓汤加减 |

续表

| 证型 | 证候 | 治法 | 代表方剂 |
|------|------|------|----------|
| 血虚风燥证 | 病程久，皮损色暗或色素沉着，剧痒，或皮损粗糙肥厚，伴口干不欲饮、纳差腹胀，舌质淡，苔白，脉弦细 | 养血润肤，祛风止痒 | 当归饮子加减 |

## 考点58 ★★ 荨麻疹（2020年新增考点）

**1. 诊断** 突然发作，皮损为大小不等、形状不一的风团及水肿性斑块，皮疹时隐时现，发无定处，剧烈瘙痒，消退后不留痕迹，部分病人可有腹痛、腹泻、发热、关节痛等症状，严重者可有呼吸困难，甚至窒息。

**2. 鉴别诊断**

（1）**接触性皮炎** 有明确接触史，皮损多局限于接触部位，有红斑、肿胀、丘疹、水疱、糜烂、渗出等，但以单一皮损为主，如不接触致敏物，一般不再复发。

（2）**多形性红斑** 损害多在手足背、颜面、耳等处，为红斑、水疱，呈环形，时轻时重，不易消退。

**3. 中医辨证治疗**

| 证型 | 证候 | 治法 | 代表方剂 |
|------|------|------|----------|
| 风寒束表证 | 皮疹色白，遇风寒加重，得暖则减，恶寒怕冷、口不渴，舌质淡红，苔薄白，脉浮紧 | 疏风散寒，调和营卫 | 麻黄桂枝各半汤加减 |
| 风热犯表证 | 风团鲜红，灼热剧痒，遇热加重，得冷则减，伴有发热、恶寒、肿痛，舌质红，苔薄白或薄黄，脉浮数 | 疏风清热止痒 | 消风散加减 |

续表

| 证型 | 证候 | 治法 | 代表方剂 |
|------|------|------|----------|
| 胃肠湿热证 | 皮疹色红片大，瘙痒剧烈，伴腹痛、恶心呕吐，神疲纳呆，大便秘结或泄泻，舌质红，苔黄腻，脉弦滑数 | 疏风解表，通腑泄热 | 防风通圣散加减 |
| 血虚风燥证 | 反复发作，迁延日久，午后或夜间加重，心烦易怒，口干，手足心热，舌质淡红少津，苔薄白，脉沉细 | 养血祛风，润燥止痒 | 当归饮子加减 |

### 考点59 ★★ 甲状腺腺瘤

**1. 临床表现** 多以颈前无痛性肿块为首发症状，常偶然发现，颈部出现圆形或椭圆形结节，质韧有弹性，表面光滑，边界清楚，无压痛，多为单发，随吞咽上下移动，多数病人无任何症状，腺瘤生长缓慢，当乳头状囊性腺瘤因囊壁血管破裂发生囊内出血时，肿瘤可在短期内迅速增大，局部出现胀痛，触痛，因张力较大，肿瘤质地较硬，肿物较大时可有压迫感，有时可压迫气管移位，但很少造成呼吸困难，罕见喉返神经受压表现，可引起甲亢及发生恶性变。

**2. 鉴别诊断**

（1）结节性甲状腺肿 本病与结节性甲状腺肿的单发结节较难鉴别，甲状腺腺瘤见于非单纯性甲状腺肿流行地区，多年保持单发，结节性甲状腺肿的单发结节经过一段时间后可演变为多发结节，超声波检查提示包膜完整者多为腺瘤，而结节性甲状腺肿的单发结节包膜常不完整。

（2）甲状舌骨囊肿 青少年多见，肿块位于颈中线，呈半球形或球形，有囊性感，伸舌时肿块内缩。

（3）甲状腺癌 可发生于任何年龄，早期多为单发结节，病史短，进展快，结节硬，表面不光滑，不能随吞咽动作上下移动，甲状腺扫描为冷结节，穿刺抽吸细胞学检查能帮助确定癌的诊断。

### 3. 中医辨证治疗

| 证型 | 证候 | 治法 | 代表方剂 |
|---|---|---|---|
| 肝郁气滞证 | 颈部肿块不红、不热、不痛，伴烦躁易怒，胸胁胀满，舌苔白，脉弦 | 疏肝解郁，软坚化痰 | 逍遥散与海藻玉壶汤加减 |
| 痰凝血瘀证 | 颈部肿物疼痛，坚硬，气急气短，吞咽不利，舌质暗红有瘀斑，脉细涩 | 活血化瘀，软坚化痰 | 海藻玉壶汤与神效瓜蒌散加减 |
| 肝肾亏虚证 | 颈部肿块柔韧，常伴性情急躁，易怒，口苦，心悸，失眠，多梦，手颤，月经不调，舌红，苔薄，脉弦 | 养阴清火，软坚散结 | 知柏地黄丸与海藻玉壶汤加减 |

## 考点 60 ★★★　排卵障碍性异常子宫出血

### 1. 诊断

（1）病史　详细了解异常子宫出血的类型、发病时间、病程经过、流血前有无停经病史及其以往的治疗情况，注意患者的年龄、月经史、婚育史、避孕措施、激素类药物的使用情况，既往是否患有肝病、血液病、甲状腺功能亢进或减退等。

（2）临床表现　月经的周期、经期、经量异常。

（3）体格检查　检查有无贫血、甲减、甲亢、多囊卵巢综合征及出血性疾病的阳性体征，妇科检查应排除阴道、宫颈及子宫器质性病变，注意出血来自宫颈表面还是宫颈管内。

**2. 鉴别诊断** 妇女出现子宫出血原因很多，因此在诊断功血时必须排除生殖道局部病变或全身性疾病所导致的生殖道出血，尤其青春期少女的阴道或宫颈部恶性肿瘤，育龄妇女子宫黏膜下肌瘤和滋养细胞肿瘤，以及绝经过渡期、绝经期妇女子宫内膜癌所致出血最易误诊为功血，应特别注意鉴别。

（1）异常妊娠或妊娠并发症 如异位妊娠、流产、滋养细胞疾病、子宫复旧不良、胎盘残留等。

（2）生殖道肿瘤 如子宫内膜癌、子宫颈癌、滋养细胞肿瘤、子宫肌瘤、卵巢肿瘤等。

（3）生殖道感染 如急慢性子宫内膜炎、子宫肌炎等。

（4）生殖道损伤 如阴道裂伤出血、阴道异物等。

（5）全身性疾病 如血液病、肝病、甲状腺功能亢进或低下、肾上腺功能失调等。

（6）性激素药物使用不当 如口服避孕药或口服其他激素类药引起的突破性或撤退性出血等。

**3. 中医辨证治疗**

（1）崩漏

| 证型 | | 证候 | 治法 | 代表方剂 |
|------|------|------|------|------|
| 血热 | 虚热 | 经乱无期，量少淋漓不净或量多势急，血色鲜红，质稠，口燥咽干，心烦潮热，大便干结，舌红，少苔，脉细数 | 滋阴清热，止血调经 | 保阴煎合生脉散加阿胶 |
| | 实热 | 经血非时暴下不止，或淋漓日久不断，色深红，质稠，心烦面赤，舌红，苔黄，脉滑数 | 清热凉血，止血调经 | 清热固经汤加沙参、麦冬 |

续表

| 证型 | | 证候 | 治法 | 代表方剂 |
|---|---|---|---|---|
| 肾虚 | 肾阳虚 | 经来无期，出血量多，或淋漓不尽，色淡质清，腰痛如折，畏寒肢冷，面色晦暗或有暗斑，小便清长，舌淡暗，苔白润，脉沉迟无力 | 温肾固冲，止血调经 | 右归丸去肉桂，加艾叶炭、补骨脂、黄芪 |
| | 肾阴虚 | 经乱无期，出血量少，或淋漓不净，色鲜红，质黏稠，伴头晕耳鸣，腰膝酸软或心烦，舌质红，苔少，脉细数 | 滋补肾阴，固冲止血 | 左归丸去牛膝合二至丸 |
| 脾虚 | | 经血非时暴下不止，或淋漓不断，色淡质稀，神倦懒言，面色白，不思饮食，或面浮肢肿，舌质淡胖，边有齿痕，苔薄白，脉缓无力 | 补气摄血，固冲调经 | 固本止崩汤合举元煎 |
| 血瘀 | | 经行量多，色紫暗，质稠，有血块，经行腹痛，块下痛减，或平时小腹胀痛，舌紫暗或有瘀点，脉涩有力 | 活血化瘀，固冲止血 | 桃红四物汤加三七、茜草、蒲黄 |

（2）月经不调

1）排卵性月经过多（月经过多）

| 证型 | 证候 | 治法 | 代表方剂 |
|---|---|---|---|
| 气虚证 | 经行量多，色淡红，质稀，肢倦神疲，气短懒言，面色白，小腹空坠，舌淡，苔薄，脉缓弱 | 补气升提，固冲止血 | 安冲汤加升麻 |
| 血热证 | 经行量多，色深红或鲜红，质黏稠，口渴心烦，溲黄便结，舌红，苔黄，脉滑数 | 清热凉血，固冲止血 | 保阴煎加炒地榆、槐花 |

续表

| 证型 | 证候 | 治法 | 代表方剂 |
|---|---|---|---|
| 血瘀证 | 经行量多，色紫暗，质稠，有血块，经行腹痛，块下痛减，或平时小腹胀痛，舌紫暗或有瘀点，脉涩有力 | 活血化瘀，固冲止血 | 桃红四物汤加三七、茜草、蒲黄 |

2）黄体功能不足（月经先期）

| 证型 | 证候 | 治法 | 代表方剂 |
|---|---|---|---|
| 脾气虚弱证 | 月经提前，或兼量多，色淡质稀，神疲肢倦，面色萎黄，气短懒言，小腹空坠，食少纳差，舌淡，脉缓弱 | 健脾益气，固冲调经 | 补中益气汤 |
| 肾气不固证 | 月经周期提前，量少，色淡暗，质稀薄，腰膝酸软，头晕耳鸣，夜尿频多，舌淡暗，苔薄白，脉沉细 | 补肾益气，固冲调经 | 固阴煎 |
| 阳盛血热证 | 月经提前，量多，经色深红或紫红，质稠，面红赤，心烦口渴，溲黄便结，舌红苔黄，脉滑数 | 清热降火，凉血调经 | 清经散 |
| 肝郁血热证 | 月经提前，量或多或少，色深红或紫红，质稠有块，经行不畅，乳房或少腹胀痛，胸胁胀满，口苦咽干，舌红，苔薄黄，脉弦数 | 疏肝解郁，清热调经 | 丹栀逍遥散 |

续表

| 证型 | 证候 | 治法 | 代表方剂 |
|------|------|------|----------|
| 阴虚血热证 | 月经先期，量少，色鲜红，手足心热，咽干口燥，潮热盗汗，心烦失眠，舌红，少苔，脉细数 | 养阴清热，固冲调经 | 两地汤 |

3）子宫内膜不规则脱落（经期延长）

| 证型 | 证候 | 治法 | 代表方剂 |
|------|------|------|----------|
| 气虚证 | 行经时间延长，量多，色淡质稀，神倦嗜卧，气短懒言，肢软无力，小腹空坠，面色白，舌质淡，苔薄白，脉缓弱 | 补气摄血，固冲调经 | 举元煎 |
| 虚热证 | 行经时间延长，量少，色鲜红，质稍稠，口燥咽干，手足心热，两颧潮红，大便燥结，舌红，少苔，脉细数 | 养阴清热，凉血调经 | 两地汤合二至丸 |
| 湿热蕴结证 | 行经时间延长，量少，色深红，混杂黏液，质稠，平时带下量多、色黄臭秽，腰腹胀痛，小便短赤，大便黏滞，舌红，苔黄腻，脉滑数 | 清热利湿，止血调经 | 固经丸 |

续表

| 证型 | 证候 | 治法 | 代表方剂 |
|---|---|---|---|
| 血瘀证 | 经来淋漓延期不净，经量时多时少，经行不畅，色暗有块，小腹疼痛拒按，面色晦暗或有暗斑，舌质紫暗，或有瘀斑，脉弦涩 | 活血化瘀，固冲调经 | 桃红四物汤合失笑散 |

4）排卵期出血（经间期出血）

| 证型 | 证候 | 治法 | 代表方剂 |
|---|---|---|---|
| 肾阴虚证 | 经间期少量流血，色鲜红，质稠，腰膝酸软，头晕耳鸣，手足心热，舌红，少苔，脉细数 | 滋肾养阴，固冲止血 | 加减一阴煎 |
| 湿热证 | 经间期少量阴道流血，色深红，质稠，平时带下量多，色黄，或赤白带下，质黏腻，或有臭气，小腹时痛，小便短赤，舌红，苔黄腻，脉滑数 | 清热除湿，凉血止血 | 清肝止淋汤去阿胶、红枣，加茯苓、炒地榆 |
| 脾气虚证 | 经间期少量出血，色淡，质稀，神疲肢倦，气短懒言，食少腹胀，舌淡，苔薄，脉缓弱 | 健脾益气，固冲摄血 | 归脾汤 |
| 血瘀证 | 经间期少量出血，血色紫暗，有块，小腹疼痛拒按，舌紫暗或有瘀点，脉涩有力 | 活血化瘀，理血归经 | 逐瘀止血汤 |

137

5）稀发排卵（月经后期，月经过少）：参照"闭经"治疗。

**考点61 ★★ 闭经**

**1.诊断** 先寻找闭经原因，确定病变部位，然后再明确是何种疾病所引起。

（1）**病史** 详细询问月经史，包括初潮年龄、月经周期、经期、经量和闭经期限及伴随症状等，发病前有无导致闭经的诱因，已婚妇女应询问生育史及产后并发症史，原发闭经应询问第二性征发育情况，了解生长发育史，有无先天缺陷或其他疾病及家族史。

（2）**体格检查** 检查全身发育状况，包括智力、身高、体重、第二性征发育情况，有无体格发育畸形，甲状腺有无肿大，乳房有无溢乳，皮肤色泽及毛发分布，测量身高、体重、四肢与躯干比例，五官特征。原发性闭经伴性征幼稚还应检查有无嗅觉缺失，观察精神状态、智力发育、营养和健康状况，妇科检查还应注意内外生殖器发育，有无先天缺陷、畸形，已有性生活妇女可通过检查阴道及宫颈黏液了解体内雌激素的水平。此外，还要观察腹股沟区有无肿块、第二性征如毛发分布、乳房发育是否正常、乳房有无乳汁分泌等，其中第二性征检查有助于鉴别原发性闭经的原因，多数解剖异常可通过体格检查发现，但无阳性体征仍不能排除有解剖异常。

**2.鉴别诊断**

（1）**妊娠停经** 生育妇女月经停闭达6个月以上者，需与妊娠停经相鉴别，妊娠停经虽有停经史，但可有厌食、择食、恶心呕吐等早孕反应，乳头着色、乳房增大等妊娠体征，妇科检查宫颈着色、软，B超提示子宫增大、宫腔内见胚芽甚至胚胎或胎儿，闭经者停经前大部分有月经紊乱，继而闭经，无妊娠反应和其他妊娠变化。

（2）绝经过渡期停经　年龄进入围绝经期，月经正常或紊乱，继而闭经，可伴有面部烘热汗出、心悸、心烦、失眠、心神不宁等围绝经期症状，妇科检查子宫大小正常或稍小，血清性激素可出现围绝经期变化。

**3. 中医辨证治疗**

| 证型 | 证候 | 治法 | 代表方剂 |
|------|------|------|---------|
| 气血虚弱证 | 月经周期延迟、量少、色淡红、质薄，渐至经闭不行，神疲肢倦，头晕眼花，心悸气短，面色萎黄，舌淡，苔薄，脉沉缓或细弱 | 益气健脾，养血调经 | 人参养荣汤 |
| 肾气亏损证 | 年逾16岁尚未行经，或月经初潮延迟，时有停经，或月经周期建立后，由月经周期延后、经量减少渐至月经停闭，或体质虚弱，全身发育欠佳，第二性征发育不良，或腰膝酸软，头晕耳鸣，倦怠乏力，夜尿频多，舌淡暗，苔薄白，脉沉细 | 补益肾气，养血调经 | 加减苁蓉菟丝子丸 |
| 阴虚血燥证 | 月经周期延后，经量少，色红质稠，渐至月经停闭不行，五心烦热、颧红唇干，盗汗甚至骨蒸劳热，干咳或咳嗽唾血，舌红，苔少，脉细数 | 养阴清热，养血调经 | 加减一阴煎 |
| 气滞血瘀证 | 月经停闭不行，胸胁、乳房胀痛，精神抑郁，少腹胀痛拒按，烦躁易怒，舌紫暗有瘀点，脉沉弦而涩 | 理气活血，祛瘀通经 | 血府逐瘀汤 |

续表

| 证型 | 证候 | 治法 | 代表方剂 |
|---|---|---|---|
| 痰湿阻滞证 | 月经延后，经量少，色淡，质黏腻，渐至月经停闭，伴形体肥胖，胸闷泛恶，神疲倦怠，纳少，痰多，或带下量多、色白，苔腻，脉滑 | 健脾燥湿化痰，活血调经 | 丹溪治湿痰方 |

## 考点 62 ★★　阴道炎症（2020 年新增考点）

**1. 诊断**

（1）滴虫阴道炎　有不洁性交史或滴虫污染源接触史，带下量多，呈灰黄色稀薄泡沫状，阴道分泌物中找到滴虫即可确诊。

（2）外阴阴道假丝酵母菌病　有长期服用避孕药及抗生素史，妊娠期妇女，有糖尿病病史及不洁性接触史等，白带多，呈凝乳状或豆渣样，阴道分泌物镜检找到芽孢或假菌丝即可诊断。

（3）细菌性阴道病　灰白色、均质、稀薄、腥臭味白带，阴道 pH > 4.5( pH 多为 5.0～5.5 )，胺臭味试验阳性，或分泌物加生理盐水见到 > 20% 的线索细胞。

（4）萎缩性阴道炎　多见于自然绝经、人工绝经的妇女，或其他原因引起的雌激素水平不足者，主要症状为阴道分泌物增多及外阴瘙痒、灼热感，检查阴道分泌物 pH 值增高，雌激素水平明显低下。

**2. 鉴别诊断**

（1）对于血性白带和阴道壁肉芽组织及溃疡患者，应与生殖道恶性肿瘤相鉴别，需进行宫颈刮片和分段诊刮术或行局部活组织检查。

（2）各种阴道炎症可从症状、分泌物特点、阴道黏膜改变、阴道 pH、胺试验及镜检病原体进行鉴别。

**3. 中医辨证治疗**

| 证型 | 证候 | 治法 | 代表方剂 |
|------|------|------|----------|
| 肝经湿热证 | 带下量多，色白或黄，呈泡沫状或黄绿如脓，甚或杂有赤带，有臭味，外阴瘙痒，头晕目胀，心烦口苦，胸胁、少腹胀痛，尿黄便结，舌质红，苔黄腻，脉弦数 | 清热利湿，杀虫止痒 | 龙胆泻肝汤加苦参、百部、蛇床子 |
| 湿虫滋生证 | 阴部瘙痒，如虫行状，甚则奇痒难忍，灼热疼痛，带下量多，色黄呈泡沫状，或色白如豆渣状，臭秽，心烦少寐，胸闷呃逆，口苦咽干，小便黄赤，舌红，苔黄腻，脉滑数 | 清热利湿，解毒杀虫 | 萆薢渗湿汤加苦参、防风 |

**考点 63 ★★★　盆腔炎性疾病**

**1. 诊断**　盆腔炎性疾病的诊断标准（2015 年美国 CDC 诊断标准）：

（1）最低标准　宫颈举痛或子宫压痛或附件压痛。

（2）附加标准　体温超过 38.3℃；宫颈或阴道异常黏液脓性分泌物或脆性增加；阴道分泌物湿片见到大量白细胞；红细胞沉降率升高；血 C 反应蛋白升高；实验室证实的宫颈淋病奈瑟菌或衣原体阳性。

（3）特异标准　子宫内膜活检组织学证实子宫内膜炎；阴道超声或磁共振检查显示输卵管增粗、输卵管积液，伴或不伴有盆腔积液、输卵管卵巢肿块，以及腹腔镜检查发现 PID 征象。

最低诊断标准提示性活跃的女性或者具有性传播疾病

的高危人群，若出现下腹痛，并可排除其他引起下腹痛的原因，妇科检查符合最低诊断标准，即可给予经验性抗生素治疗。

附加标准可增加诊断的特异性，多数盆腔炎性疾病患者有宫颈黏液脓性分泌物，或阴道分泌物在 0.9％氯化钠溶液湿片中见到大量白细胞，若宫颈分泌物正常且镜下看不到白细胞，盆腔炎性疾病的诊断需谨慎。

特异标准基本可诊断盆腔炎性疾病，但因检查有创或费用较高，该标准仅适用于一些有选择的病例。

**2.鉴别诊断** 应与急性阑尾炎、输卵管妊娠流产或破裂、卵巢囊肿蒂扭转或破裂等急症相鉴别。

**3.中医辨证治疗**

（1）盆腔炎性疾病

| 证型 | 证候 | 治法 | 代表方剂 |
|------|------|------|----------|
| 热毒炽盛证 | 高热腹痛，恶寒或寒战，下腹疼痛拒按，咽干口苦，大便秘结，小便短赤，带下量多，色黄，或赤白相间，质稠，如脓血，味臭秽，月经量多或淋漓不净，舌红，苔黄厚，脉滑数 | 清热解毒，利湿排脓 | 五味消毒饮合大黄牡丹汤 |
| 湿热瘀结证 | 下腹部疼痛拒按，或胀满，热势起伏，寒热往来，带下量多、色黄、质稠、味臭秽，经量增多，经期延长，淋漓不止，大便溏或燥结，小便短赤，舌红有瘀点，苔黄厚，脉弦滑 | 清热利湿，化瘀止痛 | 仙方活命饮加薏苡仁、冬瓜仁 |

（2）盆腔炎性疾病后遗症

| 证型 | 证候 | 治法 | 代表方剂 |
|------|------|------|----------|
| 寒湿瘀阻证 | 少腹冷痛或坠胀疼痛，得温则舒，月经延后，量少色暗，有块，白带量多，舌质暗，苔白腻，脉沉迟 | 温经散寒，化瘀散结 | 少腹逐瘀汤 |
| 气滞血瘀证 | 少腹胀痛或刺痛，带下增多，经行腹痛，血块排出则痛减，经前乳胀，情志抑郁，舌暗滞，有瘀点或瘀斑，苔薄，脉弦弱 | 理气活血，消癥散结 | 膈下逐瘀汤 |
| 气虚血瘀证 | 下腹部疼痛结块，缠绵日久，痛连腰骶，经行加重，经血量多有块，带下量多，精神不振，疲乏无力，食少纳呆，舌体暗红，有瘀点、瘀斑，苔白，脉弦涩无力 | 益气健脾，化瘀散结 | 理冲汤 |

## 考点 64 ★★★  先兆流产

**1. 诊断要点**  有无停经史，有无阴道出血及腹痛。

**2. 鉴别诊断**

（1）流产不同类型的鉴别要点

### 流产不同类型的鉴别要点

| 流产类型 | 症状 | | | 妇科检查 | | 辅助检查 | |
|----------|------|------|------|----------|------|----------|------|
| | 出血 | 下腹痛 | 妊娠物排出 | 宫颈口 | 子宫大小 | 妊娠试验 | B超检查 |
| 先兆流产 | 少 | 轻 | 无 | 闭合 | 与孕周相符 | + | 胚胎存活 |

续表

| 流产类型 | 症状 | | | 妇科检查 | | 辅助检查 | |
|---|---|---|---|---|---|---|---|
| | 出血 | 下腹痛 | 妊娠物排出 | 宫颈口 | 子宫大小 | 妊娠试脸 | B超检查 |
| 难免流产 | 中→多 | 加剧 | 无 | 扩张 | 相符或略小 | + 或 − | 胚胎堵在宫口 |
| 不全流产 | 少→多 | 减轻 | 部分排出 | 扩张或有物堵塞 | 小于孕周 | + 或 − | 排空或有 |
| 完全流产 | 少→无 | 无 | 全部排出 | 闭台 | 正常或稍大 | + 或 − | 宫内无妊娠物 |

（2）疾病鉴别

1）异位妊娠：有腹痛、停经、不规则阴道出血症状，妇科检查宫颈有举痛，附件可触及包块、压痛，B超检查宫内无胚胎，宫外有包块或孕囊，尿妊娠试验阳性，后穹隆穿刺抽出不凝血。

2）葡萄胎：停经后阴道不规则出血，恶心、呕吐较重，子宫大于孕周，血 HCG 检查明显升高，B超检查不见胎体及胎盘的反射图像，只见雪花样影像，称为"落雪状"改变。

3）排卵障碍性异常子宫出血：可引起阴道不规则流血，一般无停经史，无早孕反应，尿妊娠试验阴性，B超检查无宫内外妊娠迹象。

4）子宫肌瘤：子宫增大可不均匀，且子宫硬，一般无停经史，无早孕反应，尿妊娠试验阴性，可借助血 HCG 和 B 超检查鉴别。

### 3. 中医辨证治疗

| 证型 | 证候 | 治法 | 代表方剂 |
|------|------|------|----------|
| 肾虚证 | 妊娠期阴道少量流血，色淡红或淡暗，腰酸腹坠痛，头晕耳鸣，小便频数，夜尿多，或曾屡孕屡堕，舌淡苔白，脉沉滑尺弱 | 补肾益气，固冲安胎 | 寿胎丸加党参、白术 |
| 气血虚弱证 | 妊娠期，阴道少量出血，色淡红，质稀；或伴小腹空坠隐痛、腰酸、面色㿠白、心悸气短、神疲肢倦；舌质淡，苔薄白，脉细滑无力 | 益气养血，固肾安胎 | 胎元饮 |
| 血热证 | 妊娠期，阴道少量出血，色红或深红；或腰腹坠胀作痛，不喜温按，心烦少寐，渴喜冷饮，手足心热，便秘溲赤；舌红，苔黄，脉滑数 | 清热养血，固冲安胎 | 保阴煎 |
| 血瘀证 | 宿有癥疾，或孕后阴道下血，色暗红或红，甚则腰酸腹痛下坠，舌暗或边有瘀点，脉弦滑或沉弦 | 活血消癥，补肾安胎 | 桂枝茯苓丸合寿胎丸 |
| 外伤 | 妊娠期，跌仆闪挫，或劳累过度，致阴道少量流血，腰酸；或伴小腹坠痛；舌质正常，脉滑无力 | 益气养血，固肾安胎 | 加味圣愈汤 |

## 考点 65 ★★ 异位妊娠

**1. 诊断** 输卵管妊娠未发生流产或破裂前，临床表现不明显，诊断较困难，应结合以下辅助检查，协助尽早诊断。

（1）血 β-HCG 定量　异位妊娠时，该值通常低于同期正常宫内妊娠。

（2）血孕酮测定　对预测异位妊娠意义不大。

（3）超声检查　有助于诊断异位妊娠，阴道超声优于腹部超声，超声与血 β-HCG 结合对确诊帮助很大。

（4）阴道后穹隆穿刺　适用于疑有腹腔内出血的患者，可抽出不凝血液。

（5）腹腔镜检查　不再是诊断的"金标准"，目前很少将腹腔镜作为检查手段，而更多作为手术治疗。

**2. 鉴别诊断**　应与流产、急性输卵管炎、急性阑尾炎、卵巢囊肿蒂扭转、黄体破裂相鉴别。

**3. 中医辨证治疗**

| 证型 | 证候 | 治法 | 代表方剂 |
|---|---|---|---|
| 胎阻胞络证——未破损期 | 停经后可有早孕反应，或下腹一侧有隐痛，双合诊可触及一侧附件包块，质软，有压痛，尿妊娠试验为阳性或弱阳性，脉弦滑 | 活血化瘀，消癥杀胚 | 宫外孕Ⅱ号方加紫草、蜈蚣、水蛭、天花粉 |

续表

| 证型 | | 证候 | 治法 | 代表方剂 |
|---|---|---|---|
| 已破损期（指输卵管妊娠流产或破裂者，临床有休克型、不稳定型及包块型） | 休克型——气陷血脱证（多见于输卵管妊娠破裂） | 停经后突发下腹一侧剧痛，面色苍白，四肢厥逆，或冷汗淋漓，恶心呕吐，血压下降或不稳定，烦躁不安，脉细数无力或芤，并有腹部及妇科检查的体征（详见诊断部分的有关内容） | 回阳救逆，益气固脱 | 参附汤合生脉散加黄芪、柴胡、白术 |
| | 不稳定型——胎元阻络，气虚血瘀证（多见于输卵管妊娠流产） | 停经后下腹一侧轻微疼痛反复发作，血β-HCG动态监测缓慢升高，B超探及一侧附件混合性囊性占位，宫内未见孕囊，舌淡暗，苔薄白，脉细滑 | 益气化瘀，消癥杀胚 | 宫外孕Ⅰ号方加党参、黄芪、紫草、蜈蚣、天花粉 |
| | 包块型——瘀结成癥证（指陈旧性宫外孕） | 输卵管妊娠破损日久，腹痛减轻或消失，血β-HCG持续下降或转阴，B超探及一侧附件混合性囊性占位，舌质暗，苔薄白，脉弦细或涩 | 活血化瘀，消癥散结 | 理冲汤加土鳖虫、水蛭、炙鳖甲 |

**考点66 ★★ 产褥感染**

**1.诊断**

（1）病史 详细询问病史及分娩经过，排除引起产褥病率的其他疾病。

（2）全身及局部体检　仔细检查腹部、盆腔及会阴伤口，确定感染的部位和严重程度。

（3）确定病原体　病原体培养，分泌物涂片检查，病原体抗原和特异抗体检查。

**2. 鉴别诊断**　主要与上呼吸道感染、急性乳腺炎、泌尿系感染相鉴别。

**3. 中医辨证治疗**

| 证型 | 证候 | 治法 | 代表方剂 |
|---|---|---|---|
| 感染邪毒证 | 产后高热寒战，小腹疼痛拒按，恶露量多或少，色紫暗如败酱，有臭气，心烦口渴，尿少色黄，大便燥结，舌红，苔黄而干，脉数有力 | 清热解毒，凉血化瘀 | 五味消毒饮合失笑散加味 |
| 热入营血证 | 高热汗出，心烦不安，斑疹隐隐，舌红绛，苔黄燥，脉弦细数 | 清营解毒，散瘀泄热 | 清营汤加味 |
| 热入心包证 | 壮热不退，神昏谵语，甚至昏迷，面色苍白，四肢厥冷，舌红绛，脉微而数 | 凉血托毒，清心开窍 | 清营汤送服安宫牛黄丸或紫雪丹 |

**考点67 ★★　子宫肌瘤**

**1. 诊断**　根据病史及体征诊断多无困难，B超是常用的辅助检查，能区分子宫肌瘤与其他盆腔肿块，MRI可准确判断肌瘤大小、数目和数量。

**2. 鉴别诊断**

（1）妊娠　有停经史，早孕反应，尿HCG及B超可鉴别。

（2）卵巢肿瘤　一般无月经改变，B超可鉴别，难以鉴别时可在腹腔镜下明确。

（3）**子宫腺肌病** 有继发性、渐进性痛经病史，子宫多呈均匀增大，但很少超过孕3月子宫大小，质硬，亦可有经量增多等症状，B超检查可鉴别。

（4）**子宫肥大症** 多发生于经产妇，其子宫增大一般不超过孕2月子宫大小，外形规则、均匀、无结节，宫腔形态正常，B超有助于诊断。

（5）**盆腔炎性包块** 子宫附件炎性包块与子宫紧密粘连，尤其是输卵管结核，有时也需与子宫肌瘤相鉴别。盆腔炎性包块往往有急性或亚急性生殖道感染史，妇检以双侧性肿块为多，固定且压痛，质地较肌瘤软，B超检查有助于鉴别。

**3. 中医辨证治疗**

| 证型 | 证候 | 治法 | 代表方剂 |
|---|---|---|---|
| 气滞血瘀 | 小腹包块坚硬，月经量少或多，经行不畅，精神抑郁，经前乳房胀痛，胸胁胀痛，或心烦易怒，小腹胀痛或刺痛，舌边有瘀点或瘀斑，舌苔薄，脉弦涩 | 行气活血，化瘀消癥 | 膈下逐瘀汤 |
| 痰湿瘀阻 | 小腹有包块，月经后期，量少不畅，或量多有块，色紫暗，或夹黏稠白带，下腹胀满，脘痞多痰，形体肥胖，舌胖紫，苔白腻，脉沉滑 | 化痰除湿，活血消癥 | 苍附导痰丸加丹参、水蛭 |
| 湿热夹瘀 | 小腹包块，疼痛拒按，经行量多，色红有血块，经期延长，腰骶酸痛，时有发热，带下量多，色黄而臭，舌红苔黄腻，脉滑数 | 清热利湿，活血消癥 | 大黄牡丹汤加红藤、败酱草、石见穿、赤芍 |

续表

| 证型 | 证候 | 治法 | 代表方剂 |
|---|---|---|---|
| 气虚血瘀 | 小腹包块，小腹空坠，月经量多，经期延长，色淡质稀，有块，面色无华，神疲乏力，气短懒言，纳少便溏，舌淡暗，边尖有瘀点或瘀斑，脉细涩 | 益气养血，消癥散结 | 理冲汤加桂枝、山慈菇、煅龙牡 |
| 肾虚血瘀 | 小腹包块，月经量多或少，色紫暗，有血块，腰酸膝软，头晕耳鸣，夜尿频多，舌淡暗，舌边有瘀点或瘀斑，脉沉涩 | 补肾活血，消癥散结 | 金匮肾气丸合桂枝茯苓丸 |

### 考点68 ★★★　小儿肺炎

**1. 诊断**　根据临床有发热、咳嗽、气促或呼吸困难，肺部有较固定的中、细湿啰音，一般不难诊断，胸片有斑片影，可协助诊断，确诊后，应进一步判断病情的轻重，有无并发症，并进行病原学诊断，以指导治疗和评估预后。

**2. 鉴别诊断**

（1）急性支气管炎　以咳嗽为主，一般无发热或仅有低热，肺部听诊呼吸音粗糙或有不固定的干、湿啰音。

（2）支气管异物　吸入异物可继发感染引起肺部炎症，根据异物吸入史，突然出现呛咳及胸部X线检查可予以鉴别，支气管纤维镜检查可确定诊断。

（3）肺结核　婴幼儿活动性肺结核的临床症状及X线影像改变与支气管肺炎有相似之处，但肺部啰音常不明显，应根据结核接触史、结核菌素试验、血清结核抗体检测、X线胸片随访观察加以鉴别。

### 3. 中医辨证论治

（1）常证

| 证型 | 证候 | 治法 | 代表方剂 |
|---|---|---|---|
| 风寒闭肺证 | 恶寒发热，无汗，呛咳气急，痰白而稀，口不渴，咽不红，舌质不红，舌苔薄白或白腻，脉浮紧，指纹浮红 | 辛温开闭，宣肺止咳 | 华盖散加减 |
| 风热闭肺证 | 发热恶风，微有汗出，咳嗽气急，痰多，痰黏稠或黄，口渴咽红，舌红，苔薄白或黄，脉浮数，重者则见高热，咳嗽微喘，气急鼻扇，喉中痰鸣，面赤，便干尿黄，舌红，苔黄，脉滑数，指纹浮紫或紫滞 | 辛凉开闭，清肺止咳 | 银翘散合麻杏石甘汤加减 |
| 痰热闭肺证 | 发热，烦躁，咳嗽喘促，气急鼻扇，喉间痰鸣，口唇青紫，面赤口渴，胸闷胀满，泛吐痰涎，舌质红，舌苔黄腻，脉弦滑 | 清热涤痰，开肺定喘 | 五虎汤合葶苈大枣泻肺汤加减 |
| 毒热闭肺证 | 高热持续，咳嗽剧烈，气急鼻扇，喘憋，涕泪俱无，鼻孔干燥，面赤唇红，烦躁口渴，小便短黄，大便秘结，舌红而干，舌苔黄，脉滑数 | 清热解毒，泻肺开闭 | 黄连解毒汤合麻杏石甘汤加减 |
| 阴虚肺热证 | 病程较长，干咳少痰，低热盗汗，面色潮红，五心烦热，舌质红乏津，舌苔花剥、少苔或无苔，脉细数 | 养阴清肺，润肺止咳 | 沙参麦冬汤加减 |
| 肺脾气虚证 | 咳嗽无力，喉中痰鸣，低热起伏不定，面白少华，动辄汗出，食欲不振，大便溏，舌质偏淡，舌苔薄白，脉细无力 | 补肺健脾，益气化痰 | 人参五味子汤加减 |

151

（2）变证

| 证型 | 证候 | 治法 | 代表方剂 |
|------|------|------|----------|
| 心阳虚衰证 | 突然面色苍白，口唇青紫，呼吸困难，或呼吸浅促，额汗不温，四肢厥冷，烦躁不安，或神萎淡漠，肝脏迅速增大，舌质略紫，苔薄白，脉细弱而数，指纹青紫，可达命关 | 温补心阳，救逆固脱 | 参附龙牡救逆汤加减 |
| 邪陷厥阴证 | 壮热烦躁，神昏谵语，四肢抽搐，口噤项强，两目窜视，舌质红绛，指纹青紫，可达命关，或透关射甲 | 平肝息风，清心开窍 | 羚角钩藤汤合牛黄清心丸加减 |

**考点69 ★★★　小儿腹泻病**

**1.诊断**　根据发病季节、病史（包括喂养史和流行病学资料）、临床表现和大便性状易于做出临床诊断。必须判定有无脱水（程度和性质）、电解质紊乱和酸碱失衡，同时注意寻找病因。一般大便无或偶见少量白细胞者，为侵袭性细菌以外的病因（如病毒、非侵袭性细菌、寄生虫等肠道内、外感染或喂养不当）引起的腹泻，多为水泻，有时伴脱水症状，大便有较多白细胞者，常由各种侵袭性细菌感染所致。

**2.鉴别诊断**

（1）生理性腹泻　多见于6个月以内婴儿，外观虚胖，常有湿疹，生后不久即出现腹泻，除大便次数增多外，无其他症状，食欲好，不影响生长发育。近年来发现此类腹泻可为乳糖不耐受的一种特殊类型，添加辅食后，大便即转为正常。

（2）导致小肠消化吸收功能障碍的各种疾病　如乳糖酶缺乏、葡萄糖－半乳糖吸收不良、失氯性腹泻、原发性胆酸吸收不良、过敏性腹泻等，可根据各病特点进行鉴别。

（3）细菌性痢疾 常有流行病学接触史，便次多，量少，脓血便伴里急后重，大便镜检有较多脓细胞、红细胞和吞噬细胞，大便细菌培养有痢疾杆菌生长可确诊。

（4）坏死性肠炎 中毒症状较严重，腹痛，腹胀，频繁呕吐，高热，大便糊状呈暗红色，渐出现典型的赤豆汤样血便，常伴休克，腹部X线摄片呈小肠局限性充气扩张，肠间隙增宽，肠壁积气等。

**3. 中医辨证论治**

（1）常证

| 证型 | 证候 | 治法 | 代表方剂 |
|---|---|---|---|
| 风寒泻 | 大便清稀，夹有泡沫，臭气不甚，肠鸣腹痛，或伴恶寒发热，鼻流清涕，咳嗽，舌质淡，苔薄白，脉浮紧，指纹淡红 | 疏风散寒，化湿和中 | 藿香正气散加减 |
| 湿热泻 | 大便水样，或如蛋花汤样，泻下急迫，量多次频，气味秽臭，或泻下不爽，腹痛时作，食欲不振，或伴呕恶，神疲乏力，或发热烦闹，口渴，小便短黄，舌质红，苔黄腻，脉滑数，指纹紫 | 清肠解热，化湿止泻 | 葛根黄芩黄连汤加减 |
| 伤食泻 | 大便稀溏，夹有乳凝块或食物残渣，气味酸臭，或如败卵，脘腹胀满，便前腹痛，腹痛拒按，泻后痛减，嗳气酸馊，或有呕吐，不思乳食，夜卧不安，舌苔厚腻，或微黄，脉滑实，指纹滞 | 消食化滞，运脾和胃 | 保和丸加减 |

续表

| 证型 | 证候 | 治法 | 代表方剂 |
|------|------|------|---------|
| 脾虚泻 | 大便稀溏，色淡不臭，多于食后作泻，时轻时重，神疲倦怠，面色萎黄，腹胀纳呆，舌淡苔白，脉缓弱，指纹淡 | 健脾益气，助运止泻 | 参苓白术散加减 |
| 脾肾阳虚泻 | 久泻不止，大便清稀，澄澈清冷，完谷不化，或见脱肛，形寒肢冷，面色白，精神萎靡，睡时露睛，舌淡苔白，脉细弱，指纹色淡 | 温补脾肾，固涩止泻 | 附子理中汤合四神丸加减 |

（2）变证

| 证型 | 证候 | 治法 | 代表方剂 |
|------|------|------|---------|
| 气阴两伤证 | 泻下过度，质稀如水，心烦不安或精神不振，啼哭少泪，目眶及囟门凹陷，皮肤干燥或枯瘪，口渴引饮，小便短少，甚至无尿，唇红而干，舌红少津，苔少或无苔，脉细数 | 益气养阴，酸甘敛阴 | 人参乌梅汤加减 |
| 阴竭阳脱证 | 泻下不止，次频量多，面色青灰或苍白，精神萎靡，表情淡漠，哭声微弱，啼哭无泪，少尿或无尿，四肢厥冷，舌淡无津，脉沉细欲绝 | 挽阴回阳，救逆固脱 | 生脉散合参附龙牡救逆汤加减 |

**考点70 ★★★　急性肾小球肾炎**

**1.诊断**　根据急性起病，1～3周前有链球菌感染史（上呼吸道或皮肤感染），典型表现为浮肿、高血压和血尿，不同程度蛋白尿，急性期血清 ASO 滴度升高，总补体及 $C_3$ 暂时性下降，可临床诊断为急性肾小球肾炎。

**2.鉴别诊断**

（1）其他病原体感染后肾炎　细菌、病毒、支原体等多种病原体可引起急性肾炎，可从原发感染灶及各自临床特点相区别。

（2）IgA 肾病 以血尿为主要症状，表现为反复发作的肉眼血尿，多在上呼吸道感染 24 ～ 48 小时出现，多无水肿、高血压，血清 $C_3$ 正常，肾脏组织活检可确诊。

（3）继发性肾炎 因过敏性紫癜性肾炎、狼疮性肾炎、乙型肝炎病毒相关性肾炎等一些继发性肾炎也可以急性起病，故应注意排除。

（4）原发性肾病综合征 具有肾病综合征表现的急性肾炎需与原发性肾病综合征鉴别，若患儿呈急性起病，有明确的链球菌感染证据，血清 $C_3$ 降低，肾活检病理为毛细血管内增生性肾炎者有助于急性肾炎的诊断。

（5）慢性肾炎急性发作 既往肾炎史不详，无明显前期感染，除有肾炎症状外常有贫血、肾功能异常、低比密尿或固定低比密尿、尿改变以蛋白增多为主。

**3. 中医辨证论治**

（1）常证

| 证型 | 证候 | 治法 | 代表方剂 |
|------|------|------|----------|
| 风水相搏证 | 起病迅速，头面眼睑先肿，继而四肢及全身水肿，皮肤光亮，压之凹陷，随手即起，尿少或有血尿，常有发热、恶风、咳嗽，肢痛，苔薄白，脉浮 | 疏风利水 | 麻黄连翘赤小豆汤合五苓散加减 |
| 湿热内侵证 | 浮肿或轻或重，尿少色赤，皮肤生疮或咽喉肿痛，头身困重，脘闷纳呆，口渴口苦，心烦，大便秘结或溏而不爽，或伴发热，舌红，苔黄腻，脉滑数 | 清热利湿，凉血止血 | 五味消毒饮合小蓟饮子加减 |

续表

| 证型 | 证候 | 治法 | 代表方剂 |
|------|------|------|----------|
| 气虚邪恋证 | 水肿不著，身倦乏力，面色萎黄，纳少便溏，自汗出，易于感冒，或有镜下血尿，舌淡红，苔白腻，脉缓弱 | 健脾益气，兼化湿浊 | 参苓白术散加减 |
| 阴虚邪恋证 | 水肿不著，血尿迁延，时轻时重，神倦头晕，手足心热，盗汗，或有反复咽红，舌红少苔，脉细数 | 滋阴补肾，兼清余热 | 知柏地黄丸合二至丸加减 |

（2）变证

| 证型 | 证候 | 治法 | 代表方剂 |
|------|------|------|----------|
| 水凌心肺证 | 全身浮肿，尿少或无尿，咳嗽气急，心悸，胸闷，烦躁不能平卧，口唇青紫，四末不温，指甲发绀，舌苔白或白腻，脉细数无力 | 泻肺逐水，宁心安神 | 己椒苈黄丸合参附汤加减 |
| 邪陷心肝证 | 面目肢体浮肿，尿少色赤，头痛眩晕，视物模糊，口苦烦躁，甚或神昏抽搐，舌红，苔黄糙，脉弦 | 平肝泻火，清心利水 | 龙胆泻肝汤合羚角钩藤汤加减 |
| 水毒内闭证 | 全身浮肿，尿少或尿闭，头晕、头痛，恶心呕吐，纳差，畏寒肢冷，神疲无力，嗜睡，甚或昏迷，舌质淡胖，苔腻，脉弦或数 | 辛开苦降，辟秽解毒 | 温胆汤合附子泻心汤加减 |

**考点71★ 过敏性紫癜**

**1.诊断** 主要依靠典型的皮肤紫癜，或同时伴腹痛、便血、关节肿痛、肾损害等表现来进行诊断。

**2.鉴别诊断** 以单一症状起病的初期需与以下疾病

鉴别：

（1）免疫性血小板减少症　皮肤、黏膜可见出血点及瘀斑，不高出皮肤，分布在全身各处，血小板计数减少，出血时间延长，骨髓中成熟巨核细胞减少。

（2）细菌感染　如脑膜炎双球菌菌血症、败血症及亚急性细菌性心内膜炎均可出现紫癜样皮疹，这些疾病的紫癜一开始即为瘀血斑，其中心部位可有坏死，起病急骤，全身中毒症状重，血培养阳性。

（3）急腹症　在皮疹出现前发生腹痛等症状应与急腹症鉴别，儿童期出现急性腹痛者，要考虑过敏性紫癜的可能，此时应仔细寻找典型皮肤紫癜，注意关节、腹部、肾脏的综合表现。

（4）其他　肾脏症状明显时应与链球菌感染后肾小球肾炎、IgA 肾病等相鉴别，有关节症状者应注意与风湿性关节炎鉴别。

**3. 中医辨证论治**

| 证型 | 证候 | 治法 | 代表方剂 |
|---|---|---|---|
| 风热伤络证 | 起病较急，紫癜以下肢和臀部为多，呈对称性、颜色鲜红、呈丘疹或红斑，大小形态不一，可融合成片，或有痒感，伴发热恶风、咳嗽咽痛，舌质红，苔薄黄，脉浮数 | 疏风清热，凉血止血 | 银翘散加减 |
| 血热妄行证 | 起病急骤，面赤咽干，皮肤瘀点瘀斑密集或成片，或伴关节肿痛，或伴腹痛，便血尿血，或有发热，大便干燥，舌质红绛，苔黄燥，脉弦数 | 清热解毒，凉血化斑 | 犀角地黄汤加减 |

续表

| 证型 | 证候 | 治法 | 代表方剂 |
|------|------|------|----------|
| 湿热痹阻证 | 皮肤紫癜多见于关节周围，尤以膝踝关节为主，关节肿胀灼痛，影响肢体活动，偶见腹痛、尿血，舌质红，苔黄腻，脉滑数或弦数 | 清热利湿，通络止痛 | 四妙丸加减 |
| 阴虚火旺证 | 起病缓慢，时发时隐，或紫癜已退，仍有腰背酸软，五心烦热，潮热盗汗，头晕耳鸣，尿血、便血，舌质红，少苔，脉细数 | 滋阴补肾，活血化瘀 | 知柏地黄丸加减 |
| 气虚血瘀证 | 病情反复发作，斑疹紫暗，腹痛绵绵，神疲倦怠，面色少华，纳少，舌淡，边尖有瘀点瘀斑，苔薄白，脉细弱 | 补中益气，化瘀止血 | 补中益气汤加减 |

## 考点72 ★ 水痘

**1. 诊断** 典型水痘根据流行病学资料、临床表现，尤其皮疹形态、分布特点，不难做出诊断，非典型病例需靠实验室检测进行确诊。

**2. 鉴别诊断**

（1）丘疹样荨麻疹 本病多见于婴幼儿，系皮肤过敏性疾病，皮疹多见于四肢，可分批出现，为红色丘疹，顶端有小水痘，壁较坚实，痒感显著，周围无红晕，不结痂。

（2）手足口病 本病皮疹多以疱疹为主，疱疹出现的部位以口腔、臀部、手掌、足底为主，疱疹分布以离心性为主。

**3. 中医辨证治疗**

| 证型 | 证候 | 治法 | 代表方剂 |
|---|---|---|---|
| 邪郁肺卫证 | 无热或微热，鼻塞流涕，偶有轻咳，24小时左右出小红疹，数小时到1天后，大多变成椭圆形疱疹，疹壁薄，疱浆清亮，根盘微红晕，痘疹稀疏，多见于躯干、颜面及头皮，舌质淡，苔薄白，脉浮数 | 疏风清热，解毒利湿 | 银翘散加减 |
| 毒炽气营证 | 壮热烦躁，口渴引饮，面赤唇红，口舌生疮，痘疹密布，疹色紫暗，疱浆混浊，甚至出现出血性皮疹，大便干结，小便黄赤，舌质红绛，舌苔黄糙而干，脉洪数 | 清气凉营，化湿解毒 | 清胃解毒汤加减 |

**考点73 ★ 流行性腮腺炎**

**1. 诊断**　主要根据流行病学史、接触史以及腮腺肿大疼痛的临床表现，诊断一般不困难，对疑似病例应根据血清学检查或病毒分离确诊。

**2. 鉴别诊断**

（1）化脓性腮腺炎　中医名发颐，多为一侧腮腺肿大，局部疼痛剧烈拒按，红肿灼热明显，挤压腮腺时有脓液自腮腺管口流出，无传染性，白细胞计数和中性粒细胞百分数明显增高。

（2）其他病毒性腮腺炎　流感病毒、副流感病毒、肠道病毒中的柯萨奇A组病毒等均可以引起腮腺炎，对再次发生病毒性腮腺炎的病例，应根据血清学检查和病毒分离进行鉴别。

（3）急性淋巴结炎　耳前、颈部、颌下淋巴结炎，有时易与腮腺炎、颌下腺炎相混淆，应注意鉴别。淋巴结发炎时，局部疼痛较重，肿胀的淋巴结边缘清楚，质地较硬，不以耳垂为中心，局部红肿灼热明显，腮腺管口无红肿，常有头面或口咽部感染灶，周围血象白细胞计数及中性粒细胞增高。

**3. 中医辨证论治**

（1）常证

| 证型 | 证候 | 治法 | 代表方剂 |
|---|---|---|---|
| 邪犯少阳证 | 轻微发热，一侧或双侧耳下腮部或颌下漫肿疼痛，边缘不清，触之痛甚，咀嚼不便，或有咽红，舌质红，舌苔薄白或薄黄，脉浮数 | 疏风清热，散结消肿 | 柴胡葛根汤加减 |
| 热毒蕴结证 | 高热不退，多见两侧腮部肿胀疼痛，坚硬拒按，张口、咀嚼困难，口渴引饮，烦躁不安，或伴头痛，咽红肿痛，食欲不振，呕吐，便秘溲赤，舌质红，舌苔黄，脉滑数 | 清热解毒，软坚散结 | 普济消毒饮加减 |

（2）变证

| 证型 | 证候 | 治法 | 代表方剂 |
|---|---|---|---|
| 邪陷心肝证 | 在腮部尚未肿大或腮肿后4～5天，壮热不退，头痛项强，嗜睡，严重者昏迷，惊厥，抽搐，舌质绛，舌苔黄，脉数 | 清热解毒，息风开窍 | 清瘟败毒饮加减 |
| 毒窜睾腹证 | 腮部肿胀渐消，男性多有一侧或两侧睾丸肿胀疼痛，女性多有一侧或两侧少腹疼痛，伴有发热、呕吐，舌质红，舌苔黄，脉数 | 清肝泻火，活血止痛 | 龙胆泻肝汤加减 |

**考点 74 ★★　手足口病（2020 年新增考点）**

**1. 诊断**

（1）病前 1～2 周有手足口病接触史，潜伏期多为 2～10 天，平均 3～5 天。

（2）急性起病，发热，口腔黏膜出现散在疱疹，手、足和臀部出现斑丘疹、疱疹，疱疹周围可有炎性红晕，疱内液体较少，可伴有咳嗽、流涕、食欲不振等症状，部分病例仅表现为皮疹或疱疹性咽峡炎。

（3）当患儿出现持续高热不退，精神差，呕吐，肢体抖动，倦怠乏力，呼吸、心率增快，出冷汗，末梢循环不良时即为重症病例。

（4）病原学检查。取咽部分泌物、疱疹液及粪便，进行肠道病毒（CoxA16、EV71 等）特异性核酸检测，结果呈阳性，或分离出相关肠道病毒。

（5）血清学检查。急性期与恢复期血清 CoxA16、EV71 等肠道病毒抗体有 4 倍以上升高。

**2. 鉴别诊断**

（1）水痘　由感受水痘时毒所致，多在冬春季节发病。以 6～9 岁小儿多见。皮肤黏膜分批出现斑丘疹、疱疹、结痂。疱疹多呈椭圆形，较手足口病稍大，呈向心性分布。以躯干、头面多，四肢少，疱壁薄，易破溃结痂，在同一时期、同一部位斑丘疹、疱疹、结痂三形并见为其特点。

（2）疱疹性咽峡炎　夏秋季节发病率高，多见于 5 岁以下小儿。起病较急。常突发高热、咽痛、流涕、头痛，体检可见软腭、悬雍垂、舌腭弓、扁桃体、咽后壁等口腔后部出现灰白色小疱疹，周围红赤，1～2 天内疱疹破溃形成溃疡，疼痛明显，伴流涎、拒食、呕吐等。皮疹很少累及颊黏膜、舌、龈以及口腔以外部位皮肤，可资鉴别。

### 3.中医辨证论治（常证）

| 证型 | 证候 | 治法 | 代表方剂 |
|---|---|---|---|
| 邪犯肺脾 | 发热轻微，或无发热，流涕咳嗽，咽红疼痛，或纳差恶心，呕吐泄泻1～2天后或同时出现口腔内疱疹，破溃后形成小的溃疡，疼痛流涎，不欲进食，随病情进展，手、足、掌心部出现米粒至绿豆大小斑丘疹，并迅速转为疱疹，分布稀疏，疹色红润，根盘红晕不著，疱液清亮，舌质红，苔薄黄腻，脉浮数 | 宣肺解表，清热化湿 | 甘露消毒丹加减 |
| 湿热蒸盛 | 持续高热，烦躁口渴，口腔、手足、四肢、臀部疱疹，分布稠密，或成簇出现，疹色紫暗，根盘红晕显著，疱液混浊，口臭流涎，灼热疼痛，甚或拒食，小便黄赤，大便秘结，舌质红绛，苔黄厚腻或黄燥，脉滑数 | 清热凉营，解毒祛湿 | 清瘟败毒饮加减 |

### 考点75 ★★ 颈椎病

**1.诊断**

（1）有慢性劳损或外伤史，或有颈椎先天性畸形、颈椎退行性病变，多发于40岁以上的中年人、长期低头工作者，往往呈慢性发病。

（2）颈、肩背疼痛，头痛头晕，颈部板硬，上肢麻木。

（3）颈部活动受限，病变颈椎棘突、患侧肩胛骨内上角常有压痛，可摸到条索状硬块，可有上肢肌力减弱和肌肉萎缩。

（4）臂丛牵拉试验阳性，颈椎间孔挤压试验阳性。

（5）X线正位摄片显示钩椎关节增生，张口位可有齿状突偏歪，侧位片显示颈椎曲度变直，椎间隙变窄，有骨质增生或钙化，斜位片可见椎间孔变小等改变，CT和MRI检查可进行定性、定位诊断。

**2. 鉴别诊断**

（1）脊髓肿瘤　脊髓型颈椎病与脊髓肿瘤有类似之处，但脊髓肿瘤多逐渐加重，而颈椎病症状多有间歇性，X线片、脊髓造影、MRI可鉴别。

（2）肩周炎　肩周炎主要症状和体征是肩关节疼痛及功能受限，有自愈倾向。

（3）颈椎骨关节炎　颈椎骨关节炎可有颈背痛或一侧上肢麻木，但无放射痛及感觉障碍或腱反射异常。

（4）冠状动脉供血不全　冠状动脉供血不全有心前区疼痛、胸闷、气短等症，无上肢颈脊神经根刺激的体征，心电图可有异常改变，服用硝酸甘油类药物可缓解。

（5）胸廓出口综合征　胸廓出口综合征有上肢麻木不适并向手部放射，但检查锁骨上窝有压痛。Adson试验与上肢过度外展试验时桡动脉搏动减弱。

**3. 中医辨证论治**

| 证型 | 证候 | 治法 | 代表方剂 |
|------|------|------|----------|
| 风寒湿阻证 | 可见颈、肩、上肢窜痛麻木，以痛为主，头有沉重感，颈部僵硬，活动不利，恶寒畏风，舌淡红，苔薄白，脉弦紧 | 祛风除湿，温经通络 | 羌活胜湿汤加减 |

| 证型 | 证候 | 治法 | 代表方剂 |
|---|---|---|---|
| 气滞血瘀证 | 可见颈肩部、上肢刺痛，痛处固定，伴有肢体麻木，舌质暗有瘀斑，脉弦 | 行气活血，化瘀通络 | 活血舒筋汤加减 |
| 痰湿阻络证 | 可见头晕目眩，头重如裹，四肢麻木不仁，纳呆，舌暗红，苔厚腻，脉弦滑 | 除湿化痰，蠲痹通络 | 天麻钩藤饮加减 |
| 肝肾不足证 | 可见眩晕头痛，耳鸣耳聋，失眠多梦，肢体麻木，面红目赤，舌红少津，苔薄或苔少，脉弦 | 补益肝肾，活血通络 | 六味地黄丸加减 |
| 气血亏虚证 | 可见头晕目眩，面色苍白，心悸气短，四肢麻木，倦怠乏力，舌淡苔少，脉细弱 | 益气养血，活血通络 | 黄芪桂枝五物汤加减 |

## 考点76 ★ 不寐

**1. 诊断**

（1）轻者入寐困难或寐而易醒，醒后不寐，连续3周以上，重者彻夜难眠。

（2）常伴有头痛、头昏、心悸、健忘、神疲乏力、心神不宁、多梦等症。

（3）本病证患者常有饮食不节，情志失常，劳倦、思虑过度，病后，体虚等病史。

**2. 病证鉴别** 不寐应与一时性失眠、生理性少寐、他病痛苦引起的失眠相区别。

不寐是指单纯以失眠为主症，表现为持续的、严重的睡眠困难，若因一时性情志影响或生活环境改变引起的暂时性失眠不属病态，至于老年人少寐早醒，亦多属生理状态。若因其他疾病痛苦引起失眠者，则应以祛除有关病因为主。

## 3. 辨证论治

| 证型 | 证候 | 治法 | 代表方剂 |
|---|---|---|---|
| 肝火扰心证 | 不寐多梦，甚则彻夜不眠，急躁易怒，伴头晕头胀，目赤耳鸣，口干而苦，不思饮食，便秘溲赤，舌红苔黄，脉弦而数 | 疏肝泻火，镇心安神 | 龙胆泻肝汤加减 |
| 痰热扰心证 | 心烦不寐，胸闷脘痞，泛恶嗳气，伴口苦，头重，目眩，舌偏红，苔黄腻，脉滑数 | 清化痰热，和中安神 | 黄连温胆汤加减 |
| 心脾两虚证 | 不易入睡，多梦易醒，心悸健忘，神疲食少，伴头晕目眩，四肢倦怠，腹胀便溏，面色少华，舌淡苔薄，脉细无力 | 补益心脾，养血安神 | 归脾汤加减 |
| 心肾不交证 | 心烦不寐，入睡困难，心悸多梦，伴头晕耳鸣，腰膝酸软，潮热盗汗，五心烦热，咽干少津，男子遗精，女子月经不调，舌红少苔，脉细数 | 滋阴降火，交通心肾 | 六味地黄丸合黄连阿胶汤 |
| 心胆气虚证 | 虚烦不寐，触事易惊，终日惕惕，胆怯心悸，伴气短自汗，倦怠乏力，舌淡，脉弦细 | 益气镇惊，安神定志 | 安神定志丸合酸枣仁汤加减 |
| 心火炽盛证 | 心烦不寐，躁扰不宁，口干舌燥，小便短赤，口舌生疮，舌尖红，苔薄黄，脉数 | 清心泻火，宁心安神 | 朱砂安神丸加减 |

165

**考点77 ★ 头痛**

**1. 诊断**

（1）以头部疼痛为主要症状，可发生在前额、两颞、颠顶、枕项或全头等部位，头痛较甚者，可伴见恶心呕吐、畏光、烦躁等症。

（2）一般起病较急、病势较剧，呈掣痛、跳痛、灼痛、重痛或痛无休止，且有外感史并伴外感表证，为外感头痛。一般起病缓慢、反复发作，病程较长，呈胀痛、刺痛、空痛、昏痛或隐隐而痛，多无外感史，为内伤头痛。外伤性头痛多有头部外伤史。

必要时进行精神和心理检查，同时结合头颅 CT 或 MRI 检查、脑电图检查以及腰椎穿刺脑脊液检查等，有助于对头痛原因的鉴别。

**2. 病证鉴别** 本病应与真头痛、中风等病相区别。真头痛为头痛的一种特殊类型，病情危重，常呈突发性剧烈头痛，持续不解且阵发加重，多伴有喷射状呕吐，甚者可见肢厥、抽搐等症，病情凶险，应与一般头痛相区别。中风是以突发半身不遂、肌肤不仁、口舌㖞斜、言语不利，甚则突然昏仆、不省人事为主要表现，可伴有头痛等症，但头痛无半身不遂等见症。

**3. 辨证论治**

| 证型 | 证候 | 治法 | 代表方剂 |
|------|------|------|----------|
| 风寒头痛 | 头痛起病较急，痛连项背，恶风畏寒，遇风受寒加重，常喜裹头，口不渴，或兼鼻塞流清涕等症，舌苔薄白，脉浮或浮紧 | 疏风散寒 | 川芎茶调散加减 |

续表

| 证型 | 证候 | 治法 | 代表方剂 |
|------|------|------|----------|
| 风热头痛 | 头痛而胀，甚则头痛如裂，发热恶风，面红目赤，口渴喜饮，大便不畅或便秘，小便黄，舌红苔黄，脉浮数 | 祛风清热 | 芎芷石膏汤加减 |
| 风湿头痛 | 头痛如裹，肢体困重，胸闷纳呆，大便溏薄，小便不利，苔白腻，脉濡滑 | 祛风胜湿 | 羌活胜湿汤加减 |
| 肝阳头痛 | 头痛而眩，时作筋掣，两侧为甚，心烦易怒，睡眠不宁，胁痛，面红目赤，口苦，舌红，苔薄黄，脉弦有力或弦细数 | 平肝潜阳 | 天麻钩藤饮加减 |
| 肾虚头痛 | 头痛且空，每兼眩晕，腰痛酸软，神疲乏力，遗精带下，耳鸣少寐，舌红少苔，脉细无力 | 补肾填精 | 大补元煎加减 |
| 血虚头痛 | 头痛而晕，心悸不宁，面色少华，神疲乏力，舌质淡，苔薄，脉细 | 养血滋阴 | 加味四物汤加减 |
| 痰浊头痛 | 头痛昏蒙，胸脘满闷，纳呆呕恶，舌苔白腻，脉滑数或弦滑 | 化痰降逆 | 半夏白术天麻汤加减 |
| 瘀血头痛 | 头痛经久不愈，痛处固定不移，痛如锥刺，或有头部外伤史，舌紫或有瘀斑、瘀点，苔薄白，脉沉细或涩 | 化瘀通窍 | 通窍活血汤加减 |

**考点78 ★★ 眩晕**

**1. 辨病思路** 在临床上脑动脉硬化症、高血压病、椎 – 基底动脉供血不足、低血压、低血糖、贫血、慢性充血性心力衰竭、梅尼埃病等均可表现以头晕目眩为主要症状。

（1）**脑动脉硬化症**　多见于60岁左右的中老年人，眩晕缠绵难愈，常伴有记忆力减退、腰膝酸软。头颅影像学检查可见脑沟变宽，少数患者可发展为痴呆。

（2）**高血压病**　有血压的升高（舒张压升高、收缩压升高，或二者共同升高）。常伴面部潮红、性情焦躁、失眠等症状。

（3）**椎－基底动脉供血不足**　眩晕多伴复视、共济失调、平衡障碍、偏瘫等，脑多普勒可见动脉血流改变。

（4）**低血压**　临床特点是血压的下降低于正常标准，常伴面色苍白、乏力、汗出，眩晕症状的出现常与体位的改变相关。

（5）**低血糖**　低血糖是以患者血清中糖的浓度降低为特点，除了头晕目眩、面色苍白、乏力外，甚至出现晕厥。

（6）**贫血**　外周血液在单位体积中的血红蛋白浓度、红细胞计数和／或红细胞压积低于正常最低值，其中以血红蛋白的浓度最重要。皮肤、黏膜苍白是各种贫血的共同特点，心悸、气短是贫血的常见症状。

（7）**慢性充血性心力衰竭**　由于心脏排血量的降低、循环淤血，导致大脑血液灌注不足引起头晕目眩，常有心脏病史、心衰体征，心脏B超有助鉴别。

（8）**梅尼埃病**　梅尼埃病是由于内耳前庭系统病变引起的，以眩晕及共济失调的临床表现为特征，有耳鸣和听力下降。

## 2. 辨证论治

| 证型 | 证候 | 治法 | 代表方剂 |
|---|---|---|---|
| 肝阳上亢证 | 眩晕耳鸣，头胀痛，急躁易怒，失眠多梦，脉弦，或兼面红、目赤、口苦、便秘尿赤，舌红苔黄，脉弦数，或兼腰膝酸软，健忘，遗精，舌红少苔，脉弦而数，甚或眩晕欲仆，泛泛欲呕，头痛如掣，肢麻震颤，语言不利，步履不正 | 平肝潜阳，清热息风 | 天麻钩藤饮或羚羊角汤加减 |
| 气血亏虚证 | 眩晕，动则加剧，劳累即发，神疲懒言，气短声低，面白少华，心悸失眠，纳减，或兼食后腹胀，大便溏薄，或兼畏寒肢冷，唇甲淡白，或兼诸失血症，舌质淡胖嫩，边有齿印，苔少或厚，脉细或虚大 | 补益气血，健运脾胃 | 八珍汤加减 |
| 肾精不足证 | 眩晕，精神萎靡，腰膝酸软，或遗精、滑泄、耳鸣、发落、齿摇、少寐多梦、健忘，舌瘦嫩或嫩红，少苔或无苔，脉弦细或弱或细数 | 补益肾精，充养脑髓 | 河车大造丸加减 |
| 痰浊内蕴证 | 眩晕，倦怠或头重如蒙，胸闷恶心，呕吐痰涎，少食多寐，舌胖，苔白腻，脉弦滑 | 燥湿祛痰，健脾和胃 | 半夏白术天麻汤加减 |
| 瘀血阻窍证 | 眩晕，头痛，兼见健忘，失眠，心悸，精神不振，耳鸣耳聋，面唇紫暗，舌暗有瘀斑，脉涩或细涩 | 祛瘀生新，活血通窍 | 通窍活血汤加减 |

## 考点79 ★★ 呕吐

### 辨证论治

（1）实证

| 证型 | 证候 | 治法 | 代表方剂 |
|------|------|------|----------|
| 外邪犯胃证 | 突然呕吐，胸脘满闷，恶寒发热，头身疼痛，舌苔白腻，脉濡缓 | 疏邪解表，化湿和中 | 藿香正气散加减 |
| 饮食停滞证 | 呕吐酸腐，脘腹胀满，嗳气厌食，大便或溏或结，舌苔厚腻，脉滑实 | 消食化滞，和胃降逆 | 保和丸加减 |
| 痰饮内阻证 | 呕吐清水痰涎，脘闷不食，头眩心悸，舌苔白腻，脉滑 | 温中化饮，和胃降逆 | 小半夏汤合苓桂术甘汤加减 |
| 肝气犯胃证 | 呕吐吞酸，嗳气频繁，胸胁胀痛，舌质红，苔薄腻，脉弦 | 疏肝理气，和胃降逆 | 四七汤加减 |

（2）虚证

| 证型 | 证候 | 治法 | 代表方剂 |
|------|------|------|----------|
| 脾胃虚弱证 | 食欲不振，食入难化，恶心呕吐，脘部痞闷，大便不畅，舌苔白滑，脉象虚弦 | 健脾益气，和胃降逆 | 香砂六君子汤加减 |
| 脾胃阳虚证 | 饮食稍多即吐，时作时止，面白，倦怠乏力，喜暖恶寒，四肢不温，口干而不欲饮，大便溏薄，舌质淡，脉濡弱 | 温中健脾，和胃降逆 | 理中汤加减 |

续表

| 证型 | 证候 | 治法 | 代表方剂 |
|------|------|------|----------|
| 胃阴不足证 | 呕吐反复发作，或时作干呕，似饥而不欲食，口燥咽干，舌红少津，脉象细数 | 滋养胃阴，降逆止呕 | 麦门冬汤加减 |

## 考点 80 ★★ 黄疸（2020 年新增考点）

**1. 辨证思路**

（1）*黄疸性肝炎* 黄疸性肝炎是由多种肝炎病毒引起的常见传染病。具有传染性强、传播途径复杂、流行面广、发病率较高等特点，临床以乏力、食欲减退、恶心、厌油、茶色尿、肝功能损害为主要表现，病原学检查一般为阳性。

（2）*溶血性黄疸* 有药物或感染的诱因，常有红细胞本身缺陷，表现为贫血、血红蛋白尿，网织红细胞增多，血清间接胆红素升高，粪、尿中尿胆原增多。

（3）*梗阻性黄疸* 肝肿大较常见，胆囊肿大常见，肝功能改变较轻，有原发病的症状、体征，如胆绞痛、Murphy 征阳性、腹内肿块，实验室检查如血清碱性磷酸酶和胆固醇显著上升，X 线及超声检查发现胆石症、肝内外胆管扩张等。

（4）*钩端螺旋体病* 有疫水接触史，急起发热，有结膜充血、腓肠肌压痛、淋巴结肿大等症状，白细胞计数增多，血清学及病原体检查可资鉴别。

（5）*肝癌* 常有肝区疼痛，肝脏呈进行性增大、质硬，甲胎蛋白增高，B 超及 CT 有诊断价值。

## 2. 中医辨证论治

（1）阳黄

| 证型 | 证候 | 治法 | 代表方剂 |
|------|------|------|----------|
| 湿热兼表证 | 黄疸初起，轻度目黄或不明显，恶寒发热，皮肤瘙痒，肢体困重，乏力，咽喉红肿疼痛，脘痞恶心，舌苔薄腻，脉濡数 | 清热化湿解表 | 甘露消毒丹合麻黄连翘赤小豆汤 |
| 热重于湿证 | 身目俱黄，色泽鲜明，发热口渴，或见心中懊恼，腹部胀满，口干，口苦，恶心呕吐，胁胀痛而拒按，小便黄赤、短少，大便秘结，舌红，苔黄腻，脉弦滑或滑数 | 清热利湿 | 茵陈蒿汤加减 |
| 湿重于热证 | 身目俱黄，其色不甚鲜明，无发热或身热不扬，头重身困，胸脘痞满，食欲减退，恶心呕吐，厌食油腻，腹胀，便溏，小便短黄，舌苔厚腻微黄，脉濡缓或弦滑 | 利湿化浊 | 茵陈四苓散加减 |
| 胆腑郁热证 | 身目黄染，右胁疼痛，牵引肩背，发热或寒热往来，口苦口渴，恶心呕吐，大便秘结，小便黄赤短少，舌红苔黄腻，脉弦数 | 清泄胆热 | 大柴胡汤加减 |

续表

| 证型 | 证候 | 治法 | 代表方剂 |
|---|---|---|---|
| **热毒炽盛证（急黄）** | 起病急骤，黄疸迅速加深，其色金黄鲜明，高热烦渴，呕吐频作，胁痛腹满，神昏谵语，或见衄血、便血，或肌肤出现瘀斑，尿少便结，舌质红绛，苔黄而燥，脉弦数或细数 | 清热解毒 | 犀角散加减，神昏配服紫雪丹或安宫牛黄丸 |

（2）阴黄

| 证型 | 证候 | 治法 | 代表方剂 |
|---|---|---|---|
| **寒湿困脾证** | 身目俱黄，黄色晦暗，或如烟熏，头重身困，恶心纳少，脘痞腹胀，大便不实，神疲畏寒，舌质淡，苔白腻，脉濡缓 | 温中散寒，健脾渗湿 | 茵陈术附汤加减 |
| **脾虚血亏证** | 面色萎黄，身体虚弱，肌肤不荣，面容憔悴，神疲乏力，气短懒言，纳食少，大便溏薄，舌淡瘦小或灰暗，脉虚 | 健脾益气 | 黄芪建中汤加减 |

173

## 考点 81 ★★ 腹痛

### 辨证论治

| 证型 | 证候 | 治法 | 代表方剂 |
|---|---|---|---|
| 寒邪内阻证 | 腹痛拘急，遇寒痛甚，得温痛减，口淡不渴，形寒肢冷，小便清长，大便清稀或秘结，舌质淡，苔白腻，脉沉紧 | 散寒温里，理气止痛 | 良附丸合正气天香散加减 |
| 湿热壅滞证 | 腹痛拒按，烦渴引饮，大便秘结，或溏滞不爽，潮热汗出，小便短黄，舌质红，苔黄燥或黄腻，脉滑数 | 泄热通腑，行气导滞 | 大承气汤加减 |
| 饮食积滞证 | 脘腹胀满，疼痛拒按，嗳腐吞酸，厌食呕恶，痛而欲泻，泻后痛减，或大便秘结，舌苔厚腻，脉滑 | 消食导滞，理气止痛 | 枳实导滞丸加减 |
| 肝郁气滞证 | 腹痛胀闷，痛无定处，痛引少腹，或兼痛窜两胁，时作时止，得嗳气或矢气则舒，遇忧思恼怒则剧，舌质红，苔薄白，脉弦 | 疏肝解郁，理气止痛 | 柴胡疏肝散加减 |
| 瘀血内停证 | 腹痛较剧，痛如针刺，痛处固定，经久不愈，舌质紫暗，脉细涩 | 活血化瘀，和络止痛 | 少腹逐瘀汤加减 |
| 中虚脏寒证 | 腹痛绵绵，时作时止，喜温喜按，形寒肢冷，神疲乏力，气短懒言，胃纳不佳，面色无华，大便溏薄，舌质淡，苔薄白，脉沉细 | 温中补虚，缓急止痛 | 小建中汤加减 |

## 考点 82 ★★ 泄泻

**辨证论治**

（1）暴泻

| 证型 | 证候 | 治法 | 代表方剂 |
|------|------|------|----------|
| 寒湿内盛证 | 泄泻清稀，甚则如水样，脘闷食少，腹痛肠鸣，或兼外感风寒，则恶寒、发热、头痛、肢体酸痛，舌苔白或白腻，脉濡缓 | 芳香化湿，解表散寒 | 藿香正气散加减 |
| 湿热伤中证 | 泄泻腹痛，泻下急迫，或泻而不爽，粪色黄褐，气味臭秽，肛门灼热，烦热口渴，小便短黄，舌质红，苔黄腻，脉滑数或濡数 | 清热燥湿，分利止泻 | 葛根芩连汤加减 |
| 食滞肠胃证 | 腹痛肠鸣，泻下粪便臭如败卵，泻后痛减，脘腹胀满，嗳腐酸臭，不思饮食，舌苔垢浊或厚腻，脉滑 | 消食导滞，和中止泻 | 保和丸加减 |

（2）久泻

| 证型 | 证候 | 治法 | 代表方剂 |
|------|------|------|----------|
| 脾胃虚弱证 | 大便时溏时泻，迁延反复，食少，食后脘闷不舒，稍进油腻食物则大便次数增加，面色萎黄，神疲倦怠，舌质淡，苔白，脉细弱 | 健脾益气，化湿止泻 | 参苓白术散加减 |

| 证型 | 证候 | 治法 | 代表方剂 |
|------|------|------|----------|
| 肾阳虚衰证 | 黎明前脐腹作痛，肠鸣即泻，完谷不化，腹部喜暖，泻后则安，形寒肢冷，腰膝酸软，舌淡苔白，脉沉细 | 温肾健脾，固涩止泻 | 四神丸加减 |
| 肝气乘脾证 | 泄泻肠鸣，腹痛攻窜，矢气频作，伴有胸胁胀闷，嗳气食少，每因抑郁恼怒或情绪紧张而发，舌淡红，脉弦 | 抑肝扶脾 | 痛泻要方加减 |

## 考点 83 ★★ 便秘

### 辨证论治

（1）实秘

| 证型 | 证候 | 治法 | 代表方剂 |
|------|------|------|----------|
| 热秘 | 大便干结，腹胀腹痛，口干口臭，面红心烦，或有身热，小便短赤，舌红，苔黄燥，脉滑数 | 泄热导滞，润肠通便 | 麻子仁丸加减 |
| 气秘 | 大便干结，或不甚干结，欲便不得出，或便而不爽，肠鸣矢气，腹中胀痛，嗳气频作，纳食减少，胸胁痞满，舌苔薄腻，脉弦 | 顺气导滞 | 六磨汤加减 |
| 冷秘 | 大便艰涩，腹痛拘急，胀满拒按，胁下偏痛，手足不温，呃逆呕吐，舌苔白腻，脉弦紧 | 温里散寒，通便止痛 | 温脾汤合半硫丸加减 |

（2）虚秘

| 证型 | 证候 | 治法 | 代表方剂 |
|------|------|------|----------|
| 气虚秘 | 大便并不干硬，虽有便意，但排便困难，用力努挣则汗出短气，便后乏力，面白神疲，肢倦懒言，舌淡苔白，脉弱 | 益气润肠 | 黄芪汤加减 |
| 血虚秘 | 大便干结，面色无华，头晕目眩，心悸气短，健忘，口唇色淡，舌淡苔白，脉细 | 养血润燥 | 润肠丸加减 |
| 阴虚秘 | 大便干结，如羊矢状，形体消瘦，头晕耳鸣，两颧红赤，心烦少眠，潮热盗汗，腰膝酸软，舌红少苔，脉细数 | 滋阴通便 | 增液汤加减 |
| 阳虚秘 | 大便干或不干，排出困难，小便清长，面色㿠白，四肢不温，腹中冷痛，或腰膝酸冷，舌淡苔白，脉沉迟 | 温阳通便 | 济川煎加减 |

考点 84 ★ 胁痛

**1. 辨病思路**

（1）病毒性肝炎 胁痛以右侧为主者，多与肝胆疾患相关。检测肝功能指标以及甲、乙、丙、丁、戊等各型肝炎病毒指标，有助于病毒性肝炎的诊断。

（2）肝硬化 慢性肝炎病史及症状可供参考。如有典型蜘蛛痣、肝掌应高度怀疑。肝质地较硬或不平滑和 / 或脾大，超过肋下 2 cm，质硬，而无其他原因解释，是诊断早期肝硬化的依据。肝功能可以正常。蛋白电泳或可异常，单氨氧化酶、血清P－Ⅲ－P升高有助诊断。必要时肝穿病理检查或腹腔镜检查以利确诊。

（3）肝癌　肝区疼痛、消瘦、进行性肝大，甲胎蛋白检测和B型超声等影像学检查有助于诊断。

（4）胆囊炎

1）急性胆囊炎：①多以食用油腻食物为诱因。②突发右上腹持续性剧烈疼痛伴阵发性加重，可向右肩胛部放射，常有恶心、呕吐、发热。③右上腹有压痛、肌紧张，墨菲征阳性，少数可见黄疸。④白细胞及中性粒细胞计数增高，血清黄疸指数和胆红素可能增高。⑤B超可见胆囊肿大，胆囊壁增厚或毛糙，囊内有浮动光点，伴有结石时可见结石影像。⑥X线检查胆囊区腹部平片可有胆囊增大阴影。

2）慢性胆囊炎：①持续性右上腹钝痛或不适感，或伴有右肩胛区疼痛。②有恶心、嗳气、反酸、腹胀和胃部灼热等消化不良症状，进食油腻食物后加重。③病程长，病情经过有急性发作和缓解交替的特点。④胆囊区可有轻度压痛和叩击痛。⑤胆汁中黏液增多，白细胞成堆，细菌培养阳性。⑥B超可见胆囊结石，胆囊壁增厚，胆囊缩小或变形。⑦胆囊造影可见胆结石，胆囊缩小或变形，胆囊收缩功能不良，或胆囊显影淡薄等。

（5）急性渗出性胸膜炎　临床表现主要为中度发热、初起胸痛以后减轻、呼吸困难。体格检查、X线检查及超声波检查可做出胸液的诊断。诊断性胸腔穿刺，胸液的常规检查、生化检查和细菌培养等为诊断的必要措施。

**2.辨证论治**

| 证型 | 证候 | 治法 | 代表方剂 |
|------|------|------|----------|
| 肝郁气滞证 | 胁肋胀痛，走窜不定，甚则引及胸背肩臂，疼痛每因情志变化而增减，胸闷腹胀，嗳气频作，得嗳气而胀痛稍舒，纳少口苦，舌苔薄白，脉弦 | 疏肝理气 | 柴胡疏肝散加减 |
| 肝胆湿热证 | 胁肋胀痛或灼热疼痛，口苦口黏，胸闷纳呆，恶心呕吐，小便黄赤，大便不爽，或兼有身热恶寒，身目发黄，舌红苔黄腻，脉弦滑数 | 清热利湿 | 龙胆泻肝汤加减 |
| 瘀血阻络证 | 胁肋刺痛，痛有定处，痛处拒按，入夜痛甚，胁肋下或见有癥块，舌质紫暗，脉象沉涩 | 祛瘀通络 | 血府逐瘀汤或复元活血汤加减 |
| 肝络失养证 | 胁肋隐痛，悠悠不休，遇劳加重，口干咽燥，心中烦热，头晕目眩，舌红少苔，脉细弦而数 | 养阴柔肝 | 一贯煎加减 |

**考点 85 ★ 水肿**

**1.辨病思路** 过多的体液在组织间隙或体腔中积聚称为水肿，按病因分类常见的有肾源性、心源性、肝源性、营养不良性、内分泌性和特发性水肿等，临床均可参照本部分内容辨证论治。

（1）**肾性水肿** 肾性水肿的特点是疾病早期只于早晨起床时发现眼睑或颜面浮肿，后来才扩布至全身，由于肾脏疾病的不同，所以引起的水肿表现也有很大差异，肾性水肿在临床常见于肾病综合征、急性肾小球肾炎和慢性肾小球肾炎的患者。

1）肾病综合征肾病性水肿：常表现为全身高度水肿，而眼睑、面部更显著，尿液中含大量蛋白质并可见多量脂性和蜡样管型，但无血尿，血浆白蛋白减少，胆固醇增加。

2）急性肾炎：其水肿的程度多为轻度或中度，有时仅限于颜面或眼睑，水肿可以骤起，迅即发展到全身，急性期（2～4周）过后，水肿可以消退。

3）慢性肾炎：一般不如急性肾炎水肿明显且多见，有时水肿仅限于眼睑，患者除水肿外常见有轻度血尿、中度蛋白尿及管型尿，肾功能显著受损，血压升高，特别是舒张压升高。

（2）心源性水肿　心脏机能障碍而引起的水肿，常见于风湿病、高血压病、梅毒等各种病因，以及瓣膜、心肌等各种病变引起的充血性心力衰竭、缩窄性心包炎等。轻度的心源性水肿可以仅表现为踝部有些浮肿。重度病例不仅两下肢有水肿，上肢、胸部、背部、面部均可发生，甚至出现胸腔、腹腔及心包腔积液。心脏病患者由于心功能障碍，多呈现端坐呼吸，被迫采取坐位或半坐位，因此心源性水肿多出现在两下肢的足部、踝部，骶骨部及阴囊等处，明显受体位的影响。水肿的程度与心功能的发展和变化密切相关，心力衰竭好转水肿将明显减轻。

（3）肝源性水肿　往往以腹水为主要表现，而两下肢足、踝等部位表现却不明显，多有慢性肝炎的病史，肝、脾肿大，质硬，腹壁有侧支循环，食管静脉曲张，有些患者皮肤可见蜘蛛痣和肝掌。实验室检查可见肝功能明显受损，血浆白蛋白降低。

（4）营养不良性水肿　营养不良性水肿是由于营养物质缺乏所引起，水肿发生较慢，其分布一般是从组织疏松处开始，然后扩展到全身皮下。当水肿发展到一定程度之后，低垂部位如两下肢水肿表现明显。营养不良性水肿患者血浆白蛋白降低，尿液正常，血压不高，常合并有贫血及乏力，营养改善后水肿应消退。

（5）内分泌性水肿　内分泌性水肿指内分泌激素过多或过少干扰了水盐代谢或体液平衡而引起的水肿。

1）垂体前叶功能减退症：此症多由产后大出血引起，国内报告此症病人 45% 表现有水肿，并有皮肤增厚、干而有鳞屑，毛发脱落。

2）肾上腺皮质功能亢进：糖皮质激素以皮质醇为代表，皮质醇分泌过多的综合征即库欣综合征。皮质醇可促进肾远曲小管及肠壁等对钠的重吸收，因而分泌过多可致水肿，继发性醛固酮分泌增多往往是许多全身性水肿（如心源性水肿、肾性水肿等）发病的重要因素之一。

3）甲状腺功能异常：甲状腺功能低下及甲状腺功能亢进二者均可出现水肿，且均为黏液性水肿，患者常表现为颜面和手足浮肿，皮肤粗厚，呈苍白色。甲状腺功能亢进患者可出现眼睑和眼窝周围组织肿胀，眼裂增宽，且眼球突出，结膜可有水肿，颈前区局部皮肤增厚，称颈前区黏液性水肿。

（6）特发性水肿　特发性水肿为一种原因尚不明的全身性水肿，只见于女性，且以中年妇女占多数。水肿受体位的影响且呈昼夜周期性波动，病人在晨起时仅表现轻微的眼睑、面部及两手浮肿，随着起立及白天时间的推移，水肿将移行到身体下半部，足、踝部有明显凹陷性水肿。一般到傍晚时水肿最为明显，一昼夜体重的增减可超过 1.4kg，因此每天多次称量体重是诊断的重要依据之一。立卧位水试验有助于此病的诊断，立位时的尿量低于卧位时尿量的 50% 以上即可认为异常，有诊断意义。

**2. 辨证论治**

（1）阳水

| 证型 | 证候 | 治法 | 代表方剂 |
|---|---|---|---|
| 风水泛滥证 | 眼睑浮肿，继则四肢全身皆肿，来势迅速，多有恶风发热、肢节酸楚、小便不利等症，偏于风热者，伴咽喉红肿疼痛，舌质红，脉浮滑数，偏于风寒者，兼恶寒、咳喘，舌苔薄白，脉浮滑或浮紧，如水肿较甚，亦可见沉脉 | 散风清热，宣肺行水 | 越婢加术汤加减 |
| 湿毒浸淫证 | 眼睑头面浮肿，延及全身，皮肤光亮，尿少色赤，身发疮痍，甚者溃烂，恶风发热，舌质红，苔薄黄，脉浮数或滑数 | 宣肺解毒，利湿消肿 | 麻黄连翘赤小豆汤合五味消毒饮加减 |
| 水湿浸渍证 | 全身水肿，按之没指，小便短少，身体困重，胸闷，纳呆，泛恶，腹胀，苔白腻，脉沉缓，起病缓慢，病程较长 | 健脾化湿，通阳利水 | 五皮饮合胃苓汤加减 |
| 湿热壅盛证 | 遍体浮肿，皮肤绷急光亮，胸脘痞闷，烦热口渴，小便短赤，或大便干结，舌红，苔黄腻，脉沉数或濡数 | 分利湿热 | 疏凿饮子加减 |

（2）阴水

| 证型 | 证候 | 治法 | 代表方剂 |
|---|---|---|---|
| 脾阳虚衰证 | 水肿日久，腰以下为甚，按之凹陷不易恢复，脘腹胀闷，纳呆便溏，面色萎黄，神疲乏力，四肢倦怠，小便短少，舌质淡，苔白腻或白滑，脉沉缓或沉弱 | 温运脾阳，以利水湿 | 实脾饮加减 |

续表

| 证型 | 证候 | 治法 | 代表方剂 |
|---|---|---|---|
| 肾阳衰微证 | 水肿反复消长不已，面浮身肿，腰以下肿甚，按之凹陷不起，腰部冷痛酸重，尿量减少，四肢厥冷，怯寒神疲，面色灰滞或㿠白，甚者心悸胸闷，喘促难卧，腹大胀满，舌质淡胖，苔白，脉沉细或沉迟无力 | 温肾助阳，化气行水 | 济生肾气丸合真武汤加减 |
| 瘀水互结证 | 水肿延久不退，肿势轻重不一，四肢或全身浮肿，以下肢为主，皮肤瘀斑，腰部刺痛，或伴血尿，舌质紫暗或有瘀斑，苔白，脉沉细涩 | 活血祛瘀，化气行水 | 桃红四物汤合五苓散加减 |

## 考点86 ★ 郁证

**1. 辨病思路** 根据临床表现及病因特点，郁证主要见于西医学的神经衰弱、癔病、焦虑症等，也可见于更年期综合征及反应性精神病。当这些疾病以郁证为主要表现时，可参考本节论治。

（1）更年期综合征 多发于45～52岁女性，伴有潮热、出汗、头痛、耳鸣、眼花等自主神经紊乱的症状，有性激素水平的改变。

（2）抑郁症 女性多于男性，表现为心情压抑，郁闷沮丧，失望，缺乏信心，心理测试、抑郁量表检查有助于鉴别。

（3）癔病 又称歇斯底里症，表现多样，起病急骤，常在精神因素刺激下发病，心理测试和人格调查有助于鉴别。

（4）反应性精神病 发病前有强烈精神刺激因素，症状内容与精神刺激因素明显相关，以妄想、严重情绪障碍为主要症状，排除病因或改变环境后症状迅速缓解。

（5）焦虑证　常发生于中青年群体中，表现为无事实根据和明确客观对象及具体观念内容的提心吊胆和恐惧不安，伴有自主神经症状和肌肉紧张，以及运动性不安，心理测试、焦虑量表检查有助于识别。

**2. 辨证论治**

| 证型 | 证候 | 治法 | 代表方剂 |
|------|------|------|----------|
| 肝气郁结证 | 精神抑郁，情绪不宁，胸部满闷，胁肋胀痛，痛无定处，脘闷嗳气，不思饮食，大便不调，舌质淡红，苔薄腻，脉弦 | 疏肝解郁，理气畅中 | 柴胡疏肝散加减 |
| 气郁化火证 | 性情急躁易怒，胸胁胀满，口苦而干，或头痛，目赤，耳鸣，或嘈杂吞酸，大便秘结，舌质红，苔黄，脉弦数 | 疏肝解郁，清肝泻火 | 丹栀逍遥散加减 |
| 痰气郁结证 | 精神抑郁，胸部闷塞，胁肋胀满，咽中如有物梗塞，吞之不下，咯之不出，苔白腻，脉弦滑 | 行气开郁，化痰散结 | 半夏厚朴汤加减 |
| 心神失养证 | 精神恍惚，心神不宁，多疑易惊，悲忧善哭，喜怒无常，或时时欠伸，或手舞足蹈，骂詈喊叫，舌质淡，苔薄白，脉弦 | 甘润缓急，养心安神 | 甘麦大枣汤加减 |
| 心脾两虚证 | 多思善疑，头晕神疲，心悸胆怯，失眠健忘，纳差，面色不华，舌质淡，苔薄白，脉细 | 健脾养心，补益气血 | 归脾汤加减 |

续表

| 证型 | 证候 | 治法 | 代表方剂 |
|------|------|------|----------|
| 心肾阴虚证 | 情绪不宁，心悸，健忘，失眠，多梦，五心烦热，盗汗，口咽干燥，舌红少津，脉细数 | 滋养心肾，养心安神 | 天王补心丹合六味地黄丸加减 |

## 考点87 ★★★　血证

**1. 辨病思路**　西医学中许多急慢性疾病所引起的出血都可归属于中医血证。如：支气管扩张、肺结核等所引起的咯血；二尖瓣狭窄等引起的咯血；十二指肠溃疡、肝硬化、溃疡性结肠炎等所引起的呕血、便血；急性肾小球肾炎、急性肾盂肾炎、肾结核等所引起的尿血；特发性血小板减少性紫癜、过敏性紫癜及其他出血性疾病所引起的皮肤、黏膜和内脏的出血等均可按血证进行辨证论治。

（1）**支气管扩张**　多发生在幼年，常继发于麻疹、百日咳后的支气管炎；慢性反复咳嗽、咳大量脓痰；两肺下部可闻及固定性湿啰音；支气管碘油造影可确诊。

（2）**肺结核**　常有咳嗽，多干咳或少痰，不同程度的咯血；有低热、乏力、盗汗等全身中毒症状；湿啰音多位于肺上部；X线检查有肺结核特征；结核菌素纯蛋白衍生物（PPD）阳性；痰结核菌培养阳性是诊断肺结核的主要依据。

（3）**二尖瓣狭窄**　常有呼吸困难，可有咯血甚或咳粉红色泡沫样痰；心尖区有"隆隆"样舒张期杂音；第一心音亢进和开瓣音；可有肺动脉高压和右心室增大的心脏体征；X线及心电图显示左心房增大；超声心动图检查可确诊。

（4）**胃及十二指肠溃疡**　多发生于秋冬和冬春之交；

有慢性周期性节律性上腹痛史；X线钡餐检查出现龛影是诊断的可靠依据；胃镜检查优于X线钡餐检查。

（5）肝硬化 有病毒性肝炎、长期饮酒等病史；有肝功能减退和门脉高压的临床表现；肝功能试验常有阳性发现；肝活组织检查见假小叶形成有确诊价值。

（6）溃疡性结肠炎 多呈反复发作慢性病程；表现为腹泻、黏液脓血便、腹痛；X线钡剂灌肠检查和结肠检查有特征性改变。

（7）急性肾小球肾炎 于链球菌感染或其他细菌感染之后2～3周发病；可有水肿、高血压及全身表现；有少尿、血尿、蛋白尿等明显的尿改变；尿沉渣检查可见多量红细胞，甚至有红细胞管型。

（8）肾结核 有尿频、尿急、尿痛，一般抗菌药治疗无效；尿培养结核菌阳性，尿沉渣可找到结核抗酸杆菌；血清结核菌抗体测定阳性；静脉肾盂造影可发现结核病灶X线征象；部分患者可有肺、睾丸等肾外结核。

（9）特发性血小板减少性紫癜 广泛出血累及皮肤黏膜及内脏；多次检查血小板计数减少；骨髓巨核细胞增多或正常，有成熟障碍；血小板相关抗体（PAIg）及血小板相关补体阳性；血小板生存时间缩短。

（10）过敏性紫癜 发病前1～3周有低热、咽痛、全身不适或上呼吸道感染史；典型四肢皮肤紫癜，可伴腹痛、关节肿痛和血尿；血小板计数、血小板功能及凝血检查正常。

**2. 辨证论治**

（1）鼻衄

| 证型 | 证候 | 治法 | 代表方剂 |
|------|------|------|----------|
| 风热伤肺证 | 鼻燥而衄，血色鲜红，恶寒发热，口干咽燥，咳嗽痰黄，舌质红，苔薄黄，脉数 | 清肺泄热，凉血止血 | 桑菊饮加减 |
| 肝火上炎证 | 鼻衄目赤，烦躁易怒，头痛眩晕，口苦耳鸣，舌质红，苔黄，脉弦数 | 清肝泻火，凉血止血 | 栀子清肝汤加减 |
| 胃热炽盛证 | 鼻衄色红，鼻燥口臭，胃脘不适，口渴引饮，烦躁不安，便秘，舌质红，苔黄，脉数 | 清胃泻火，凉血止血 | 玉女煎加减 |
| 气血亏虚证 | 鼻衄或兼肌衄、齿衄，血色淡红，神疲乏力，心悸气短，夜难成寐，面白头晕，舌质淡，苔白，脉细或弱 | 益气摄血 | 归脾汤加减 |

（2）齿衄

| 证型 | 证候 | 治法 | 代表方剂 |
|------|------|------|----------|
| 胃火炽盛证 | 齿衄血色鲜红，齿龈红肿疼痛，口渴欲饮，头痛口臭，大便秘结，舌质红，苔黄，脉洪数 | 清胃泻火，凉血止血 | 清胃散合泻心汤加减 |
| 阴虚火旺证 | 齿衄血色淡红，齿摇龈浮，头晕目眩，舌质红，苔少，脉细数 | 滋阴降火，凉血止血 | 知柏地黄丸合茜根散加减 |

（3）咯血

| 证型 | 证候 | 治法 | 代表方剂 |
|------|------|------|----------|
| 燥热犯肺证 | 喉痒咳嗽，痰中带血，口干鼻燥，或有发热，咯痰不爽，舌质红，苔薄黄，脉数 | 清热润肺，宁络止血 | 桑杏汤加减 |
| 阴虚肺热证 | 咳嗽少痰，痰中带血或血色鲜红，反复咯血，口干咽燥，两颧红赤，潮热盗汗，舌质红，苔少，脉细数 | 滋阴润肺，凉血止血 | 百合固金汤加减 |
| 肝火犯肺证 | 咳嗽阵作，痰中带血，或纯血鲜红，胸胁牵痛，烦躁易怒，口苦目赤，舌质红，苔薄黄，脉弦数 | 清肝泻肺，凉血止血 | 泻白散加黛蛤散加减 |

（4）吐血

| 证型 | 证候 | 治法 | 代表方剂 |
|------|------|------|----------|
| 胃中积热证 | 胃脘灼热作痛，吐血鲜红或紫暗，或夹有食物残渣，便秘而黑，口臭，舌质红，苔黄而干，脉数 | 清胃泄热，凉血止血 | 泻心汤合十灰散加减 |
| 气虚血溢证 | 吐血缠绵不止，时轻时重，血色淡暗，体倦神疲，面色苍白，心悸气短，舌质淡，苔白，脉细弱 | 益气摄血 | 归脾汤加减 |
| 肝火犯胃证 | 吐血色红或紫暗，脘胁胀痛，目赤口干，烦躁易怒，寐少梦多，舌质红，苔黄，脉弦数 | 泻肝清胃，凉血止血 | 龙胆泻肝汤加减 |

（5）便血

| 证型 | 证候 | 治法 | 代表方剂 |
|---|---|---|---|
| 肠道湿热证 | 便血鲜红，大便不畅，腹痛，口苦，纳谷不香，舌质红，苔黄腻，脉滑数 | 清热化湿，凉血止血 | 地榆散合槐角丸加减 |
| 脾胃虚寒证 | 便血紫暗或色黑，脘腹隐痛，喜按喜暖，便溏纳差，畏寒肢冷，面色无华，神疲懒言，舌质淡，苔白，脉细 | 温阳健脾，养血止血 | 黄土汤加减 |

（6）尿血

| 证型 | 证候 | 治法 | 代表方剂 |
|---|---|---|---|
| 下焦热盛证 | 小便黄赤灼热，尿血鲜红，心烦口渴，面赤口疮，夜寐不安，舌质红，苔薄黄，脉数 | 清热泻火，凉血止血 | 小蓟饮子加减 |
| 脾不统血证 | 久病尿血，面色无华，体倦食少，气短声低，或兼见皮肤紫斑、齿衄，舌质淡，脉细弱 | 补脾益气生血 | 归脾汤加减 |
| 肾虚火旺证 | 小便短赤带血，头晕耳鸣，颧红潮热，神疲，腰膝酸软，舌质红，少苔，脉细数 | 滋阴降火，凉血止血 | 知柏地黄丸加减 |
| 肾气不固证 | 久病尿血，血色淡红，头晕耳鸣，腰脊酸痛，神疲乏力，舌质淡，脉弱 | 补益肾气，固摄止血 | 无比山药丸加减 |

（7）紫斑

| 证型 | 证候 | 治法 | 代表方剂 |
|---|---|---|---|
| 血热妄行证 | 皮肤青紫斑点或斑块，或伴有鼻衄、齿衄、便血、尿血、发热口渴，溲赤便秘，烦躁不安，舌质红，苔薄黄，脉弦数 | 清热解毒，凉血止血 | 十灰散加减 |
| 气不摄血证 | 久病不愈，紫斑反复出现，神疲乏力，头晕目眩，面色苍白，食欲不振，舌质淡，苔白，脉细弱 | 补气摄血 | 归脾汤加减 |
| 阴虚火旺证 | 皮肤青紫斑点或斑块，时发止止，常伴齿衄、鼻衄、月经过多，两颧红赤，心烦口渴，手足心热，潮热盗汗，舌质红，苔少，脉细数 | 滋阴降火，宁络止血 | 茜根散加减 |

## 考点88 ★ 痰饮

**1. 辨病思路** 四饮所涉及的疾病颇多，如渗出性胸膜炎、慢性支气管炎、胃肠功能紊乱、心功能不全、肾小球肾炎、肾病综合征等均可参照治疗。

（1）渗出性胸膜炎 胸膜炎是致病因素（通常为病毒或细菌）刺激胸膜所致的胸膜炎症，胸腔内可有液体积聚，最常见的症状为胸痛，胸痛常突然出现，程度差异较大，可为不明确的不适或严重的刺痛，可仅在患者深呼吸或咳嗽时出现，亦可持续存在并因深呼吸或咳而加剧，胸痛为壁层胸膜的炎症所致，通常出现于正对炎症部位的胸壁，亦可表现为腹部、颈部或肩部的牵涉痛，影像学可诊断部位及液体量，常见以下类型：

1）浆液纤维蛋白性胸膜炎：即"渗出性胸膜炎"，为浆液和纤维蛋白渗出积聚于胸腔内，常由结核性胸膜炎、化脓性胸膜炎、肿瘤性胸膜炎所致，胸痛气急为主要表现。

2）结核性胸膜炎：由结核菌从原发综合征的淋巴结经淋巴管到达胸膜，或胸膜下的结核病灶蔓延至胸膜所致，临床主要有结核性干性胸膜炎、结核性渗出性胸膜炎、结核性脓胸，常有胸痛、气急及结核中毒症状。

3）肿瘤性胸膜炎：由胸内或胸外癌肿直接侵犯或转移至胸膜所致，主要表现为胸闷、进行性呼吸困难，并伴原发病灶的相应症状。

4）化脓性胸膜炎：多由肺、食管、腹部感染等蔓延至胸膜所致，表现为恶寒、高热、胸痛、咳嗽和咳吐脓痰。

5）胆固醇性胸膜炎：为胸液中含有大量的游离胆固醇结晶，可能与脂肪代谢障碍有关，临床症状轻微。

6）血胸：指明显的胸腔内出血，是由于自发性气胸、含血管的胸膜粘连撕裂，或出血性胰腺炎等病因所致，主要表现为胸痛、胸闷，甚至休克等症状。

（2）心衰 临床主要表现为呼吸困难、乏力和液体潴留（肺淤血和外周水肿）。

1）急性心力衰竭：急性发作或加重的左心功能异常所致的心肌收缩力降低、心脏负荷加重，造成急性心排血量骤降、肺循环压力升高、周围循环阻力增加，引起肺循环充血而出现急性肺淤血、肺水肿并可伴组织、器官灌注不足和心源性休克的临床综合征，以左心衰竭最为常见。

2）慢性心力衰竭：由于运动耐力下降出现呼吸困难或乏力，可出现腹部或腿部水肿。

（3）肾小球肾炎 见"水肿"。

（4）胃肠功能紊乱 胃肠神经官能症临床表现以胃肠道症状为主，主要有反酸、嗳气、厌食、恶心、呕吐、剑

突下灼热感、食后饱胀、上腹不适或疼痛，每遇情绪变化
则症状加重，肠神经官能症又称肠易激综合征，以肠道症
状为主，如慢性腹泻，大便稀薄，腹中鸣响，腹胀，腹中
上下左右游走状疼痛等。

**2. 中医辨证论治**

| 证型 | | 证候 | 治法 | 代表方剂 |
|---|---|---|---|---|
| 痰饮 | 脾阳虚弱证 | 胸胁支满，心下痞闷，胃中有振水音，脘腹喜温畏冷，泛吐清水痰涎，饮入易吐，口渴不欲饮水，头晕目眩，心悸气短，食少，大便或溏，形体逐渐消瘦，舌苔白滑，脉弦细而滑 | 温脾化饮 | 苓桂术甘汤合小半夏加茯苓汤加减 |
| | 饮留胃肠证 | 心下坚满或痛，自利，利后反快，虽利，心下续坚满，或水走肠间，沥沥有声，腹满，便秘，口舌干燥，舌苔腻，色白或黄，脉沉弦或伏 | 攻下逐饮 | 甘遂半夏汤或己椒苈黄丸加减 |
| 悬饮 | 邪犯胸肺证 | 寒热往来，身热起伏，汗少，或发热不恶寒，有汗而热不解，咳嗽，痰少，气急，胸胁刺痛，呼吸、转侧疼痛加重，心下痞硬，干呕，口苦，咽干，舌苔薄白或黄，脉弦数 | 和解宣利 | 柴枳半夏汤加减 |
| | 饮停胸胁证 | 胸胁疼痛，咳唾引痛，痛势较前减轻，而呼吸困难加重，咳逆气喘，息促不能平卧，或仅能偏卧于停饮的一侧，病侧肋间胀满，甚则可见病侧胸廓隆起，舌苔白，脉沉弦或弦滑 | 泄肺祛饮 | 椒目瓜蒌汤合十枣汤加减 |

| 证型 | | 证候 | 治法 | 代表方剂 |
|---|---|---|---|---|
| 悬饮 | 络气不和证 | 胸胁疼痛，如灼如刺，胸闷不舒，呼吸不畅，或有闷咳，甚则迁延，经久不已，阴雨更甚，可见病侧胸廓变形，舌苔薄，质暗，脉弦 | 理气和络 | 香附旋覆花汤加减 |
| | 阴虚内热证 | 咳呛时作，咳吐少量黏痰，口干咽燥，或午后潮热，颧红，心烦，手足心热，盗汗，或伴胸胁闷痛，病久不复，形体消瘦，舌质偏红，少苔，脉小数 | 滋阴清热 | 沙参麦冬汤合泻白散加减 |
| 溢饮 | 表寒里饮证 | 身体沉重而疼痛，甚则肢体浮肿，恶寒，无汗，或有咳喘，痰多白沫，胸闷，干呕，口不渴，苔白，脉浮紧 | 发表化饮 | 小青龙汤加减 |
| 支饮 | 寒饮伏肺证 | 咳逆喘满不得卧，吐痰白沫量多，经久不愈，天冷受寒加重，甚至引起面浮跗肿，或平素伏而不作，遇寒即发，发则寒热，背痛，腰痛，目泣自出，身体振振瞤动。舌苔白滑或白腻，脉弦紧 | 宣肺化饮 | 小青龙汤加减 |
| | 脾肾阳虚证 | 喘促动则为甚，心悸，气短，或咳而气怯，痰多，食少，胸闷，怯寒肢冷，神疲，少腹拘急不仁，脐下动悸，小便不利，足跗浮肿，或吐涎沫而头目昏眩，舌体胖大，质淡，苔白润或腻，脉沉细而滑 | 温脾补肾，以化水饮 | 金匮肾气丸合苓桂术甘汤加减 |

**考点 89 ★　自汗盗汗**

**1. 辨病思路**　汗证可见于西医学多种疾病，如甲状腺功能亢进症、神经症、结核病、佝偻病、震颤麻痹、低血糖、虚脱、休克及某些传染病等的发热期和恢复期等，汗多成为主要症状，均可参考本书进行辨证论治。

（1）甲状腺功能亢进症　女性多见，有甲状腺毒症表现，如怕热多汗、皮肤潮湿、多食易饥、体重减轻、多言好动、紧张焦虑、易怒失眠、震颤、心悸气短、心动过速、脉压差增大、心房颤动、甲状腺肿大及突眼等，实验室检查血清 $T_3$、$T_4$、$FT_3$、$FT_4$ 升高，TSH 降低。

（2）神经症　主诉症状较多，而且多变，症状之间缺乏内在的联系，发病常与精神因素有关，患者关心自己的疾病，常主动要求治疗。有多方面的症状，如易疲劳、注意力不集中、头晕、耳鸣、易激动、心烦、失眠多梦、情绪不稳定、胸闷、心前区不适、自主神经功能失调（多汗、肢端多冷、双手震颤、尿频、便秘或腹泻）等，但体格检查、实验室和影像学等检查缺乏客观阳性证据。须排除其他器质性疾病。

（3）肺结核　临床慢性起病，持续午后发热、盗汗、消瘦、乏力、咳嗽、咯血，在锁骨上下区域或肩胛区听到湿啰音；X 线是早期发现的主要方法，结核菌检查是确诊的依据。

（4）佝偻病　多见于婴幼儿，特别是 3 个月以内的婴儿；病因有母亲妊娠期严重营养不良，患儿日照不足、生长迅速、饮食失调或慢性腹泻等疾病的影响；临床初期多有神经兴奋性增高的表现，如易激惹、烦躁、吵闹、多汗、枕秃、摇头等表现，活动期患者骨骼改变，如方颅、鸡胸、佝偻病串珠、肋膈沟、膝内翻或外翻等；生化检查血钙、血磷下降，碱性磷酸酶上升；X 线检查骨骼显示长骨钙化带消失、骨质稀疏、骨皮质变薄、骨干弯曲和骨折等；血清 25-OHD 水平测定是最可靠的诊断标准。

（5）低血糖 进食过少、体力活动过度、糖尿病患者有注射胰岛素或口服降糖药等病史，表现为多汗、饥饿感、心悸等，尿糖阴性，血糖显著降低。

（6）震颤麻痹 主要发生于中老年人，尤其 60 岁以后，起病隐袭，缓慢发展，逐渐加重；主要表现有静止性震颤、肌张力增高、运动迟缓、姿势步态异常、讲话缓慢、语音低沉单调、自主神经功能失调（多汗、便秘、直立性低血压）等；脑脊液和尿中高香草酸含量降低等有助于诊断。

**2. 辨证论治**

（1）自汗

| 证型 | 证候 | 治法 | 代表方剂 |
|------|------|------|----------|
| 营卫不和 | 汗出恶风，周身酸楚，时寒时热，或表现半身、某局部汗出，苔薄白，脉浮缓 | 调和营卫 | 桂枝汤加减 |
| 肺气虚弱 | 汗出恶风，动则益甚，易于感冒，体倦乏力，面色少华，苔薄白，脉细弱 | 益气固表 | 玉屏风散加减 |
| 心肾亏虚 | 动则心悸汗出，或身寒汗冷，或兼胸闷气短，腰酸腿软，面白唇淡，小便频数而色清，夜尿多，舌质淡，舌体胖润，有齿痕，苔白，脉沉细 | 益气温阳 | 芪附汤加减 |
| 热郁于内 | 蒸蒸汗出，或但头汗出，或手足汗出，或兼面赤，发热，气粗口渴，口苦，喜冷饮，胸腹胀，烦躁不安，大便干结，或见胁肋胀痛，身目发黄，小便短赤，舌质红，苔黄厚，脉洪大或滑数 | 清泻里热 | 竹叶石膏汤加减 |

（2）盗汗

| 证型 | 证候 | 治法 | 代表方剂 |
|---|---|---|---|
| 心血不足 | 自汗或盗汗，心悸少眠，神疲气短，面色不华，舌淡苔薄，脉细 | 补血养心 | 归脾汤加减 |
| 阴虚火旺 | 虚烦少眠，寐则汗出，或有自汗，手足心热，午后潮热，两颧色红，形体消瘦，女子月经不调，男子梦遗，舌红少苔，脉细数 | 滋阴降火 | 当归六黄汤加减 |

## 考点90 ★★　内伤发热

**1. 辨病思路**　引起发热的原因很多，凡是不因感受外邪所导致的发热，均属内伤发热的范畴。西医学所称的功能性低热、肿瘤、血液病、结缔组织疾病、内分泌疾病等非感染性发热及部分慢性感染性疾病所引起的发热，以及某些原因不明的发热，具有内伤发热的临床表现时，均可参照本节内容辨证论治。

（1）无菌性坏死物质的吸收　①机械性、物理或化学性损害：如大手术后组织损伤、内出血、大血肿、大面积烧伤等。②因血管栓塞或血栓形成而引起的心肌、肺、脾等内脏梗死或肢体坏死。③组织坏死与细胞破坏：如癌、白血病、淋巴瘤、溶血反应等。

（2）抗原－抗体反应　如风湿热、血清病、药物热、结缔组织病等。

（3）内分泌代谢障碍　如甲状腺功能亢进、重度脱水等。

（4）皮肤散热减少　如广泛性皮肤病、鱼鳞癣，以及慢性心力衰竭而引起的发热，一般为低热。

（5）体温调节中枢功能失常　①化学性：如重度安眠药中毒。②机械性：如脑出血、脑震荡、颅骨骨折等。上述各种原因可直接损害体温调节中枢，致使其功能失常而引起发热，高热无汗是这类发热的特点。

（6）自主神经功能紊乱　由于自主神经功能紊乱，影响正常的体温调节过程，使产热大于散热，体温升高，多为低热，常伴有自主神经功能紊乱的其他表现，属功能性发热范畴。常见的功能性低热有：①原发性低热：由于自主神经功能紊乱所致的体温调节障碍或体质异常，低热可持续数月或数年之久，热型较规则，常波动 0.5℃左右。②感染后低热：由于病毒、细菌、原虫等感染后发热，低热不退，而原发感染已愈。此系体温调节中枢对体温的调节功能仍未恢复正常所致，但必须与机体抵抗力降低导致的病灶或其他感染所致的发热相区别。③夏季热：低热仅发生在夏季，秋后自行减退，多见于幼儿。④生理性低热：如精神紧张、剧烈运动后均可出现低热，月经前及妊娠初期也可有低热现象。

**2. 辨证论治**

| 证型 | 证候 | 治法 | 代表方剂 |
|---|---|---|---|
| 阴虚发热证 | 午后潮热，或夜间发热，不欲近衣，手足心热，烦躁，少寐多梦，盗汗，口干咽燥，舌质红，或有裂纹，苔少甚至无苔，脉细数 | 滋阴清热 | 清骨散加减 |
| 血虚发热证 | 发热，热势多为低热，头晕眼花，体倦乏力，心悸不宁，面白少华，唇甲色淡，舌质淡，脉细弱 | 益气养血 | 归脾汤加减 |

续表

| 证型 | 证候 | 治法 | 代表方剂 |
|------|------|------|----------|
| 气虚发热证 | 发热，热势或低或高，常在劳累后发作或加剧，倦怠乏力，气短懒言，自汗，易于感冒，食少便溏，舌质淡，苔薄白，脉细弱 | 益气健脾，甘温除热 | 补中益气汤加减 |
| 阳虚发热证 | 发热而欲近衣，形寒怯冷，四肢不温，少气懒言，头晕嗜卧，腰膝酸软，纳少便溏，面色白，舌质淡胖，或有齿痕，苔白润，脉沉细无力 | 温补阳气，引火归原 | 金匮肾气丸加减 |
| 气郁发热证 | 发热多为低热或潮热，热势常随情绪波动而起伏，精神抑郁，胁肋胀满，烦躁易怒，口干而苦，纳食减少，舌红，苔黄，脉弦数 | 疏肝理气，解郁泄热 | 丹栀逍遥散加减 |
| 痰湿郁热证 | 低热，午后热甚，心内烦热，胸闷脘痞，不思饮食，渴不欲饮，呕恶，大便稀薄或黏滞不爽，舌苔白腻或黄腻，脉濡数 | 燥湿化痰，清热和中 | 黄连温胆汤合中和汤加减 |
| 血瘀发热证 | 午后或夜晚发热，或自觉身体某些部位发热，口燥咽干，但不多饮，肢体或躯干有固定痛处或肿块，面色萎黄或晦暗，舌质青紫或有瘀点、瘀斑，脉弦或涩 | 活血化瘀 | 血府逐瘀汤加减 |

## 考点91 ★ 厥证

**1.辨病思路** 厥证根据其临床表现相当于西医学的"晕厥"，引起晕厥的原因有很多，如血管舒缩功能障碍、心脏疾病、脑部疾病及血液成分异常等，其中以血管舒缩功能障碍最多见。

（1）血管抑制性晕厥 多见于体弱的青年女性，晕厥多由各种诱因诱发，发作前常有无力、头昏、汗出等症状，立即坐下或平卧可缓解或消失，倾斜试验有助于鉴别。

（2）体位性低血压 多见于中年以上男性，发生于卧位或久蹲而突然站立时，一般无头昏、汗出等先兆症状，检查可见病人在体位变化后 1 分钟内，收缩压下降 50mmHg 以上。

（3）排尿性晕厥 多见于 20～30 岁男性，偶见于老年人，于直立位排尿过程中或排尿结束后发生，夜间睡眠起床时发生者更多，一般无先兆症状，可多次发作。

（4）心源性晕厥 有心律失常、瓣膜狭窄、原发性心肌病等心脏病病史，伴有心悸、胸痛、气促等症状，心电图、心脏 B 超有助于诊断。

（5）高血压脑病 多有高血压病史，暂时性晕厥，伴有剧烈头痛，头晕，恶心，呕吐，视觉障碍，血压升高，视神经乳头渗出、水肿。

（6）短暂性脑缺血发作 多发于 50 岁以上老年患者，一般持续几分钟到几十分钟，没有后遗症或仅有轻微后遗症，常反复发作，头部 MRI 有助于诊断。

（7）低血糖状态 多与饥饿、胰腺疾病、肝病等有关，发生于空腹或劳动之后，发作时血糖低于 2.8mmol/L。

（8）重度贫血 有急性或慢性失血，或其他血液系统疾病史，有贫血临床表现，血常规、骨髓象检查有助于诊断。

（9）中暑 伴有高热（直肠温度＞41℃）、无汗、皮肤发热，多发生在环境温度超过 32℃或室温超过 27℃、湿度较大时，可有高强度活动，有头痛、眩晕、疲劳等前驱症状。

### 2. 中医辨证论治

| 证型 | | 证候 | 治法 | 代表方剂 |
|---|---|---|---|---|
| 气厥 | 实证 | 多因精神刺激所诱发，突然昏倒，不省人事，或四肢厥冷，呼吸急促，口噤不开，舌淡红，苔薄白，脉沉弦 | 顺气解郁，开窍醒神 | 先用通关散吹鼻醒神，继用五磨饮子 |
| | 虚证 | 平素身体虚弱，发作前有明显的精神紧张、劳倦、饥饿太过，眩晕昏仆，面色苍白，汗出肢冷，气息低微，舌淡，苔薄，脉沉弱 | 益气回阳固脱 | 独参汤或四味回阳饮加减 |
| 血厥 | 实证 | 多因急躁恼怒诱发，突然昏倒，不省人事，牙关紧闭，面红目赤，舌红，脉弦有力 | 开窍活血，顺气降逆 | 通瘀煎加减 |
| | 虚证 | 多见吐衄、便血或崩漏之后，突然昏厥，面色苍白，呼吸低微，口唇无华，四肢震颤，自汗肢冷，舌质淡，脉芤或细数无力 | 补益气血 | 先服独参汤以固脱，继服人参养荣汤或当归补血汤 |
| 痰厥 | | 素有咳喘宿痰，或恣食肥甘，多湿多痰，复因恼怒、暴咳，突然昏仆，喉中痰鸣或呕吐涎沫，呼吸气粗，舌苔白腻，脉沉滑 | 行气豁痰 | 导痰汤加减 |
| 暑厥 | | 多发于暑热夏季或高温环境，突然昏倒，甚则谵妄，面红身热，头晕头痛，汗出，舌红干，脉洪数 | 清暑益气，开窍醒神 | 先用紫雪丹醒神开窍，继用白虎加人参汤 |

**考点 92 ★★ 痿证**

**1. 辨病思路** 西医学的多发性肌炎、感染性多发神经根神经炎、运动神经元病、重症肌无力、肌营养不良等符合本病证候特征者，可参考本节内容进行辨治。

（1）多发性肌炎 以四肢近端肌肉肌压痛、肌无力、肌萎缩为主要表现，多累及四肢近端及颈部肌群，还常累及多种脏器及伴发肿瘤。血清酶升高，肌电图、肌活检皆有特征性改变。

（2）感染性多发神经根神经炎 发病前常有上呼吸道或消化道感染前驱症状，如发热、腹泻等，1~2 周后四肢呈不同程度对称性下运动神经元瘫痪，并常由双下肢开始呈上升性累及双上肢。脑脊液在发病后 1~2 周出现蛋白 – 细胞分离现象。

（3）重症肌无力 人体任何部位的随意肌都可以受到乙酰胆碱抗体的侵犯而出现肌无力和易疲劳现象，以晨轻暮重、休息轻活动重为突出表现。电生理检查具有诊断价值。

（4）运动神经元病 多隐袭起病，缓慢进展的上、下运动神经元性瘫痪，肌肉萎缩和肌束震颤，又有腱反射亢进和病理反射，多无根性疼痛和感觉障碍，在下运动神经元病损区，呈现神经元性肌萎缩的肌电图表现。

（5）肌营养不良 本病为缓慢进行的肌肉萎缩、肌无力及不同程度的运动障碍，为原发于肌肉组织的遗传性疾病。血清肌酶明显升高，肌电图提示肌源性损害。

## 2. 辨证论治

| 证型 | 证候 | 治法 | 代表方剂 |
|---|---|---|---|
| 热毒炽盛，气血两燔证 | 四肢痿软无力，伴颜面红斑赤肿，或者皮肤瘙痒，伴壮热，烦躁不宁，口渴，四肢痿软无力，咽痛，饮食呛咳，尿黄或赤，大便干，舌质红绛，苔黄燥，脉洪数 | 清热解毒，凉血活血 | 清瘟败毒饮加减 |
| 肺热津伤，筋失濡润证 | 病起发热，或热病后突然出现肢体软弱无力，皮肤枯燥，心烦口渴，咳呛少痰，咽干不利，小便黄少，大便干燥，舌质红，苔黄，脉细数 | 清热润燥，养肺生津 | 清燥救肺汤加减 |
| 湿热浸淫，气血不运证 | 四肢痿软，身体困重，或麻木、微肿，尤以下肢多见，或足胫热气上腾，或有发热，胸痞脘闷，小便短赤涩痛，苔黄腻，脉细数 | 清热利湿，通利筋脉 | 加味二妙散加减 |
| 脾胃亏虚，精微不运证 | 肢体痿软无力，逐渐加重，食少，便溏，腹胀，面浮不华，气短，神疲乏力，苔薄白，脉细 | 补脾益气，健运升清 | 参苓白术散加减 |

续表

| 证型 | 证候 | 治法 | 代表方剂 |
|------|------|------|----------|
| 肝肾亏损，髓枯筋痿证 | 起病缓慢，下肢痿软无力，腰脊酸软，不能久立，或伴目眩发落，咽干耳鸣，遗精或遗尿，或妇女月经不调，甚至步履全废，腿胫大肉消脱，舌红少苔，脉细数 | 补益肝肾，滋阴清热 | 大补阴煎加减 |

## 附：中西医病名对应表

### （注：以第一个诊断为主）

| 西医病名 | | 中医病名 |
|----------|----------|----------|
| 急性上呼吸道感染 | | 感冒 |
| 慢性支气管炎 | | 咳嗽，喘证 |
| 慢性阻塞性肺疾病 | | 喘证，肺胀，咳嗽 |
| 慢性肺源性心脏病 | | 肺胀，心悸，喘证，水肿 |
| 支气管哮喘 | | 哮病 |
| 肺炎 | | 咳嗽，喘证，支饮 |
| 肺结核 | | 肺痨 |
| 原发性支气管肺癌 | | 肺癌，肺积，息贲 |
| 呼吸衰竭 | | 喘证，喘脱，厥证 |
| 心力衰竭 | 急性心力衰竭 | 喘脱，心水，亡阳，水肿，厥脱 |
| | 慢性心力衰竭 | 心悸，怔忡，心水，喘证，水肿 |
| 心律失常 | 快速心律失常 | 心悸，怔忡 |
| | 房室传导阻滞 | |

续表

| 西医病名 | | 中医病名 |
|---|---|---|
| 原发性高血压 | | 风眩,眩晕,头痛,中风 |
| 冠状动脉粥样硬化性心脏病 | 心绞痛 | 胸痹,心痛 |
| | 心肌梗死 | 真心痛 |
| 病毒性心肌炎 | | 心悸,胸痹 |
| 慢性胃炎 | | 胃痛,胃痞,嘈杂 |
| 消化性溃疡 | | 胃脘痛,反酸 |
| 上消化道出血 | | 吐血,便血,黑便 |
| 胃癌 | | 胃痛,积聚,反胃 |
| 溃疡性结肠炎 | | 泄泻,大瘕泄,肠风 |
| 肝硬化 | | 鼓胀,水鼓,单腹胀 |
| 原发性肝癌 | | 肝积,鼓胀,癖黄,肥气 |
| 急性胰腺炎 | | 腹痛,胃脘痛,结胸,胁痛 |
| 慢性肾小球肾炎 | | 水肿,石水,虚劳,腰痛,尿血 |
| 肾病综合征 | | 水肿,肾水,腰痛,虚劳 |
| 尿路感染 | | 淋证,腰痛,虚劳 |
| 慢性肾衰竭 | | 关格,癃闭,肾劳,溺毒 |
| 缺铁性贫血 | | 虚劳,血劳,萎黄,黄胖 |
| 再生障碍性贫血 | | 髓劳,血证,血虚,虚劳 |
| 急性白血病 | | 血证,急劳,热劳,瘟毒,虚劳,癥积 |
| 慢性髓细胞白血病 | | 血证 |
| 原发免疫性血小板减少症 | | 血证,紫癜,阴阳毒,发斑,肌衄,葡萄疫,紫斑 |
| 甲状腺功能亢进症 | | 瘿病,瘿气,心悸,瘿瘤 |
| 甲状腺功能减退症 | | 瘿劳,瘿病 |

续表

| 西医病名 | 中医病名 |
|---|---|
| 糖尿病 | 消渴病 |
| 血脂异常 | 脂浊 |
| 高尿酸血症与痛风 | 痹症 |
| 类风湿关节炎 | 痹证，痛痹，痛风，历节，历节病，白虎历节病 |
| 系统性红斑狼疮 | 蝶疮流注，阴阳毒，虚劳 |
| 脑梗死 | 中风，眩晕，头痛，厥证 |
| 脑出血 | 中风，眩晕，头痛，厥证 |
| 癫痫 | 痫证，羊痫风 |
| 帕金森病 | 颤证，颤病，震颤，振掉，痉病，肝风 |
| 有机磷杀虫药中毒 | 中毒 |
| 病毒性肝炎 | 黄疸，胁痛，郁证，鼓胀，癥积 |
| 乳腺增生病 | 乳癖 |
| 急性乳腺炎 | 乳痈 |
| 急性阑尾炎 | 肠痈 |
| 肠梗阻 | 关格，腹痛，肠结 |
| 胆石症 | 胆胀，胁痛，结胸，黄疸 |
| 良性前列腺增生症 | 精癃，癃闭 |
| 下肢动脉硬化性闭塞症 | 脱疽 |
| 下肢深静脉血栓形成 | 股肿 |
| 直肠癌 | 脏毒，肠蕈，积聚，锁肛痔 |
| 湿疹 | 湿疮，浸淫疮，血风疮 |
| 荨麻疹 | 瘾疹， |
| 甲状腺腺瘤 | 肉瘿 |
| 排卵障碍性异常子宫出血 | 崩漏，月经不调 |

续表

| 西医病名 | 中医病名 |
|---|---|
| 闭经 | 闭经 |
| 阴道炎症 | 阴痒，带下病 |
| 盆腔炎性疾病 | 带下病，热入血室，妇人腹痛，癥瘕，不孕症，产后发热 |
| 先兆流产 | 胎漏，胞漏，漏胎，胎动不安 |
| 异位妊娠 | 异位妊娠 |
| 产褥感染 | 产后发热，产后恶露不绝，产后腹痛，产后痉病 |
| 子宫肌瘤 | 癥瘕 |
| 小儿肺炎 | 肺炎喘嗽 |
| 小儿腹泻病 | 小儿腹泻病 |
| 急性肾小球肾炎 | 水肿 |
| 过敏性紫癜 | 紫癜 |
| 水痘 | 水痘 |
| 流行性腮腺炎 | 痄腮 |
| 手足口病 | 手足口病 |
| 桡骨下端骨折 | 桡骨下端骨折 |
| 颈椎病 | 痹证 |
| 腰椎间盘突出症 | 痹证 |

第二站 ▶ 中医相关模块

## 中医相关模块（考试项目设置与有关内容）分值表

| 中西医结合人员（执业、助理） | | | |
|---|---|---|---|
| 考试内容 | 考试分数 | 考试方法 | 考试时间 |
| 中医操作 | 10分 | 实际操作 | 20分钟 |
| 中医操作 | 10分 | | |
| 病史采集 | 10分 | 现场口述 | |
| 中医临床答辩 | 5分 | | |

**【操作部分得分要点和答题技巧】**

涉及第二站中医操作以及第三站体格检查、西医操作的考试内容，后续不再赘述。

**1. 边操作边讲**　边操作边讲操作要点，一般这样得分相对较高。

**2. 考官提问**　操作结束后会有考官提问。根据历年考试题目来看，一般比较小的检查项目，不经常出现在操作考题中，而是出现在考官提问中。

**3. 常犯错误**　看清题目要求，涉及视诊的检查一定要口述及汇报检查结果。

**4. 注意体现医师职业素养**　技能考试很重要的一个方面就是考察考生的医德医风、沟通能力及人文关怀。因此，不要忽视这方面的细节。比如体检前能向被检者告知并取得信任和理解；相关操作前，注意门窗及屏风的设置，请无关人员回避，尊重患者隐私；与被检者沟通时态度和蔼，体检中动作轻柔，能体现爱护被检者的意识；体检结束后能告知，有体现关爱被检者的动作（1分）。

此外，考生应着装（工作服）整洁，仪表举止大方，语言文明，体检认真细致，表现出良好职业素质。

# 考试模块一　中医操作

1. 针灸穴位体表定位。
2. 针灸、拔罐、推拿等临床技术操作。
3. 中医望、闻、切诊技术的操作。

**本类考题每份试卷 2 道，每题分值为 10 分，共 20 分。**

## 一、针灸穴位体表定位

### 【试题内容】

要求掌握 60 个穴位的定位、主治病证、刺灸方法，一般要求同性别考生互相操作，也有的考区要求在模拟人上找到相应的穴位。

### 【典型样题】

列缺、孔最、少商定位。

### 【参考答案】（10 分）

列缺定位：在前臂，腕掌侧远端横纹上 1.5 寸，拇短伸肌腱与拇长展肌腱之间，拇长展肌腱沟的凹陷中。简便取穴法：两手虎口自然平直交叉，一手示指按在另一手桡骨茎突上，指尖下凹陷中是穴。

孔最定位：在前臂前区，腕掌侧远端横纹上 7 寸，尺泽与太渊连线上。

少商定位：在手指，拇指末节桡侧，指甲根角侧上方 0.1 寸（指寸）。

### 考点1★★★ 孔最（郄穴）

定位：在前臂前区，腕掌侧远端横纹上 7 寸，尺泽与太渊连线上。

操作：直刺 0.5 ～ 1 寸。

### 考点2★★★ 列缺（络穴，八脉交会穴，通任脉）

定位：在前臂，腕掌侧远端横纹上 1.5 寸，拇短伸肌腱与拇长展肌腱之间，拇长展肌腱沟的凹陷中。简便取穴法：两手虎口自然平直交叉，一手示指按在另一手桡骨茎突上，指尖下凹陷中是穴。

操作：向肘部斜刺 0.5 ～ 0.8 寸。

### 考点3★★ 少商（井穴）

定位：在手指，拇指末节桡侧，指甲根角侧上方 0.1 寸（指寸）。

操作：浅刺 0.1 寸，或点刺出血。

### 考点4★★★ 合谷（原穴）

定位：在手背，第 2 掌骨桡侧的中点处。

操作：直刺 0.5 ～ 1 寸，孕妇不宜针灸。

### 考点5★★★ 曲池（合穴）

定位：在肘区，尺泽与肱骨外上髁连线的中点处。

操作：直刺 1 ～ 1.5 寸。

### 考点6★★ 肩髃（手阳明经与阳跷脉的交会穴）

定位：在三角肌区，肩峰外侧缘前端与肱骨大结节两骨间凹陷中。

　　操作：直刺或向下斜刺 0.8 ～ 1.5 寸。

### 考点 7 ★★★　迎香

　　定位：在面部，鼻翼外缘中点旁，鼻唇沟中。

　　操作：略向内上方斜刺或平刺 0.3 ～ 0.5 寸。

### 考点 8 ★★　地仓（手足阳明经与任脉的交会穴）

　　定位：在面部，口角旁约 0.4 寸（指寸）。

　　操作：斜刺或平刺 0.3 ～ 0.8 寸，可向颊车穴透刺。

### 考点 9 ★★★　下关

　　定位：在面部，颧弓下缘中央与下颌切迹之间凹陷中。

　　操作：直刺 0.5 ～ 1 寸。

### 考点 10 ★★★　天枢（大肠募穴）

　　定位：在腹部，横平脐中，前正中线旁开 2 寸。

　　操作：直刺 1 ～ 1.5 寸。

### 考点 11 ★★★　犊鼻

　　定位：在膝前区，髌韧带外侧凹陷中。

　　操作：向后内斜刺 0.5 ～ 1 寸。

### 考点 12 ★★★　足三里（合穴，胃之下合穴）

　　定位：在小腿外侧，犊鼻下 3 寸，犊鼻与解溪连线上。

　　操作：直刺 1 ～ 2 寸。

### 考点 13 ★★★　条口

　　定位：在小腿外侧，犊鼻下 8 寸，犊鼻与解溪连线上。

操作：直刺 1 ～ 1.5 寸。

### 考点 14 ★★★　丰隆（络穴）

定位：在小腿外侧，外踝尖上 8 寸，胫骨前肌外缘。

操作：直刺 1 ～ 1.5 寸。

### 考点 15 ★★★　公孙（络穴，八脉交会穴，通冲脉）

定位：在跖区，第 1 跖骨基底部的前下缘赤白肉际处。

操作：直刺 0.6 ～ 1.2 寸。

### 考点 16 ★★★　三阴交（交会穴）

定位：在小腿内侧，内踝尖上 3 寸，胫骨内侧缘后际。

操作：直刺 1 ～ 1.5 寸，孕妇禁针。

### 考点 17 ★★★　地机（郄穴）

定位：在小腿内侧，阴陵泉下 3 寸，胫骨内侧缘后际。

操作：直刺 1 ～ 2 寸。

### 考点 18 ★★　阴陵泉（合穴）

定位：在小腿内侧，胫骨内侧髁下缘与胫骨内侧缘之间的凹陷中。

操作：直刺 1 ～ 2 寸。

### 考点 19 ★★★　血海

定位：在股前区，髌底内侧端上 2 寸，股内侧肌隆起处。简便取穴法：患者屈膝，医者以左手掌心按于患者右膝髌骨上缘（或者右手掌心按于患者左膝髌骨上缘），第

2 ～ 5 指向上伸直, 拇指约呈 45°斜置, 拇指尖下是穴。

操作: 直刺 1 ～ 1.5 寸。

### 考点 20 ★★★　通里（络穴）

定位: 在前臂前区, 腕掌侧远端横纹上 1 寸, 尺侧腕屈肌腱的桡侧缘。

操作: 直刺 0.5 ～ 1 寸。

### 考点 21 ★★★　神门（输穴, 原穴）

定位: 在腕前区, 腕掌侧远端横纹尺侧端, 尺侧腕屈肌腱的桡侧缘。

操作: 直刺 0.3 ～ 0.5 寸。

### 考点 22 ★★★　后溪（输穴, 八脉交会穴, 通督脉）

定位: 在手内侧, 第 5 掌指关节尺侧近端赤白肉际凹陷中。

操作: 直刺 0.5 ～ 1 寸, 治手指挛痛可透刺合谷穴。

### 考点 23 ★★★　听宫

定位: 在面部, 耳屏正中与下颌骨髁状突之间的凹陷中。

操作: 张口, 直刺 1 ～ 1.5 寸。

### 考点 24 ★★★　天柱

定位: 在颈后区, 横平第 2 颈椎棘突上际, 斜方肌外缘凹陷中。

操作: 直刺或斜刺 0.5 ～ 0.8 寸, 不可向内上方深刺, 以免伤及延髓。

### 考点 25 ★★★　肺俞（肺之背俞穴）

定位: 在脊柱区, 第 3 胸椎棘突下, 后正中线旁开

1.5 寸。

操作：斜刺 0.5 ～ 0.8 寸。热证宜点刺放血。

### 考点 26 ★ 膈俞（八会穴之血会）

定位：在脊柱区，第 7 胸椎棘突下，后正中线旁开 1.5 寸。

操作：斜刺 0.5 ～ 0.8 寸。

### 考点 27 ★★ 胃俞（胃之背俞穴）

定位：在脊柱区，第 12 胸椎棘突下，后正中线旁开 1.5 寸。

操作：斜刺 0.5 ～ 0.8 寸。

### 考点 28 ★★ 肾俞（肾之背俞穴）

定位：在脊柱区，第 2 腰椎棘突下，后正中线旁开 1.5 寸。

操作：直刺 0.5 ～ 1 寸。

### 考点 29 ★★ 大肠俞（大肠之背俞穴）

定位：在脊柱区，第 4 腰椎棘突下，后正中线旁开 1.5 寸。

操作：直刺 0.8 ～ 1.2 寸。

### 考点 30 ★★★ 委中（合穴，膀胱之下合穴）

定位：在膝后区，腘横纹中点。

操作：直刺 1 ～ 1.5 寸，或用三棱针点刺腘静脉出血。针刺不宜过快、过强、过深，以免损伤血管和神经。

### 考点 31 ★★★ 承山

定位：在小腿后区，腓肠肌两肌腹与肌腱交角处。

操作：直刺 1 ～ 2 寸，不宜做过强刺激，以免引起腓肠肌痉挛。

### 考点 32 ★★★　昆仑（经穴）

定位：在踝区，外踝尖与跟腱之间的凹陷中。

操作：直刺 0.5～0.8 寸，孕妇禁用，经期慎用。

### 考点 33 ★★　至阴（井穴）

定位：在足趾，小趾末节外侧，趾甲根角侧后方 0.1 寸（指寸）。

操作：浅刺 0.1 寸，胎位不正用灸法。

### 考点 34 ★★★　太溪（原穴，输穴）

定位：在踝区，内踝尖与跟腱之间的凹陷中。

操作：直刺 0.5～0.8 寸。

### 考点 35 ★★★　照海（八脉交会穴，通阴跷脉）

定位：在踝区，内踝尖下 1 寸，内踝下缘边际凹陷中。

操作：直刺 0.5～0.8 寸。

### 考点 36 ★★　内关（络穴，八脉交会穴，通阴维脉）

定位：在前臂前区，腕掌侧远端横纹上 2 寸，掌长肌腱与桡侧腕屈肌腱之间。

操作：直刺 0.5～1 寸。注意穴位深层有正中神经。

### 考点 37 ★★★　大陵（输穴，原穴）

定位：在腕前区，腕掌侧远端横纹中，掌长肌腱与桡侧腕屈肌腱之间。

操作：直刺 0.3～0.5 寸。

### 考点 38 ★★★　外关（络穴，八脉交会穴，通阳维脉）

定位：在前臂后区，腕背侧远端横纹上 2 寸，尺骨与桡骨间隙中点。

操作：直刺 0.5 ～ 1 寸。

### 考点 39 ★★★　支沟（经穴）

定位：在前臂后区，腕背侧远端横纹上 3 寸，尺骨与桡骨间隙中点。

操作：直刺 0.8 ～ 1.2 寸。

### 考点 40 ★★★　风池（足少阳经与阳维脉的交会穴）

定位：在颈后区，枕骨之下，胸锁乳突肌上端与斜方肌上端之间的凹陷中。

操作：向鼻尖方向斜刺 0.8 ～ 1.2 寸。

### 考点 41 ★★　肩井（手足少阳经与阳维脉的交会穴）

定位：在肩胛区，第 7 颈椎棘突与肩峰最外侧点连线的中点。

操作：直刺 0.3 ～ 0.5 寸，切忌深刺、捣刺，孕妇禁用。

### 考点 42 ★★★　环跳（足少阳经与足太阴经的交会穴）

定位：在臀区，股骨大转子最凸点与骶管裂孔连线的外 1/3 与内 2/3 交点处。

操作：直刺 2 ～ 3 寸。

### 考点 43 ★★　阳陵泉（合穴，胆之下合穴，八会穴之筋会）

定位：在小腿外侧，腓骨头前下方凹陷中。

操作：直刺 1 ～ 1.5 寸。

### 考点 44 ★★★　悬钟（八会穴之髓会）

定位：在小腿外侧，外踝尖上 3 寸，腓骨前缘。

操作：直刺 0.5 ～ 0.8 寸。

**考点 45 ★★★ 太冲（输穴，原穴）**

定位：在足背，第 1、2 跖骨间，跖骨底结合部前方凹陷中，或触及动脉搏动。

操作：直刺 0.5 ～ 1 寸。

**考点 46 ★★ 期门（肝之募穴，足厥阴经与足太阴经的交会穴）**

定位：在胸部，第 6 肋间隙，前正中线旁开 4 寸。

操作：斜刺 0.5 ～ 0.8 寸。

**考点 47 ★★★ 命门**

定位：在脊柱区，第 2 腰椎棘突下凹陷中，后正中线上。

操作：向上斜刺 0.5 ～ 1 寸。

**考点 48 ★★ 大椎（督脉与足三阳经的交会穴）**

定位：在脊柱区，第 7 颈椎棘突下凹陷中，后正中线上。

操作：直刺 0.5 ～ 1 寸。

**考点 49 ★★★ 百会（督脉与足太阳经的交会穴）**

定位：在头部，前发际正中直上 5 寸。

操作：平刺 0.5 ～ 0.8 寸，升阳固脱多用灸法。

**考点 50 ★★★ 水沟（督脉与手足阳明经的交会穴）**

定位：在面部，人中沟的上 1/3 与中 1/3 交点处。

操作：向上斜刺 0.3 ～ 0.5 寸，强刺激，或指甲按掐。

**考点 51 ★★★ 印堂**

定位：在头部，两眉毛内侧端中间的凹陷中。

操作：平刺 0.3 ～ 0.5 寸，或三棱针点刺出血。

**考点 52 ★★　中极（膀胱之募穴，任脉与足三阴经的交会穴）**

定位：在下腹部，脐中下 4 寸，前正中线上。

操作：直刺 1 ～ 1.5 寸，应在排尿后针刺，以免伤及深部膀胱，孕妇慎用。

**考点 53 ★★★　关元（小肠之募穴，任脉与足三阴经的交会穴）**

定位：在下腹部，脐中下 3 寸，前正中线上。

操作：直刺 1 ～ 1.5 寸，应在排尿后针刺，以免伤及深部膀胱，孕妇慎用。

**考点 54 ★★★　气海**

定位：在下腹部，脐中下 1.5 寸，前正中线上。

操作：直刺 1 ～ 1.5 寸，孕妇慎用。

**考点 55 ★★★　中脘（胃之募穴，八会穴之腑会，任脉与手少阳经、手太阳经、足阳明经的交会穴）**

定位：在上腹部，脐中上 4 寸，前正中线上。

操作：直刺 1 ～ 1.5 寸。

**考点 56 ★★　膻中（心包之募穴，八会穴之气会）**

定位：在胸部，横平第 4 肋间隙，前正中线上。

操作：平刺 0.3 ～ 0.5 寸，或平刺。

**考点 57 ★★　四神聪**

定位：在头部，百会前后左右各旁开 1 寸，共 4 穴。

操作：平刺 0.5 ～ 0.8 寸。

**考点 58 ★★　夹脊**

定位：在脊柱区，第 1 胸椎至第 5 腰椎棘突下两侧，后正中线旁开 0.5 寸，一侧 17 穴。

操作：直刺 0.5 ～ 1 寸，或梅花针叩刺。

### 考点 59 ★  腰痛点

定位：在手背，第 2、3 掌骨间及第 4、5 掌骨间，腕背侧远端横纹与掌指关节的中点处，一手 2 穴。

操作：直刺 0.3 ～ 0.5 寸。

### 考点 60 ★★★  十宣

定位：在手指，十指尖端，距指甲游离缘 0.1 寸（指寸），左右共 10 穴。

操作：直刺 0.1 ～ 0.2 寸，或点刺出血。

## 二、针灸临床技术操作

【试题内容】

要求实际演示毫针刺法、灸法、拔罐技术、推拿技术等中医操作技术。

【典型样题】

演示夹持进针法。

【参考答案】（10 分）

操作要点：①消毒：腧穴皮肤、医生双手常规消毒。②持针：押手拇、示指持消毒干棉球捏住针身下段，以针尖端露出 0.3 ～ 0.5cm 为宜，刺手拇、示、中三指指腹夹持针柄，使针身垂直。③刺入：将针尖固定在腧穴皮肤表面，刺手捻转针柄，押手下压，双手配合，同时用力，迅速将针刺入腧穴皮下。本法适用于长针的进针。

## （一）毫针法

### 考点1★★★　指切进针法

又称爪切进针法。操作要点：①消毒：腧穴皮肤、医生双手常规消毒。②押手固定穴区皮肤：押手拇指或示指指甲切掐固定腧穴处皮肤。③持针：刺手拇、示、中指三指指腹持针。④刺入：将针身紧贴押手指甲缘快速刺入。本法适宜于短针的进针。

### 考点2★★　舒张进针法

操作要点：①消毒：腧穴皮肤、医生双手常规消毒。②绷紧皮肤：以押手拇、示指或示、中指把腧穴处皮肤向两侧轻轻撑开，使之绷紧，两指间的距离要适当。③持针：刺手拇、示、中指三指指腹持针。④刺入：刺手持针，于押手两指间的腧穴处迅速刺入。本法适用于皮肤松弛部位腧穴的进针。

### 考点3★★★　夹持进针法

又称骈指进针法。操作要点：①消毒：腧穴皮肤、医生双手常规消毒。②持针：押手拇、示指持消毒干棉球裹住针身下段，以针尖端露出 0.3～0.5cm 为宜，刺手拇、示、中三指指腹夹持针柄，使针身垂直。③刺入：将针尖固定在腧穴皮肤表面，刺手捻转针柄，押手下压，双手配合，同时用力，迅速将针刺入腧穴皮下。本法适用于长针的进针。

### 考点4★★★　提捏进针法

操作要点：①消毒：腧穴皮肤、医生双手常规消毒。②押手提捏穴旁皮肉：押手拇、示指轻轻提捏腧穴近旁的皮肉，提捏的力度大小要适当。③持针：刺手拇、示、中指三指指腹持针。④刺入：刺手持针快速刺入腧穴，刺入时常与平刺结合。本法适用于皮肉浅薄部位腧穴的进针。

### 考点5 ★ 单手进针法

操作要点：①消毒：腧穴皮肤、医生双手常规消毒。②持针：拇、示指持针，中指指腹抵住针身下段，使中指指端比针尖略长出或齐平。③指抵皮肤：对准穴位，中指指端紧抵腧穴皮肤。④刺入：拇、示指向下用力按压刺入，中指随之屈曲，快速将针刺入，刺入时应保持针身直而不弯。

### 考点6 ★★★ 毫针针刺的角度

针刺的角度是指进针时针身与皮肤表面所形成的夹角，一般分直刺、斜刺、平刺3种。

**1. 直刺** 直刺是指进针时针身与皮肤表面呈90°垂直刺入，此法适用于大部分的腧穴。

**2. 斜刺** 斜刺是指进针时针身与皮肤表面呈45°左右倾斜刺入，此法适用于肌肉浅薄处或内有重要脏器，或不宜直刺、深刺的腧穴。

**3. 平刺** 平刺又称横刺、沿皮刺，是指进针时针身与皮肤表面呈15°左右沿皮刺入，此法适用于皮薄肉少部位的腧穴。

### 考点7 ★★★ 毫针捻转法

捻转法是指将针刺入腧穴一定深度后，施以向前向后的捻转动作，使针在腧穴内反复前后来回旋转的行针手法，是毫针行针的基本手法。

操作要点：①消毒：腧穴皮肤、医生双手常规消毒。②刺入毫针：将毫针刺入腧穴的一定深度。③实施捻转操作：针身向前向后持续均匀来回捻转，要保持针身在腧穴基点上左右旋转运动，如此反复地捻转。

## 考点 8 ★★★　毫针提插法

提插法是将毫针刺入腧穴的一定深度后，施以上提下插动作的操作方法，是毫针行针的基本手法。

操作要点：①消毒：腧穴皮肤、医生双手常规消毒。②刺入毫针：将毫针刺入腧穴的一定深度。③实施提插操作：插是将针由浅层向下刺入深层的操作，提是从深层向上引退至浅层的操作，如此反复地上提下插。

## 考点 9 ★★　捻转补泻泻法

操作要点：①进针，行针得气。②捻转角度大，频率快，用力重，结合拇指向后、示指向前（右转）用力为主。③反复捻转。④操作时间长。

## 考点 10 ★★　捻转补泻补法

操作要点：①进针，行针得气。②捻转角度小，频率慢，用力轻。结合拇指向前、示指向后（左转）用力为主。③反复捻转。④操作时间短。

## 考点 11 ★★★　提插补泻泻法

操作要点：①进针，行针得气。②先深后浅，轻插重提，提插幅度大，频率快。③反复操作。④操作时间长。

## 考点 12 ★★　提插补泻补法

操作要点：①进针，行针得气。②先浅后深，重插轻提，提插幅度小，频率慢。③反复提插。④操作时间短。

## 考点 13 ★★　震颤法

震颤法是指针刺入一定深度后，刺手持针柄，用小幅度、快频率的提插、捻转手法，使针身轻微震颤的方法。

操作要点：①进针后刺入一定深度。②刺手拇、示二指或拇、示、中指夹持针柄。③实施提插捻转，小幅度、快频率地提插、捻转，如手颤之状，使针身微微颤动。

## 考点14 ★★★ 刮法

刮法是指毫针刺入一定深度后，以拇指或示指的指腹抵住针尾，用拇指或示指或中指指甲，由下而上或由上而下频频刮动针柄的方法。

操作要点：①进针后刺入一定深度。②用拇指指腹或示指指腹轻轻抵住针尾。③用示指指甲或拇指指甲或中指指甲频频刮动针柄，可由针根部自下而上刮，也可由针尾部自上而下刮，使针身产生轻度震颤。④反复刮动数次。

## 考点15 ★★ 弹法

弹法是指在留针过程中，医者用手指轻弹针尾或针柄，使针体微微振动的方法。

操作要点：①进针后刺入一定深度。②以拇指与示指相交呈环状，示指指甲缘轻抵拇指指腹。③弹叩针柄，将示指指甲面对准针柄或针尾，轻轻弹叩，使针体微微震颤，也可以拇指与其他手指配合进行操作。④弹叩数次。

## 考点16 ★ 循法

循法是指在针刺前或针刺后留针过程中，医者用手指顺着经脉的循行径路，在腧穴的上下部轻柔循按的方法。

操作要点：①确定腧穴所在的经脉及其循行路线。②循按或拍叩，用拇指指腹，或第二、三、四指并拢用三指的指腹，沿腧穴所属经脉的循行路线或穴位的上下左右进行循按或拍叩。③反复操作数次，以穴周肌肉得以放松或出现针感或循经感传为度。

**考点17 ★★★　摇法**

摇法是指毫针刺入一定深度后，手持针柄，将针轻轻摇动的方法。摇法分为两种，一是直立针身而摇，二是卧倒针身而摇。

**1. 直立针身而摇**　操作要点：①采用直刺进针。②刺入一定深度。③手持针柄，如摇辘轳状呈划圈样摇动，或如摇橹状进行前后或左右的摇动。④反复摇动数次。

**2. 卧倒针身而摇**　操作要点：①采用斜刺或平刺进针。②刺入一定深度。③手持针柄，如摇橹状进行左右摇动。④反复摇动数次。

## （二）艾灸法

**考点1 ★★★　回旋灸**

操作要点：①选取适宜体位，充分暴露待灸腧穴。②选用纯艾卷，将其一端点燃。③术者手持艾卷的中上部，将艾卷燃烧端对准腧穴，与施灸部位的皮肤保持相对固定的距离（一般在3cm左右），左右平行移动或反复旋转施灸，动作要匀速。若遇到小儿或局部知觉减退者，尤其是糖尿病患者，术者应以示指和中指，置于施灸部位两侧，通过术者的手指来测知患者局部受热程度，以便随时调节施灸时间和距离，防止烫伤。④灸至皮肤出现红晕，有温热感而无灼痛为度，一般灸5～10分钟。⑤灸毕熄灭艾火。

**考点2 ★★★　雀啄灸**

操作要点：①选取适宜体位，充分暴露待灸腧穴。②选用纯艾卷，将其一端点燃。③术者手持艾卷的中上部，将艾卷燃烧端对准腧穴，像麻雀啄米样一上一下移动，使艾卷燃烧端与皮肤的距离远近不一，动作要匀速，起落幅度应大小一致。④燃艾施灸，如此反复操作，给予施灸局部以变量刺激。若遇到小儿或局部知觉减退者，术者应以示指和中指置于施灸部位两侧，通过术者的手指来测知患者局部受热程度，以便随时调节施灸时间和距离，防止烫伤。⑤灸至皮肤出现红晕，有温热感而无灼痛为度，一般灸 10 ～ 15 分钟。⑥灸毕熄灭艾火。

### 考点 3 ★★★ 瘢痕灸

又名化脓灸。操作要点：①选择体位，定取腧穴，以仰卧位或俯卧位为宜，体位要舒适，充分暴露待灸部位。②穴区皮肤消毒、涂擦黏附剂，对腧穴皮肤进行常规消毒，再将所灸穴位处涂以少量的大蒜汁或医用凡士林或少量清水。③点燃艾炷，每炷要燃尽，将艾炷平稳放置于腧穴上，用线香点燃艾炷顶部，待其自燃，要求每个艾炷都要燃尽，除灰，更换新艾炷继续施灸，灸满规定壮数为止。④轻轻拍打穴旁，减轻施灸疼痛。⑤灸后预防感染。灸毕要在施灸处贴敷消炎药膏，用无菌纱布覆盖局部，用胶布固定，以防感染。⑥形成灸疮，待其自愈。灸后局部皮肤黑硬，周边红晕，继而起水疱，一般在 7 日左右局部出现无菌性炎症，其脓汁清稀色白，形成灸疮，灸疮5 ～ 6 周自行愈合，留有瘢痕。

### 考点 4 ★★★ 温和灸

操作要点：①选取适宜体位，充分暴露待灸腧穴。②选用纯艾卷，将其一端点燃。③术者手持艾卷的中上部，将艾卷燃烧端对准腧穴，距腧穴皮肤 2 ～ 3cm 进行熏烤，艾卷与施灸处皮肤的距离应保持相对固定。注意：若患者感到局部温热舒适可固定不动，若感觉太烫可加大与皮肤的距离，若遇到小儿或局部知觉减退者，医者可将示、中两指，置于施灸部位两侧，通过医者的手指来测知患者局部受热程度，以便随时调节施灸时间和距离，防止烫伤。④灸至局部皮肤出现红晕，有温热感而无灼痛为度，一般每穴灸 10 ～ 15 分钟。⑤灸毕熄灭艾火。

### 考点5 ★★★　温针灸

操作要点：①准备艾卷或艾绒，截取 2cm 艾卷一段，将一端中心扎一小孔，深 1 ～ 1.5cm，也可选用艾绒，艾绒要柔软，易搓捏。②选取适宜体位，充分暴露待灸腧穴。③针刺得气留针。腧穴常规消毒，直刺进针，行针得气，将针留在适当的深度。④插套艾卷或搓捏艾绒，点燃。将艾卷有孔的一端经针尾插套在针柄上，插牢，不可偏歪，或将少许艾绒搓捏在针尾上，要捏紧，不可松散，以免滑落，点燃施灸。⑤艾卷燃尽去灰，重新置艾。待艾卷或艾绒完全燃尽成灰时，将针稍倾斜，把艾灰掸落在容器中，每穴每次可施灸 1 ～ 3 壮。⑥待针柄冷却后出针。

### 考点6 ★★　隔盐灸

操作要点：①选择体位，定取腧穴：宜取仰卧位，身体放松。②食盐填脐：取纯净干燥的食盐适量，将脐窝填平，也可于盐上再放置一姜片。③放置艾炷：将艾炷置于盐上（或姜片上），点燃艾炷尖端，任其自燃。④调适温度，更换艾炷：若患者感觉施灸局部灼热不可耐受，术者用镊子夹去残炷，换炷再灸。⑤掌握灸量：如上反复施灸，灸满规定壮数，一般灸 5 ～ 9 壮。⑥灸毕，除去艾灰、食盐。

### 考点7 ★★　隔姜灸

操作要点：①制备姜片：切取生姜片，每片直径

2～3cm，厚0.2～0.3cm，中间以针刺数孔。②选取适宜体位，充分暴露待灸腧穴。③放置姜片和艾炷，点燃艾炷：将姜片置于穴上，把艾炷置于姜片中心，点燃艾炷尖端，任其自燃。④调适温度：如患者感觉局部灼痛不可耐受，术者可用镊子将姜片一侧夹住端起，稍待片刻，重新放下再灸。⑤更换艾炷和姜片：艾炷燃尽，除去艾灰，更换艾炷依前法再灸。施灸数壮后，姜片焦干萎缩时，应置换新的姜片。⑥掌握灸量：一般每穴灸6～9壮，至局部皮肤潮红而不起疱为度，灸毕除去姜片及艾灰。

## （三）拔罐法

**考点1★★　走罐法（推罐法、拉罐法）**

操作要点：①选取适宜体位，充分暴露待拔腧穴。②选择大小适宜的玻璃罐。③在施术部位涂抹适量的润滑剂，如凡士林、水，也可选择红花油等润滑剂。④先用闪火法将罐吸拔在施术部位上，然后用单手或双手握住罐体，在施术部位上下、左右往返推移，走罐时，可将罐口前进侧的边缘稍抬起，另一侧边缘稍着力，以利于罐子的推拉。⑤反复操作，至施术部位红润、充血甚至瘀血为度。⑥起罐时，一手握罐，另一手用拇指或示指按压罐口周围的皮肤，使之凹陷，空气进入罐内，罐体自然脱下。

**考点2★★　闪罐法**

操作要点：①选取适宜体位，充分暴露待拔腧穴。②选用大小适宜的罐具。③用镊子夹紧95%的酒精棉球一个，点燃，使棉球在罐内壁中段绕1～3圈或短暂停留后迅速退出，迅速将罐扣在应拔的部位，再立即将罐起下。④如此反复多次地拔住起下、起下拔住。⑤拔至施术部位皮肤潮红、充血或瘀血为度。

### 考点 3 ★ 刺络拔罐（刺血拔罐）

操作要点：①选取适宜体位，充分暴露待拔腧穴。②选择大小适宜的玻璃罐备用。③消毒施术部位，刺络出血。医者戴消毒手套，用碘伏消毒施术部位，持三棱针（或一次性注射针头）点刺局部使之出血，或用皮肤针叩刺出血。④用闪火法留罐，留置 5 ～ 15 分钟后起罐。⑤起罐时不能迅猛，避免罐内污血喷射而污染周围环境，用消毒棉签清理皮肤上残留血液，清洗火罐后进行消毒处理。

## （四）其他针法

### 考点 1 ★ 皮肤针的重刺法

用中重腕力进行叩刺，使针尖垂直叩打在皮肤上，针尖接触皮肤时间长，再弹起，以局部皮肤明显潮红、出血为度。

### 考点 2 ★★ 三棱针的操作——点刺法

操作要点：①选取适宜体位，充分暴露待针腧穴。②医者戴消毒手套。③使施术部位充血，可先在针刺部位及其周围，轻轻地推、揉、挤、捋，使局部充血。④穴区皮肤常规消毒。⑤医者用一手固定点刺部位，另一手持针，露出针尖 3 ～ 5mm，对准点刺部位快速刺入，迅速出针，一般刺入 2 ～ 3mm。⑥轻轻挤压针孔周围，使之适量出血或出黏液。⑦用消毒干棉球按压针孔，可在点刺部位贴敷创可贴。

### 考点 3 ★ 三棱针的操作——散刺法（豹纹刺）

操作要点：①选取适宜体位，充分暴露待针腧穴。

②医者戴消毒手套。③穴区皮肤常规消毒。④根据病变部位大小，由病变外缘呈环形向中心部位进行点刺，一般点刺 10 ~ 20 针。⑤点刺后，可见点状出血，若出血不明显，可加用留罐法以增加出血量，放出适量血液（或黏液）。⑥用消毒干棉球按压针孔，施术部位面积较大时，可以敷无菌敷料。

### 考点4 ★★  三棱针的操作——刺络法

操作要点：①选择适宜的体位，确定血络。②医者戴消毒手套。③使血络充盈：肘、膝部静脉处放血时，一般要捆扎橡皮管，将橡皮管结扎在针刺部位的上端（近心端），以使血络怒张显现，其他部位则不方便结扎，为使血络充盈，也可轻轻拍打血络处。④将血络处皮肤严格消毒。⑤一手拇指按压在被刺部位的下端，使血络位置相对固定，一手持针，对准针刺部位，顺血络走向，斜向上与之呈45°左右刺入，以刺穿血络前壁为度，一般刺入 2 ~ 3mm，然后迅速出针。⑥根据病情需要，使其流出一定量的血液，也可轻轻按压静脉上端，以助瘀血外出。⑦松开橡皮管，待出血自然停止。⑧以消毒干棉球按压针孔，并以 75% 酒精棉球清除针处及其周围的血液。

### 考点5 ★  三棱针的操作——挑刺法

操作要点：①选取适宜体位，充分暴露待针腧穴。②医者戴消毒手套。③局部皮肤严格消毒。④挑破表皮，挑断皮下纤维组织。医者一手按压进针部位两侧或捏起皮肤使之紧绷固定，另一手持针迅速刺入皮肤 1 ~ 2mm，随即倾斜针身挑破表皮，使之出少量血液或黏液，也可再刺入 2 ~ 5mm，倾斜针身使针尖轻轻挑起，挑断皮下纤维组织。⑤出针，用无菌敷料覆盖创口。

**考点6 ★　耳穴压丸法（2020年新增考点）**

操作前准备：①选择材料：一般选王不留行籽或用莱菔子、白芥子等代替，医用胶布、止血钳、镊子、弯盘、消毒棉签、75%酒精、消毒干棉球等。②选穴：根据耳穴的选穴原则，选择耳穴确定处方。③选择体位：一般以坐位或卧位为宜。

操作过程：①准备丸粒：将小丸粒贴于0.5cm×0.5cm的小方块医用胶布中央，或选用成品耳穴贴。②耳穴皮肤消毒：用75%酒精棉球擦拭消毒，去除污垢和油脂。③贴压：一手托住耳郭，另一手持镊子将贴丸胶布对准耳穴进行敷贴，并给予适当按压，使耳郭有发热、胀痛感。压穴时，托指不动压指动，只压不揉，以免胶布移动，用力不能过猛过重。

## （五）推拿技术

**考点1 ★★★　小鱼际㨰法**

拇指自然伸直，余指自然屈曲，无名指与小指的掌指关节屈曲约90°，余指屈曲的角度则依次减小，手背沿掌横弓排列呈弧面，以第五掌指关节背侧为吸定点吸附于体表施术部位上，以肘关节为支点，前臂主动做推旋运动，带动腕关节做较大幅度的屈伸活动，使小鱼际和手背尺侧部在施术部位上持续不断地来回滚动。

**考点2 ★　立㨰法**

以第五掌指关节背侧为吸定点，以第四掌指关节至第五掌骨基底部与掌指尺侧缘形成的扇形区域为滚动着力面，腕关节略屈向尺侧，余准备形态同小鱼际㨰法，其手法运动过程亦同小鱼际㨰法。

### 考点3 ★★★　拳滚法

拇指自然伸直，余指半握空拳状，以示指、中指、无名指和小指的第一节指背着力于施术部位上，肘关节屈曲20°～40°，前臂主动施力，在无旋前圆肌参与的情况下，单纯进行推拉摆动，带动腕关节做无尺、桡侧偏移的屈伸活动，使示指、中指、无名指和小指的第一节指背、掌指关节背侧、指间关节背侧为滚动着力面，在施术部位上进行持续不断地滚动。

### 考点4 ★　三指揉法

示、中、无名指并拢，三指罗纹面着力于一定的治疗部位或穴位。以肘关节为支点，前臂做主动运动。通过腕关节使三指罗纹面在施术部位上做轻柔的小幅度的环旋运动。

### 考点5 ★★★　大鱼际揉法

沉肩，腕关节放松，呈微屈或水平状，大拇指内收，四指自然伸直，用大鱼际附着于施术部位上，以肘关节为支点，前臂做主动运动，带动腕关节摆动，使大鱼际在治疗部位上做轻缓柔和的上下左右或轻度环旋揉动，并带动该处的皮下组织一起运动，频率每分钟 120～160 次。

### 考点6 ★★★　掌根揉法

肘关节微屈，腕关节放松并略背伸，亦可双掌重叠手指自然弯曲，以掌根部附着于施术部位，以肘关节为支点，前臂做主动运动，带动腕及手掌连同前臂做小幅度的回旋揉动，并带动该处的皮下组织一起运动，频率每分钟120～160 次。

### 考点7 ★★★　中指揉法（下脘、中脘、膻中）

中指伸直，示指搭于中指远端指间关节背侧，腕关节微屈，用中指罗纹面着力于一定的治疗部位或穴位，以肘关节为支点，前臂做主动运动，通过腕关节使中指罗纹面在施术部位上做轻柔的小幅度的环旋运动，频率每分钟120～160次。

### 考点 8 ★★★　掌按法

以单手或双手掌面置于施术部位，以肩关节为支点，利用身体上半部的重量，通过上、前臂传至手掌部，垂直向下按压，用力原则同指按法。

### 考点 9 ★★★　指按法

以拇指罗纹面着力于施术部位，余四指张开，置于相应位置以支撑助力，腕关节屈曲 40°～ 60°，拇指主动用力，垂直向下按压，当按压力达到所需的力度后，要稍停片刻，然后松劲撤力，再做重复按压，使按压动作既平稳又有节奏性。

### 考点 10 ★★★　拇指端推法

以拇指端着力于施术部位或穴位上，余四指置于对侧或相应的位置以固定，腕关节略屈并向尺侧偏斜，拇指及腕部主动施力，向拇指端方向呈短距离单向直线推进。

### 考点 11 ★★★　拇指平推法

以拇指罗纹面着力于施术部位或穴位上，余四指置于其前外方以助力，腕关节略屈曲，拇指及腕部主动施力，向其示指方向呈短距离、单向直线推进，在推进的过程中，拇指罗纹面的着力部分应逐渐偏向桡侧，且随着拇指的推进腕关节应逐渐伸直。

### 考点 12 ★　三指推法

示、中、无名指并拢，以指端部着力于施术部位上，腕关节略屈，前臂部主动施力，通过腕关节及掌部使示、中及无名三指向指端方向做单向直线推进。

### 考点 13 ★★★　掌推法

以掌根部着力于施术部位，腕关节略背伸，肘关节伸直，以肩关节为支点，上臂部主动施力，通过肘、前臂、腕，使掌根部向前方做单方向直线推进。

### 考点 14 ★★　拳推法

手握实拳，以示指、中指、无名指及小指四指的近侧指间关节的突起部着力于施术部位，腕关节挺紧伸直，肘关节略屈，以肘关节为支点，前臂主动施力，向前呈单方向直线推进。

### 考点 15 ★★　肘推法

屈肘，以肘关节尺骨鹰嘴突起部着力于施术部位，另一侧手臂抬起，以掌部扶握屈肘侧拳顶以固定助力，以肩关节为支点，腰部发力，上臂部主动施力，做较缓慢的单方向直线推进。

### 考点 16 ★★★　拿法

以拇指和其余手指的指面相对用力，捏住施术部位肌肤并逐渐收紧、提起，腕关节放松，以拇指同其他手指的对合力进行轻重交替、连续不断地提捏治疗部位。

### 考点 17 ★★　抖上肢法

受术者取坐位或站立位，肩臂部放松，术者站在其前外侧，身体略为前倾，用双手握住其腕部，慢慢将被抖动的上肢向前外方抬起至60°左右，然后两前臂微用力做连续的小幅度上下抖动，使抖动所产生的抖动波波浪般地传递到肩部，或术者以一手按其肩部，另一手握住其腕部，做连续不断地小幅度上下抖动，抖动中可结合被操作肩关节的前后方向活动，此法又称上肢提抖法。

### 考点18 ★ 抖下肢法

受术者仰卧位，下肢放松，术者站其足端，用双手分别握住受术者两足踝部，将两下肢抬起，离开床面30cm左右，然后上、前臂同时施力，做连续的小幅度上下抖动，使其下肢及髋部有舒松感，两下肢可同时操作，亦可单侧操作。

### 考点19 ★ 抖腰法

受术者俯卧位，两手拉住床头或由助手固定其两腋部，以两手握住其两足踝部，两臂伸直，身体后仰，与助手相对用力，牵引其腰部，待其腰部放松后，身体前倾，以准备抖动，其后随身体起立之势，瞬间用力，做1～3次较大幅度的抖动，使抖动之力作用于腰部，使其产生较大幅度的波浪状运动。

### 考点20 ★★★ 拇指前位捏脊法

双手半握空拳状，腕关节略背伸，示、中、无名和小指的背侧置于脊柱两侧，拇指伸直前按，并对准示指中节处，以拇指的罗纹面和示指的桡侧缘将皮肤捏起，并进行提捻，然后向前推行移动，在向前移动捏脊的过程中，两手拇指要交替前按，同时前臂要主动用力，推动示指桡侧缘前行，两者互为配合，从而交替捏提捻动前行。

### 考点21 ★★ 拇指后位捏脊法

两手拇指伸直，两指端分置于脊柱两侧，指面向前，两手示、中指前按，腕关节微屈，以两手拇指与示、中指罗纹面将皮肤捏起，并轻轻提捻，然后向前推行移动，在向前移动的捏脊过程中，两手拇指要前推，而示指、中指则交替前按，两者相互配合，从而交替捏提捻动前行。

捏脊法每次操作一般均从腰俞穴开始，沿脊柱两侧向上终止于大椎穴为一遍，可连续操作三至五遍，为加强手法效应，常采用三捏一提法，即每捏捻三次，便停止前行，用力向上提拉一次。

### 考点 22 ★★　夹搓法（2020 年新增考点）

以双手掌面夹住施术部位，令受术者肢体放松。以肘关节和肩关节为支点，前臂与上臂部主动施力，做相反方向的较快速搓动，并同时做上下往返移动，夹搓法双手用力要对称。

### 考点 23 ★★　推搓法（2020 年新增考点）

以单手或双手掌面着力于施术部位。以肘关节为支点，前臂部主动施力，做较快速的推去拉回的搓动。

## 三、中医望、闻、切诊技术操作

【试题内容】

演示或叙述中医望、闻、切诊的具体操作方法。

【典型样题】

简述并演示虚里按法。

【参考答案】（10 分）

虚里即心尖搏动处，位于左乳下第四、五肋间，乳头下稍内侧，为诸脉之所宗，按虚里可了解宗气之强弱，疾病之虚实，预后之吉凶。

虚里按诊时，一般病人采取坐位和仰卧位，医生位于病人右侧，用右手全掌或指腹平抚左乳下第四、五肋间，乳头下稍内侧的心尖搏动处，并调节压力，注意诊察其动气之强弱、至数和聚散等。

按诊内容包括有无搏动、搏动部位及范围、搏动强度和节律、频率、聚散等。

**考点1★ 面部分区及所候脏腑**

庭候首面，阙上候咽喉，阙中（印堂）候肺，阙下（下极、山根）候心，下极之下（年寿）候肝，肝部左右候胆，肝下（准头）候脾，方上（脾两旁）候胃，中央（颧下）候大肠，夹大肠候肾，明堂（鼻端）以上候小肠，明堂以下候膀胱、子处。

**考点2★★ 诊察小儿食指络脉**

| 食指络脉 | 特征 | 临床意义 |
|---|---|---|
| 浮沉 | 浮显 | 主病在表，多见于外感表证 |
| | 沉隐 | 主病在里，多见于脏腑病变 |
| 颜色 | 鲜红 | 属外感表证 |
| | 紫红 | 为里热证 |
| | 青色 | 主惊、主风、主痛 |
| | 紫黑 | 为血络瘀闭，病情危重 |
| | 淡白 | 为虚证 |
| 长短 | 显于风关 | 表明邪气初起，邪浅病轻，可见于外感初起 |
| | 达于气关 | 其色较深，为邪气渐深，病情渐重 |
| | 达于命关 | 其色更深，为邪入脏腑，病情严重 |
| | 透关射甲 | 其色紫黑，多病情凶险，预后不良 |
| 形状 | 食指络脉增粗 | 其分支显见，多属实证、热证 |
| | 食指络脉变细 | 其分支不显，多属虚证、寒证 |

考点 3 ★★　舌诊的操作

1. 望舌时，医者的姿势可略高于病人，保证视野平面略高于病人的舌面，以便俯视舌面。

2. 望舌时注意光线必须直接照射于舌面，使舌面明亮，以便于正确进行观察。

3. 望舌一般应当按照基本顺序进行：先察舌质，再察舌苔。察舌质时先察舌色，次察舌形，再察舌态。察舌苔时，先察苔色，次察苔质，再察舌苔分布。对舌分部观察时，先看舌尖，再看舌中舌边，最后观察舌根部。

4. 望舌时做到迅速敏捷，全面准确，时间不可太长，一般不宜超过 30 秒。若一次望舌判断不准确，可让病人休息 3 ～ 5 分钟后重新望舌。

5. 对病人伸舌时的不符合要求姿势，医生应予以纠正，如：伸舌时过分用力，病人伸舌时，用牙齿刮舌面，伸舌时，口未充分张开，只露出舌尖，舌体伸出时舌边、尖上卷，或舌肌紧缩，或舌体上翘，或左右歪斜等影响舌面充分暴露的情况。

6. 当舌苔过厚，或者出现与病情不相符合的苔质、苔色，为了确定其有根、无根，或是否染苔等，可结合揩舌或刮舌方法，也可直接询问患者在望舌前的饮食、服用药物等情况，以便正确判断。

（1）揩舌　医生用消毒纱布缠绕右手示指两圈，蘸少许清洁水，力量适中，从舌根向舌尖揩抹 3 ～ 5 次。

（2）刮舌　医生用消毒的压舌板边缘，以适中的力量，在舌面上从舌根向舌尖刮 3 ～ 5 次。

7. 望舌过程中还可穿插对舌部味觉、感觉等情况的询问，以便全面掌握舌诊资料。

8. 观察舌下络脉时，应按照下述方法进行：

（1）嘱病人尽量张口，舌尖向上腭方向翘起并轻轻抵于上腭，舌体自然放松，勿用力太过，使舌下络脉充分暴露，便于观察。

（2）首先观察舌系带两侧大络脉的颜色、长短、粗细，有无怒张、弯曲等异常改变，然后观察周围细小络脉的颜色和形态有无异常。

**考点 4 ★★★　脉诊布指和运指**

**1. 布指**　中指定关，医生先以中指按在掌后高骨内侧动脉处，然后示指按在关前（腕侧）定寸，无名指按在关后（肘侧）定尺。布指的疏密要与患者手臂长短与医生手指粗细相适应，如病人的手臂长或医者手指较细，布指宜疏，反之宜密。定寸时可选取太渊穴所在位置（腕横纹上），定尺时可考虑按寸到关的距离确定关到尺的长度以明确尺的位置，寸关尺不是一个点，而是一段脉管的诊察范围。

**2. 运指**　医生运用指力的轻重、挪移及布指变化以体察脉象。常用的指法有举、按、寻、循、总按和单诊等，注意诊察患者的脉位（浮沉、长短）、脉次（至数与均匀度）、脉形（大小、软硬、紧张度等）、脉势（强弱与流利度等）及左右手寸关尺各部表现。

**考点 5 ★★　诊脉的正确体位和姿势**

诊脉时患者应取正坐位或仰卧位，前臂自然向前平展，与心脏置于同一水平，手腕伸直，手掌向上，手指微微弯曲，在腕关节下面垫一松软的脉枕，使寸口部位充分伸展，局部气血畅通，便于诊察脉象。

**考点 6 ★★★　虚里按法**

虚里即心尖搏动处，位于左乳下第四、五肋间，乳头下稍内侧，为诸脉之所宗，按虚里可了解宗气之强弱，疾病之虚实，预后之吉凶。

虚里按诊时，一般病人采取坐位和仰卧位，医生位于病人右侧，用右手全掌或指腹平抚左乳下第四、五肋间，乳头下稍内侧的心尖搏动处，并调节压力，注意诊察其动气之强弱、至数和聚散等。

按诊内容包括有无搏动、搏动部位及范围、搏动强度和节律、频率、聚散等。

# 考试模块二　病史采集

## 【试题内容】

根据试题提供的"患者主诉"，回答如何询问现病史及相关病史。

**本类考题每份试卷 1 道，分值为 10 分。**

## 【得分要点和答题技巧】

### 得分要点

这部分的题目只要正确地套用模板，拿到大部分分数不难。所以，大家只需要熟练掌握下面的"问诊模板"即可。

### 问诊技巧

1. 条理性好，能抓住重点。

2. 围绕病情询问。

3. 问诊语言恰当。

4. 无暗示性问诊。

### 问诊模板

**1. 现病史**

（1）根据主诉了解从发病到就诊前疾病的发生、发展变化及相关的鉴别诊断

1）询问发病时间、起病缓急、病因和诱因。

2）询问主诉的性质、程度、持续时间、加重与缓解

因素及演变情况。

3）询问有什么伴随症状。

4）结合中医十问了解目前疾病情况，同时注意了解情志、睡眠、胃纳、二便、腹部体征等情况。

（2）诊疗经过

1）是否到医院诊治，做过哪些相关检查，结果如何。

2）曾用何种方法及药物治疗，效果如何。

**2. 相关病史**

（1）与该症状有关的疾病史。

（2）饮食史、家族史、药物过敏史。

**【典型样题】**

简要病史：女性，45岁，反复夜间胃脘部疼痛2个月。

**【参考答案】**（10分）

1. 现病史

（1）根据主诉了解从发病到就诊前疾病的发生、发展变化、诊治经过及相关的鉴别诊断。

1）询问发病时间、起病缓急、病因和诱因。

2）了解疼痛的性质（刺痛、钝痛、隐痛等）、部位、持续时间、诱发与缓解因素，有无放射痛。

3）是否有恶心、呕吐、嗳气、反酸、嘈杂、发热、消瘦等伴随症状，询问饮食及大便情况。

4）结合中医十问了解目前疾病的情况。

（2）诊疗经过

1）是否到医院诊治。是否做过钡餐、胃镜等检查。

2）用过何种药物治疗。效果如何。

2. 相关病史

（1）与该病有关的其他病史：既往类似发作史、肝炎史、胆囊炎史；家族史等。

（2）药物、食物过敏史。

注：本模块记住模板即可，不需要记忆其他知识。

# 考试模块三　中医临床答辩

## 【试题内容】

　　1. 疾病的辨证施治。

　　2. 针灸常用腧穴主治病证。

　　3. 针灸异常情况处理。

　　4. 常见急症的针灸治疗。

　　**本类考题每份试卷 1 道，分值为 5 分。**

## 一、疾病的辨证施治

### 【试题内容】

　　疾病的辨证施治；诊断依据；病证鉴别；辨证要点；治疗原则；方剂、药物等。

　　主要测试考生的临床思维能力。

### 【典型样题】

　　叙述支气管哮喘缓解期脾虚证的主症、治法、方剂。

### 【参考答案】（5分）

　　主症：倦怠无力，食少便溏，面色萎黄无华，痰多而黏，咳吐不爽，胸脘满闷，纳呆，或食油腻易腹泻，每因饮食不当而诱发，舌质淡，苔白滑或薄腻，脉细弱。

治法：健脾化痰。

方剂：六君子汤加减。

本部分考点和第一站相同。请参照第一站考点的相关内容。

# 二、针灸常用腧穴主治病证

## 【试题内容】

口述题目要求的针灸腧穴主治病证。

## 【典型样题】

叙述合谷穴的主治病证。

## 【参考答案】（5分）

主治：①头痛、齿痛、目赤肿痛、咽喉肿痛、牙关紧闭、鼻衄、口㖞、耳聋、痄腮等头面五官病证。②发热恶寒等外感病。③热病。④无汗或多汗。⑤经闭、滞产、月经不调、痛经、胎衣不下、恶露不止、乳少等妇科病证。⑥上肢疼痛、不遂。⑦皮肤瘙痒、荨麻疹等皮肤科病证。⑧小儿惊风、痉证。⑨腹痛、痢疾、便秘等肠腑病证。⑩牙拔除术、甲状腺手术等面口五官及颈部手术针麻常用穴。

## 考点1★★ 孔最（郄穴）

主治：①咯血、鼻衄、咳嗽、气喘、咽喉肿痛等肺系病证。②肘臂挛痛。③痔疮出血。

## 考点2★★★ 列缺（络穴，八脉交会穴，通任脉）

主治：①咳嗽、气喘、咽喉肿痛等肺系病证。②外感头痛、齿痛、项强、口㖞等头面五官疾患。③手腕痛。

### 考点3 ★★★　少商（井穴）

主治：①咳嗽、气喘、咽喉肿痛、鼻衄等肺系实热病证。②中暑，发热。③昏迷，癫狂。④指肿，麻木。

### 考点4 ★★★　合谷（原穴）

主治：①头痛、齿痛、目赤肿痛、咽喉肿痛、牙关紧闭、鼻衄、口㖞、耳聋、痄腮等头面五官病证。②发热恶寒等外感病。③热病。④无汗或多汗。⑤经闭、滞产、月经不调、痛经、胎衣不下、恶露不止、乳少等妇科病证。⑥上肢疼痛、不遂。⑦皮肤瘙痒、荨麻疹等皮肤科病证。⑧小儿惊风、痉证。⑨腹痛、痢疾、便秘等肠腑病证。⑩牙拔除术、甲状腺手术等面口五官及颈部手术针麻常用穴。

### 考点5 ★★★　曲池（合穴）

主治：①目赤肿痛、齿痛、咽喉肿痛等五官热性病证。②热病。③手臂肿痛、上肢不遂等上肢病证。④风疹、瘾疹、湿疹等皮肤科病证。⑤腹痛、吐泻、痢疾等肠腑病证。⑥头痛、眩晕。⑦癫狂等神志病。

### 考点6 ★★　肩髃（手阳明经与阳跷脉的交会穴）

主治：①肩痛不举、上肢不遂。②瘰疬。③瘾疹。

### 考点7 ★★★　迎香

主治：①鼻塞、鼻衄、鼻渊等鼻病。②口㖞、面痒、面肿等面口部病证。③胆道蛔虫病。

### 考点8 ★★　地仓（手足阳明经与任脉的交会穴）

主治：口㖞、眼睑瞤动、流涎、齿痛、颊肿等头面五官病证。

### 考点 9 ★★★　下关

主治：①牙关不利、面痛、齿痛、口㖞等面口病证。②耳聋、耳鸣、聤耳等耳部病证。

### 考点 10 ★★★　天枢（大肠募穴）

主治：①绕脐腹痛、腹胀、便秘、泄泻、痢疾等脾胃肠病证。②癥瘕、月经不调、痛经等妇科病证。

### 考点 11 ★　犊鼻

主治：膝肿、疼痛、屈伸不利、下肢痿痹等下肢病证。

### 考点 12 ★★★　足三里（合穴，胃之下合穴）

主治：①胃痛、呕吐、腹胀、泄泻、痢疾、便秘、肠痛等脾胃肠病证。②膝痛、下肢痿痹、中风瘫痪等下肢病证。③不寐、癫狂等神志病证。④气喘、痰多。⑤乳痈。⑥虚劳诸证，为强壮保健要穴。

### 考点 13 ★　条口

主治：①下肢痿痹、跗肿、转筋等下肢病证。②肩臂痛。③脘腹疼痛。

### 考点 14 ★★　丰隆（络穴）

主治：①头痛、眩晕等头部病证。②咳嗽、哮喘、痰多等肺系病证。③下肢痿痹。④癫狂。

### 考点 15 ★★★　公孙（络穴，八脉交会穴，通冲脉）

主治：①胃痛、呕吐、肠鸣、腹胀、腹痛、痢疾等脾胃病证。②心烦不寐、狂证等神志病证。③逆气里急、气上冲心（奔豚气）等冲脉病证。

### 考点 16 ★★★　三阴交（交会穴）

主治：①肠鸣、腹胀、泄泻、便秘等脾胃肠病证。②月经不调、经闭、痛经、带下、阴挺、不孕、滞产等妇产科病证。③小便不利、遗尿、遗精、阳痿等生殖泌尿系统病证。④心悸、不寐、癫狂等心神病证。⑤下肢痿痹。⑥阴虚诸证。⑦湿疹、荨麻疹等皮肤病证。

### 考点 17 ★★★　地机（郄穴）

主治：①痛经、崩漏、月经不调、癥瘕等妇科病证。②腹胀、腹痛、泄泻等脾胃肠病证。③小便不利、水肿、遗精。④下肢痿痹。

### 考点 18 ★★　阴陵泉（合穴）

主治：①腹痛、泄泻、水肿、黄疸等脾湿病证。②小便不利、遗尿、癃闭等泌尿系统病证。③遗精、阴茎痛等男科病证。④带下、妇人阴痛等妇科病证。⑤膝痛、下肢痿痹。

### 考点 19 ★★　血海

主治：①月经不调、痛经、经闭、崩漏等妇科病证。②瘾疹、湿疹、丹毒、皮肤瘙痒等皮外科病证。③膝股内侧痛。

### 考点 20 ★★　通里（络穴）

主治：①心悸、怔忡等心疾。②舌强不语、暴喑等舌窍病证。③肘臂挛痛、麻木、手颤等上肢病证。

### 考点 21 ★★★　神门（输穴，原穴）

主治：①心痛、心烦、惊悸、怔忡等心疾。②不寐、健忘、痴呆、癫狂痫等神志病证。③胸胁痛。

### 考点 22 ★★★　后溪（输穴，八脉交会穴，通督脉）

主治：①头项强痛、腰背痛、手指及肘臂挛痛等。②耳聋、目赤、咽喉肿痛等五官病证。③癫、狂、痫等神志病证。④疟疾。

### 考点 23 ★★★　听宫

主治：①耳鸣、耳聋、聤耳等耳部病证。②面痛、齿痛等面口病证。③癫、狂、痫等神志病。

### 考点 24 ★★★　天柱

主治：①后头痛、项强、肩背痛。②眩晕、咽喉肿痛、鼻塞、目赤肿痛、近视等头面五官病证。③癫狂痫。④热病。

### 考点 25 ★★★　肺俞（肺之背俞穴）

主治：①鼻塞、咳嗽、气喘、咯血等肺系病证。②骨蒸潮热、盗汗等阴虚病证。③背痛。④皮肤瘙痒、瘾疹。

### 考点 26 ★★　膈俞（八会穴之血会）

主治：①胃痛。②呕吐、呃逆、咳嗽、气喘等气逆之证。③贫血、吐血、便血等血证。④瘾疹、皮肤瘙痒等皮肤病证。⑤潮热、盗汗等阴虚证。

### 考点 27 ★★　胃俞（胃之背俞穴）

主治：胃痛、呕吐、腹胀、肠鸣、多食善饥、身体消瘦等脾胃病证。

### 考点 28 ★★　肾俞（肾之背俞穴）

主治：①头晕、耳鸣、耳聋、慢性腹泻、气喘、腰酸痛、遗精、阳痿、不育等肾虚病证。②遗尿、癃闭等前阴病证。③月经不调、带下、不孕等妇科病证。④消渴。

### 考点 29 ★ 大肠俞（大肠之背俞穴）

主治：①腰痛。②腹胀、泄泻、便秘等肠腑病证。

### 考点 30 ★★★ 委中（合穴，膀胱之下合穴）

主治：①腰背痛、下肢痿痹等病证。②急性腹痛、急性吐泻等病证。③癃闭、遗尿等泌尿系统病证。④丹毒、瘾疹、皮肤瘙痒、疔疮等血热病证。

### 考点 31 ★★★ 承山

主治：①腰腿拘急、疼痛。②痔疾，便秘。③腹痛，疝气。

### 考点 32 ★★★ 昆仑（经穴）

主治：①后头痛、目眩、项强等头项病证。②腰骶疼痛，足踝肿痛。③癫痫。④滞产。

### 考点 33 ★★★ 至阴（井穴）

主治：①胎位不正、滞产、胞衣不下等胎产病证。②头痛、目痛、鼻塞、鼻衄等头面五官病证。

### 考点 34 ★★★ 太溪（输穴，原穴）

主治：①头晕目眩、不寐、健忘、遗精、阳痿、月经不调等肾虚证。②咽喉肿痛、齿痛、耳鸣、耳聋等阴虚性五官病证。③咳喘、胸痛、咯血等肺系病证。④消渴，小便频数，便秘。⑤腰脊痛，足跟痛，下肢厥冷。

### 考点 35 ★★ 照海（八脉交会穴，通阴跷脉）

主治：①癫痫、不寐、嗜卧、癔症等神志病证。②咽喉干痛，目赤肿痛。③月经不调、痛经、阴痒、赤白带下等妇科病证。④小便频数，癃闭。⑤便秘。

### 考点36 ★★★　内关（络穴，八脉交会穴，通阴维脉）

主治：①心痛、心悸、胸闷等心胸病证。②胃痛、呕吐、呃逆等胃腑病证。③中风，眩晕，偏头痛。④不寐、郁病、癫狂痫等神志病证。⑤胁痛，胁下痞块，肘臂挛痛。

### 考点37 ★★★　大陵（输穴，原穴）

主治：①心痛、心悸、胸胁胀痛等心胸病证。②胃痛、呕吐、口臭等胃腑病证。③喜笑悲恐、癫狂痫等神志病证。④手、臂挛痛。

### 考点38 ★★★　外关（络穴，八脉交会穴，通阳维脉）

主治：①耳鸣、耳聋、聤耳、耳痛、目赤肿痛、目生翳膜、目眩、咽喉肿痛、口噤、口㖞、齿痛、面痛等头面五官病证。②头痛、颈项及肩部疼痛，胁痛，上肢痹痛。③热病，疟疾，伤风感冒。④瘰疬。

### 考点39 ★★　支沟（经穴）

主治：①便秘。②热病。③耳鸣、耳聋、咽喉肿痛、暴喑、头痛等头面五官病证。④肘臂痛，胁肋痛，落枕。⑤瘰疬。

### 考点40 ★★★　风池（足少阳经与阳维脉的交会穴）

主治：①中风、头痛、眩晕、不寐、癫痫等内风所致病证。②恶寒发热、口眼㖞斜等外风所致病证。③目赤肿痛、视物不明、鼻塞、鼻衄、鼻渊、耳鸣、咽喉肿痛等五官病证。④颈项强痛。

**考点 41 ★★★　肩井（手足少阳经与阳维脉的交会穴）**

主治：①头痛、眩晕、颈项强痛等头项部病证。②肩背疼痛，上肢不遂。③瘰疬。④难产、乳痈、乳少、胞衣不下等妇科病证。

**考点 42 ★★★　环跳（足少阳经与足太阴经的交会穴）**

主治：①腰腿痛、下肢痿痹、半身不遂。②风疹。

**考点 43 ★★★　阳陵泉（合穴，胆之下合穴，八会穴之筋会）**

主治：①黄疸、胁痛、口苦、呕吐等胆腑病证。②膝髌肿痛，下肢痿痹，肩痛等筋病。③小儿惊风。

**考点 44 ★★★　悬钟（八会穴之髓会）**

主治：①中风、颈椎病、腰椎病等骨、髓病。②颈项强痛，偏头痛，咽喉肿痛。③胸胁胀痛。④下肢痿痹，脚气。

**考点 45 ★★★　太冲（输穴，原穴）**

主治：①中风、癫狂痫、头痛、眩晕、口眼㖞斜、小儿惊风等内风所致病证。②目赤肿痛、口㖞、青盲、咽喉干痛、耳鸣、耳聋等头面五官热性病证。③月经不调、崩漏、痛经、难产等妇科病证。④黄疸、胁痛、腹胀、呕逆等肝胃病证。⑤下肢痿痹，足跗肿痛。

**考点 46 ★★　期门（肝之募穴，足厥阴经与足太阴经的交会穴）**

主治：①胸胁胀痛。②吐酸、呃逆、腹胀等肝胃病证。③郁病，奔豚气。④乳痈。

## 考点 47 ★★★ 命门

主治：①月经不调、带下、痛经、经闭、不孕等妇科病证。②遗精、阳痿、不育等男科病证。③五更泄泻、小便频数、癃闭等肾虚病证。④腰脊强痛，下肢痿痹。

## 考点 48 ★★★ 大椎（督脉与足三阳经的交会穴）

主治：①恶寒发热、疟疾等外感病证。②热病、骨蒸潮热。③咳嗽、气喘等肺气失于宣降证。④癫狂痫、小儿惊风等神志病证。⑤风疹、痤疮等皮肤疾病。⑥项强、脊痛等脊柱病证。

## 考点 49 ★★★ 百会（督脉与足太阳经的交会穴）

主治：①晕厥、中风、失语、痴呆、癫狂、不寐、健忘等神志病证。②头风、颠顶痛、眩晕、耳鸣等头面病证。③脱肛、阴挺、胃下垂等气虚下陷证。

## 考点 50 ★★★ 水沟（督脉与手足阳明经的交会穴）

主治：①昏迷、晕厥、中风、中暑、脱证等急症，为急救要穴之一。②癔症、癫狂痫、急慢惊风等神志病证。③口喎、面肿、鼻塞、牙关紧闭等头面五官病证。④闪挫腰痛，脊背强痛。

## 考点 51 ★★★ 印堂

主治：①痴呆、痫病、不寐、健忘、小儿惊风等神志病证。②头痛、眩晕、鼻渊、鼻衄、鼻鼽等头面五官病证。③小儿惊风，产后血晕，子痫。

## 考点 52 ★★ 中极（膀胱之募穴，任脉与足三阴经的交会穴）

主治：①遗尿、癃闭、尿频、尿急等泌尿系病证。②遗精、阳痿、不育等男科病证。③月经不调、崩漏、痛经、经闭、不孕、带下等妇科病证。

### 考点 53 ★★ 关元（小肠之募穴，任脉与足三阴经的交会穴）

主治：①中风脱证、虚劳羸瘦、脱肛、阴挺等元气虚损所致病证。②遗精、阳痿、早泄、不育等男科病证。③崩漏、月经不调、痛经、闭经、不孕、带下病等妇科病证。④遗尿、癃闭、尿频、尿急等泌尿系病证。⑤腹痛、泄泻、脱肛、便血等肠腑病证。⑥保健要穴。

### 考点 54 ★★★ 气海

主治：①中风脱证、虚劳羸瘦、脱肛、阴挺等气虚证。②遗精、阳痿、疝气、不育等男科病证。③崩漏、月经不调、痛经、经闭、不孕、带下等妇科病证。④遗尿、癃闭等泌尿系病证。⑤水谷不化、绕脐疼痛、便秘、泄泻等肠腑病证。⑥保健要穴。

### 考点 55 ★★ 中脘（胃之募穴，八会穴之腑会，任脉与手少阳经、手太阳经、足阳明经的交会穴）

主治：①胃痛、呕吐、完谷不化、食欲不振、腹胀、泄泻、小儿疳积等脾胃病证。②癫痫、不寐等神志病。③黄疸。

### 考点 56 ★★ 膻中（心包之募穴，八会穴之气会）

主治：①咳嗽、气喘、胸闷等胸中气机不畅病证。②心痛、心悸等心疾。③产后乳少、乳痈、乳癖等乳病。④呕吐、呃逆等胃气上逆证。

### 考点 57 ★★★ 四神聪

主治：①头痛、眩晕、健忘等头脑病证。②不寐、癫病等神志病证。

## 考点 58 ★★★ 夹脊

主治：上背部的夹脊穴治疗心肺及上肢病证，下背部的夹脊穴治疗胃肠病证，腰部的夹脊穴治疗腰腹及下肢病证。

## 考点 59 ★ 腰痛点

主治：急性腰扭伤。

## 考点 60 ★★★ 十宣

主治：①中风、昏迷、晕厥等神志病。②中暑、高热等急症。③咽喉肿痛。④手指麻木。

# 三、针灸异常情况处理

【试题内容】

描述题目要求的针灸异常情况的处理步骤和注意事项。

【典型样题】

弯针处理。

【参考答案】（5分）

1. 出现弯针后，不得再行提插、捻转等手法。

2. 根据弯针的程度、原因采取不同的处理方法：①若针柄轻微弯曲者，应慢慢将针起出。②若弯曲角度过大，应轻微摇动针体，并顺着针柄倾斜的方向将针退出。③若针体发生多个弯曲，应根据针柄的倾斜方向分段慢慢向外退出，切勿猛力外拔，以防造成断针。④若因患者体位改变所致者，应嘱患者慢慢恢复到原来体位，局部肌肉放松后再将针缓慢起出。

## 考点1★★ 施灸或拔罐过程中皮肤灼伤及起疱的处理方法

处理要点：①局部出现小水疱，只要注意不擦破，可任其自然吸收。②如水疱较大，对局部皮肤严格消毒后，可用消毒的三棱针或粗毫针刺破水疱，放出水液，或用无菌的一次性注射器针头抽出水液，再涂以烫伤油等，并以纱布包敷，每日更换药膏1次，直至结痂，注意不要擦破疱皮。③如用化脓灸者，在灸疮化脓期间，要注意适当休息，加强营养，保持局部清洁，并可用敷料保护灸疮，以防污染，待其自然愈合。④如处理不当，灸疮脓液呈黄绿色或有渗血现象，可用消炎药膏或玉红膏涂敷。

## 考点2★★ 患者精神紧张引起滞针的处理

因病人精神紧张，局部肌肉过度收缩所致滞针，应采用：①适当延长留针时间。②在滞针穴位附近运用循按法或弹柄法。③在附近再刺一针。

## 考点3★★ 捻转过度引起滞针的处理

因行针手法不当，单向捻转太过所致滞针，应采用：①向相反的方向将针捻回。②配合弹柄法、刮柄法或循按法，促使肌纤维放松。

## 考点4★★★ 弯针处理

1.出现弯针后，不得再行提插、捻转等手法。

2.根据弯针的程度、原因采取不同的处理方法：①若针柄轻微弯曲者，应慢慢将针起出。②若弯曲角度过大，应轻微摇动针体，并顺着针柄倾斜的方向将针退出。③若针体发生多个弯曲，应根据针柄的倾斜方向分段慢慢向外退出，切勿猛力外拔，以防造成断针。④若因患者体位改变所致者，应嘱患者慢慢恢复到原来体位，局部肌肉放松后再将针缓慢起出。

### 考点 5 ★★ 晕针处理

1. 立即停针、起针，立即停止针刺，并将已刺之针迅速全部起出。

2. 平卧、宽衣、保暖，将患者扶至空气流通之处，让患者头低脚高位平卧，松开衣带，且要注意保暖。

3. 症状轻者静卧休息，给予温开水或糖水，即可恢复。

4. 在上述处理的基础上，可针刺人中、素髎、内关、涌泉、足三里等穴，或温灸百会、气海、关元等，尤其是艾灸百会，对晕针有较好的疗效，可用艾条于百会穴上悬灸，至知觉恢复，症状消退。

5. 经以上处理，仍不省人事，呼吸细微，脉细弱者，要及时配合现代急救处理措施，如人工呼吸等。

轻者，经前三个步骤处理即可渐渐恢复，重者，应及时进行后两个步骤。

### 考点 6 ★★★ 断针的处理

1. 嘱患者不要惊慌乱动，令其保持原有体位，以免针体向肌肉深层陷入。

2. 根据针体残端的位置采用不同的方法将针取出：①若针体残端尚有部分露在体外，可用手或镊子取出。②若残端与皮肤面相平或稍低，尚可见到残端时，可用手向下挤压针孔两旁皮肤，使残端露出体外，再用镊子取出。③若断针残端全部没入皮内，但距离皮下不远，而且断针下还有硬组织（如骨骼）时，可由针旁外面向下轻压皮肤，利用该组织将针顶出。④若断针下面为软组织，可将该部肌肉捏住，将断针残端向上托出。⑤断针完全陷没在皮肤之下，无法取出者，应在X线下定位，手术取出。⑥如果断针在重要脏器附近，或患者有不适感觉及功能障碍时，应立即采取外科手术方法处理。

### 考点7 ★　针灸血肿的处理

1. 微量的皮下出血，局部小块青紫时，一般不必处理，可待其自行消退。

2. 局部肿胀疼痛较剧，青紫面积大而且影响到功能活动时，可先做冷敷止血，再做热敷或在局部轻轻揉按，以促使瘀血消散吸收。

### 考点8 ★★　刺伤内脏造成创伤性气胸的处理（2020年新增考点）

1. 立即出针，并让患者采取半卧位休息，切勿翻转体位。

2. 安慰患者以消除其紧张恐惧心理。

3. 必要时请相关科室会诊。

4. 根据不同的病情程度采用不同的处理方法：①漏气量少者，可自行吸收。要密切观察病情，随时对症处理，酌情给予吸氧、镇咳、抗感染等治疗。②病情严重者，应及时组织抢救，可采用胸腔闭式引流排气等救治。

### 考点9 ★★　刺伤除肺脏外其他内脏的处理（2020年新增考点）

1. 发现内脏损伤后，要立即出针。

2. 安慰患者以消除其紧张恐惧心理。

3. 必要时请相关科室会诊。

4. 根据病情程度不同采用不同的处理方法：①若损伤轻者，应卧床休息，一段时间后一般即可自愈。②若损伤较重，或有持续出血倾向者，应用止血药等对症处理，并密切观察病情及血压变化。③若损伤严重，出血较多，出现失血性休克时，则必须迅速进行输血等急救或外科手术治疗。

## 考点 10 ★★　刺伤脑脊髓的处理（2020 年新增考点）

1. 发现有脑脊髓损伤时，应立即出针。

2. 安慰患者以消除其紧张恐惧心理。

3. 根据症状轻重不同采用不同的处理方法：①轻者，需安静休息，经过一段时间后，可自行恢复。②重者，请相关科室会诊及时救治。

## 考点 11 ★★　刺伤神经干的处理（2020 年新增考点）

1. 立刻停止针刺，勿继续提插捻转，应缓慢轻柔出针。

2. 损伤严重者，可在相应经络腧穴上进行 B 族维生素类药物穴位注射，根据病情需要或可应用激素冲击疗法以对症治疗。

3. 可进行理疗、局部热敷或中药治疗等。

# 四、常见急症的针灸治疗

【试题内容】

口述题目要求的常见急症的针灸治疗的治法、主穴、配穴等内容。

【典型样题】

风寒阻络型落枕治法、取穴。

【参考答案】（5 分）

治法：疏经活络，调和气血。

主穴：外劳宫、天柱、阿是穴。

风寒袭络配风池、合谷。

## 考点1★★　中风中脏腑的治法及取穴

治法：闭证，平肝息风，醒脑开窍，取督脉、手厥阴经穴和十二井穴为主。脱证，回阳固脱，以任脉经穴为主。

主穴：水沟、百会、内关。

配穴：闭证，十二井穴、太冲、合谷。脱证，关元、神阙、气海。

## 考点2★★　中风中经络治法、主穴

治法：疏通经络，醒脑调神。取督脉、手厥阴及足太阴经穴为主。

主穴：水沟、内关、三阴交、极泉、尺泽、委中。

## 考点3★★　牙痛主穴，风火牙痛配穴

主穴：合谷、颊车、下关。

配穴：风火牙痛配外关、风池。

## 考点4★★　呕吐的取穴

主穴：中脘、胃俞、足三里、内关。

配穴：寒邪客胃配上脘、公孙，热邪内蕴配商阳、内庭、金津、玉液，饮食停滞配梁门、天枢，肝气犯胃配肝俞、太冲。

## 考点5★★　痛经的取穴

主穴：中极、次髎、地机、三阴交、十七椎。

配穴：气滞血瘀配太冲、血海，寒凝血瘀配关元、归来。

**考点 6 ★　气滞血瘀型落枕的治法、取穴**

治法：疏经活络，调和气血，取局部阿是穴和手太阳、足少阳经穴为主。

主穴：外劳宫、天柱、阿是穴。

配穴：气滞血瘀配内关、合谷。

**考点 7 ★★　风寒阻络型落枕的治法、取穴**

治法：疏经活络，调和气血，取局部阿是穴和手太阳、足少阳经穴为主。

主穴：外劳宫、天柱、阿是穴。

配穴：风寒袭络配风池、合谷。

**考点 8 ★★　偏头痛的治法、取穴**

治法：疏泄肝胆，通经止痛，取手足少阳、足厥阴经穴以及局部穴为主。

主穴：率谷、阿是穴、风池、外关、足临泣、太冲。

配穴：肝阳上亢配百会、行间。痰湿偏盛配中脘、丰隆。瘀血阻络配血海、膈俞。

**考点 9 ★★　晕厥虚证的取穴**

主穴：水沟、百会、内关、涌泉。

配穴：虚证配气海、关元。

**考点 10 ★★　抽搐的治法、主穴，伴发热、神昏的配穴**

治法：息风止痉，清热开窍，取督脉、手足厥阴经穴为主。

主穴：水沟、内关、合谷、太冲、阳陵泉。

配穴：热极生风配曲池、大椎。神昏不醒配十宣、涌泉。

### 考点 11 ★★　急性腰扭伤的主穴及远端配穴

主穴：腰部取阿是穴、大肠俞、腰痛点、委中。

配穴：督脉病证配水沟或后溪，足太阳经筋病证配昆仑或后溪，手阳明经筋病证配手三里或三间。

### 考点 12 ★★　风寒哮喘的治法、主穴

治法：祛邪肃肺，化痰平喘，取手太阴经穴及相应背俞穴为主。

主穴：列缺、尺泽、肺俞、中府、定喘。

### 考点 13 ★　高热的治法、主穴，风热表证的配穴

治法：清泄热邪，以督脉和手阳明经穴、井穴为主。

主穴：大椎、曲池、合谷、十二井穴或十宣穴。

配穴：风热表证配鱼际、尺泽。

### 考点 14 ★　急性腕扭伤的治法、取穴

治法：祛瘀消肿，舒筋通络，取扭伤局部腧穴为主。

腕部取阿是穴、阳溪、阳池、阳谷。

### 考点 15 ★　肾绞痛的取穴和操作

主穴：肾俞、膀胱俞、中极、三阴交、京门。

配穴：下焦湿热配委阳、阴陵泉，肾气不足配水分、关元。

操作：毫针泻法。

### 考点 16 ★★　胆绞痛的取穴

主穴：胆囊穴、阳陵泉、胆俞、日月。

配穴：肝胆气滞配太冲、丘墟，肝胆湿热配行间、阴陵泉。

**考点 17 ★　胆道蛔虫证的取穴**

主穴：胆囊穴、阳陵泉、胆俞、日月。

配穴：蛔虫妄动配迎香透四白。

**考点 18 ★★　眩晕的针灸治疗（2020 年新增考点）**

治法：平肝潜阳，化痰定眩。取足少阳、足厥阴经穴及督脉穴为主。

主穴：百会、风池、太冲、内关。

配穴：肝阳上亢配行间、侠溪、太溪；痰湿中阻配头维、中脘、丰隆；高血压配曲池、足三里；颈性眩晕配风府、天柱、颈夹脊。

**考点 19 ★★　心悸的针灸治疗（2020 年新增考点）**

治法：宁心安神，定悸止惊。取手少阴、手厥阴经穴及相应脏腑俞募穴为主。

主穴：内关、神门、郄门、心俞、巨阙。

配穴：阴虚火旺配太溪、肾俞；痰火扰心配尺泽、丰隆；水气凌心配气海、阴陵泉；心脉瘀阻配膻中、膈俞。易惊配大陵；浮肿配水分。

**考点 20 ★　胃痛的针灸治疗（2020 年新增考点）**

治法：和胃止痛。取足阳明经穴及胃的募穴为主。

主穴：中脘、足三里、内关。

配穴：寒邪客胃配胃俞、神阙；饮食停滞配天枢、梁门；肝气犯胃配太冲、阳陵泉；急性胃炎配梁丘；消化性溃疡配公孙。

**考点 21 ★　腹痛的针灸治疗（2020 年新增考点）**

治法：和胃调肠，缓急止痛。取足阳明、足太阴经穴及相应脏腑募穴为主。

主穴：中脘、天枢、足三里、三阴交。

配穴：寒邪内积配神阙、关元；湿热壅滞配阴陵泉、内庭；饮食停滞配下脘、梁门；气滞血瘀配太冲、血海。

## 考点 22 ★★  癃闭的针灸治疗（2020 年新增考点）

治法：清热利湿，行气活血。以足太阳、足太阴经穴及相应俞募穴为主。

主穴：中极、膀胱俞、秩边、阴陵泉、三阴交。

配穴：膀胱湿热配委阳；肺热壅盛配尺泽；肝郁气滞配太冲、大敦；浊瘀阻塞配次髎、膈俞。

## 西医相关模块考试内容分值比例分布

| 中西医结合人员（执业、助理） | | | |
|---|---|---|---|
| 考试内容 | 考试分数 | 考试方法 | 考试时间 |
| 体格检查 | 10分 | 实际操作 | 20分钟 |
| 西医操作 | 10分 | | |
| 西医临床答辩 | 5分 | 现场口述 | |

# 考试模块一　体格检查

## 【试题内容】

演示或叙述西医体格检查的具体操作方法。

**本类考题每份试卷 1 道，分值为 10 分。**

## 【典型样题】

霍夫曼征。

## 【参考答案】（10 分）

检查者用左手托住被检者腕部，用右手示指和中指夹持被检者中指，稍向上提，使其腕部处于轻度过伸位，用拇指快速弹刮被检者中指指甲，引起其余四指掌屈反应为阳性。

## 一、全身状态检查

### 考点★★★　汞柱式血压计测量

**1.直接测量法**　仅适用于危重和大手术的患者。

**2.间接测量法**　被检查者安静休息至少 5 分钟，采取坐位或仰卧位，裸露右上臂，伸直并外展 45°，肘部置于与右心房同一水平（坐位平第 4 肋软骨，仰卧位平腋中线），让受检者脱下该侧衣袖，露出手臂，将袖带平展地缚于上臂，袖带下缘距肘窝横纹 2～3cm，松紧适宜，检查者先于肘窝处触知肱动脉搏动，一手将听诊器体件置于肱动脉上，轻压听诊器体件，另一手执橡皮球，旋紧气囊旋钮向袖带内边充气边听诊，待动脉音消失，再打气将汞柱升高 20～30mmHg，开始缓慢（2～6mmHg/s）放气，听到第一个声音时所示的压力值是收缩压，继续放气，声音消失时血压计上所示的压力值是舒张压（个别声音不消失者，可采用变音值作为舒张压并加以注明）。测压时双眼平视汞柱表面，根据听诊结果读出血压值。间隔 1～2 分钟重复测量，取两次读数的平均值。血压测量完毕后将袖带解下、排气，平整地放入血压计盒内，将血压计汞柱向右侧倾斜 45°，使管中水银完全进入水银槽后，关闭汞柱开关和血压计。

## 二、浅表淋巴结检查

### 考点1★★ 锁骨上窝淋巴结触诊

检查锁骨上窝淋巴结时，检查者面对患者（可取坐位或仰卧位），用右手检查患者的左锁骨上窝，用左手检查其右锁骨上窝，检查时将示指与中指屈曲并拢，在锁骨上窝进行触诊，并深入锁骨后深部。

### 考点2★★★ 浅表淋巴结触诊

检查浅表淋巴结时，应按一定的顺序进行，依次为：耳前、耳后、乳突区、枕骨下区、颌下、颏下、颈后三角、颈前三角、锁骨上窝、腋窝、滑车上、腹股沟、腘窝等。检查时如发现有肿大的淋巴结，应记录其数目、大小、质地、移动度、表面是否光滑，有无粘连，局部皮肤有无红肿、压痛和波动,是否有瘢痕、溃疡和瘘管等。

## 考点3 ★ 腋窝淋巴结触诊

检查右腋窝淋巴结时,检查者右手握被检查者右手,向上屈肘外展抬高约45°,左手并拢,掌面贴近胸壁向上逐渐达腋窝顶部滑动触诊,然后依次触诊腋窝后壁、外侧壁、前壁和内侧壁。触诊腋窝后壁时应在腋窝后壁肌群仔细触诊,触诊腋窝外侧壁时应将患者上臂下垂,检查腋窝前壁时应在胸大肌深面仔细触诊,检查腋窝内侧壁时应在腋窝近肋骨和前锯肌处进行触诊。用同样方法检查左侧腋窝淋巴结。

## 考点4 ★★ 颌下淋巴结触诊

检查左颌下淋巴结时,将左手置于被检查者头顶,使头微向左前倾斜,右手四指并拢,屈曲掌指及指间关节,沿下颌骨内缘向上滑动触摸,检查右侧时,两手换位,使被检查者向右前倾斜。

# 三、眼的检查

## 考点1 ★★ 调节反射和集合反射

嘱被检查者注视1m以外的目标(通常为检查者的示指尖),然后逐渐将目标移至距被检查者眼球约10cm处,这时观察双眼瞳孔和眼球变化情况,正常反应是双侧瞳孔逐渐缩小(调节反射)、双眼球向内聚合(集合反射)。动眼神经功能损害时,集合反射和调节反射均消失。

## 考点2 ★★★ 对光反射

用手电筒照射瞳孔,观察其前后的反应变化,正常人受照射光刺激后，双侧瞳孔立即缩小，移开照射光后双侧瞳孔随即复原。对光反射分为：①直接对光反射，即电筒光直接照射一侧瞳孔，该侧瞳孔立即缩小，移开光线后瞳孔迅速复原。②间接对光反射，即用手隔开双眼，电筒光照射一侧瞳孔后，另一侧瞳孔也立即缩小，移开光线后瞳孔迅速复原。

**考点3★★　眼球运动**

检查眼球运动，医师左手置于被检查者头顶并固定头部，使头部不能随眼转动，右手指尖（或棉签）放在被检查者眼前 30～40cm 处，嘱被检查者两眼随医师右手指尖移动方向运动，一般按被检查者的左侧、左上、左下、右侧、右上、右下共 6 个方向进行。注意眼球运动幅度、灵活性、持久性，两眼是否同步，并询问病人有无复视出现。眼球运动受动眼神经（Ⅲ）、滑车神经（Ⅳ）和外展神经（Ⅵ）支配，这些神经麻痹时，会引起眼球运动障碍，并伴有复视。

## 四、咽部、扁桃体检查

**考点★★　口咽部检查**

嘱被检查者头稍向后仰，口张大并拉长发"啊"声，医师用压舌板在舌的前 2/3 与后 1/3 交界处迅速下压舌体，此时软腭上抬，在照明下可见口咽部组织，检查时注意咽后壁有无充血、水肿，扁桃体有无肿大。

## 五、鼻窦检查

### 考点★★　鼻窦压痛检查

检查额窦压痛时，一手固定被检查者枕部，另一手拇指置于眼眶上缘内侧，用力向后上方按压，两侧分别进行。检查上颌窦压痛时，双手拇指置于被检查者颧部，其余手指分别置于被检查者的两侧耳后，固定其头部，双拇指向后方按压。检查筛窦压痛时，双手固定于被检查者两侧耳后，双拇指分别置于鼻根部与眼内眦之间，向后方按压。蝶窦因位置较深，不能在体表进行检查。

## 六、颈部检查

### 考点1★★★　甲状腺触诊（前位、后位）

前位触诊：①嘱被检查者取坐位，检查者位于被检查者前面。②检查甲状腺峡部时，用拇指从胸骨上切迹向上触摸，可感到气管前软组织，判断有无增厚，配合吞咽动作，判断有无肿大或肿块。③触摸甲状腺侧叶时，一手拇指施压于一侧甲状软骨，将气管推向对侧，另一手示指、中指在对侧胸锁乳突肌后缘向前推挤甲状腺侧叶，拇指在胸锁乳突肌前缘触诊甲状腺，配合吞咽动作，重复检查。用同样方法检查另一侧甲状腺。

后位触诊：①嘱被检查者取坐位，检查者位于被检查者身后，将双手拇指放在检查者颈后，其余四指触摸甲状软骨两侧。②触摸甲状腺峡部时，用示指从胸骨上切迹向上触摸，可感到气管前软组织，判断有无增厚，配合吞咽动作，判断有无肿大或肿块。③触摸甲状腺侧叶时，一手示指、中指施压于一侧甲状软骨，将气管推向对侧，另一手拇指在对侧胸锁乳突肌后缘向前推挤甲状腺，示指、中指在其前缘触诊甲状腺，配合吞咽动作，重复检查。用同样方法检查另一侧甲状腺。

### 考点 2 ★★　甲状腺肿大分度

不能看出肿大但能触及者为Ⅰ度，既可看出肿大又能触及，但在胸锁乳突肌以内者为Ⅱ度，肿大超出胸锁乳突肌外缘者为Ⅲ度。

### 考点 3 ★★★　气管定位

让被检查者取坐位或仰卧位，头颈部保持自然正中位置，医师分别将右手的示指和无名指置于两侧胸锁关节上，中指在胸骨上切迹部位，置于气管正中，观察中指是否在示指和无名指的中间，如两侧距离不等，则表示有气管移位，也可将中指置于气管与两侧胸锁乳突肌之间的间隙内，根据两侧间隙是否等宽来判断气管有无移位。

## 七、胸廓、胸壁与乳房检查

### 考点 ★　乳房触诊

被检查者取坐位，先两臂下垂，然后双臂高举超过头部或双手叉腰再进行检查。检查时，先检查健侧乳房，再检查患侧。检查者以并拢的手指掌面略施压力，以旋转或来回滑动的方式进行触诊，切忌用手指将乳房提起来触摸。检查按外上、外下、内下、内上、中央（乳头、乳晕）的顺序进行，然后检查腋窝及锁骨上、下窝等处淋巴结。

# 八、肺和胸膜检查

### 考点1★★ 胸廓扩张度

检查前胸时，被检查者采取坐位或仰卧位。检查者两手掌置于被检查者胸廓前下部的对称部位，左右拇指分别沿两侧肋缘指向剑突，拇指尖在前正中线两侧对称部位，而手掌和伸展的手指置于前侧胸壁，嘱被检查者进行深呼吸运动，观察比较两手的动度是否一致。

检查背部时，被检查者取坐位。将两手掌面平置于肩胛下区对称部位，拇指在后正中线对称部位，并将两侧皮肤向中线轻推，其余四指并拢紧贴于后胸廓两侧，同样嘱被检者进行深呼吸运动，观察两侧的呼吸动度是否一致。正常人两侧呼吸动度相等，发生病变时可见一侧或局部胸廓扩张度减弱，而对侧或其他部位动度增强。

### 考点2★★★ 肺下界叩诊

被检查者取坐位或仰卧位。在胸部右侧锁骨中线上，自第2肋间隙向下轻叩，叩诊音由清音转为浊音（常在第5肋间隙），再向下叩诊变为实音（常在第6肋间隙），在浊音与实音交界处（一般在第6肋骨）为肺下界。同样方法，分别在腋中线、肩胛线上叩出肺下界，两侧肺下界大致相同。平静呼吸时，正常成年人右肺下界在右侧锁骨中线、腋中线、肩胛线分别为第6、8、10肋间。左肺下界叩诊时除在左锁骨中线上变动较大（有胃泡鼓音区）外，其余与右侧叩诊大致相同。

### 考点3★★★ 语音震颤（语颤）

检查者将两手掌或手掌尺侧缘平置于被检查者胸壁的对称部位，嘱其用同样强度重复拉长音发"yi"音，自上而下、从内到外，两手交叉，比较两侧相同部位语颤是否相同，注意有无增强或减弱。

## 考点4 ★★★　肺部听诊

1. 呼吸音。

2. 啰音。

3. 胸膜摩擦音。

4. 听觉语音。

# 九、心脏检查

## 考点1 ★★★　心脏瓣膜听诊区

**1.二尖瓣区**　位于心尖搏动最强处，又称心尖区。

**2.主动脉瓣区**

（1）主动脉瓣区　位于胸骨右缘第2肋间，主动脉瓣狭窄时的收缩期杂音在此区最响。

（2）主动脉瓣第二听诊区　位于胸骨左缘第3、4肋间，主动脉瓣关闭不全时的舒张期杂音在此区最响。

**3.肺动脉瓣区**　在胸骨左缘第2肋间隙。

**4.三尖瓣区**　在胸骨下端左缘，即胸骨左缘第4、5肋间处。

## 考点2 ★★　心脏的触诊

**1.触诊方法**　先用右手全手掌置于心前区，然后用手掌尺侧（小鱼际）或示指和中指指腹并拢进行局部触诊，必要时也可用单指指腹触诊。

**2.触诊内容**

（1）心尖搏动。

（2）震颤。

（3）心包摩擦感。

### 考点3 ★　心脏叩诊

**1. 叩诊方法**　采用间接叩诊法，被检者取仰卧位时，检查者立于被检者右侧，左手叩诊板指与肋间平行，被检者取坐位时，宜保持上半身直立姿势，平稳呼吸，检查者面对被检者，左手叩诊板指一般与肋间垂直。通常左侧心浊音界采取轻叩诊法，而右侧宜使用较重的叩诊法，以叩诊音由清音变浊音来确定心浊音界。

**2. 叩诊顺序**　先叩左界，从心尖搏动最强点外2～3cm处开始，沿肋间由外向内，叩诊音由清变浊时翻转板指，在板指中点相应的胸壁处用标记笔作一标记，如此自下而上，叩至第二肋间，分别标记。然后叩右界，先沿右锁骨中线，自上而下，叩诊音由清变浊时为肝上界。然后，于其上一肋间（一般为第四肋间）由外向内叩出浊音点，继续向上，分别于第三、第二肋间叩出浊音点，并标记。用直尺测量左锁骨中线与前正中线间的垂直距离，以及左右心界各标记的浊音点距前正中线的垂直距离，并记录。

## 十、腹部检查

### 考点1 ★★　肾区叩击痛

正常时肾区无叩击痛，检查时，被检者取坐位或侧卧位，医师将左手掌平放于患者肾区（肋脊角处），右手握拳用轻到中等力量叩击左手背部，肾区叩击痛见于肾炎、肾盂肾炎、肾结石、肾周围炎及肾结核等。

## 考点 2 ★★★　墨菲征

正常胆囊不能触及，急性胆囊炎，胆囊肿大未到肋缘以下，医师将左手掌平放于患者右胸下部，以左手拇指指腹用适度压力钩压右肋缘下腹直肌外缘处，然后嘱患者缓慢深吸气，此时发炎的胆囊下移时碰到用力按压的拇指引起疼痛，患者因疼痛而突然屏气，这一现象称为墨菲征阳性，又称胆囊触痛征。

## 考点 3 ★★★　振水音

被检者取仰卧位，医师用耳凑近被检者上腹部或将听诊器体件放于此处，然后用稍弯曲的手指以冲击触诊法连续迅速冲击其上腹部，如听到胃内液体与气体相撞击的声音，称为振水音，也可用双手左右摇晃患者上腹部以闻及振水音。正常人餐后或饮入多量液体时，上腹部可出现振水音，但若在空腹或餐后 6～8 小时以上仍有此音，则提示胃内有液体潴留，见于胃扩张、幽门梗阻及胃液分泌过多等。

## 考点 4 ★★★　液波震颤

用于 3000～4000mL 以上腹水的检查，检查时患者平卧，医师以一手掌面贴于患者一侧腹壁，另一手四指并拢屈曲，用指端冲击患者另一侧腹壁，如腹腔内有大量液体存在，则贴于腹壁的手掌有被液体波动冲击的感觉，即液波震颤（波动感），为防止腹壁本身震动传至对侧，可让另一人将手掌尺侧缘压于脐部腹中线上，即可阻止腹壁震动的传导。

## 考点 5 ★　单手肝脏触诊

检查时被检者取仰卧位，双腿稍屈曲，使腹壁松弛，医师位于被检者右侧，将右手掌平放于被检者右侧腹壁

277

上，腕关节自然伸直，四指并拢，掌指关节伸直，以示指前端的桡侧或示指与中指指端对着肋缘，自髂前上棘连线水平，分别沿右锁骨中线、前正中线自下而上触诊。被检者吸气时，右手随腹壁隆起抬高，但上抬速度要慢于腹壁的隆起，并向季肋缘方向触探肝缘。呼气时，腹壁松弛并下陷，触诊手应及时向腹深部按压，如肝脏肿大，则可触及肝下缘从手指端滑过。若未触及，则反复进行，直至触及肝脏或肋缘。

### 考点6 ★★★　双手肝脏触诊

检查时被检者取仰卧位，双腿稍屈曲，使腹壁松弛，医师位于被检者右侧，用左手掌托住被检者右后腰，左手拇指张开置于右肋缘，右手方法不变。检查肝左叶有无肿大，可在腹正中线上由脐平面开始自下而上进行触诊。如遇腹水患者，可用沉浮触诊法，在腹部某处触及肝下缘后，应自该处起向两侧延伸触诊，以了解整个肝脏和全部肝下缘的情况。

### 考点7 ★★★　肝脏叩诊

肝脏叩诊时用间接叩诊法，被检者取仰卧位。叩诊确定肝上界时，一般是沿右锁骨中线、右腋中线和右肩胛线，由肺区往下叩向腹部，当清音转为浊音时，即为肝上界，此处相当于被肺遮盖的肝顶部，故又称肝相对浊音界。再往下叩 1～2 肋间，由浊音转为实音时，此处肝脏不被肺遮盖，直接贴近胸壁，称肝绝对浊音界。确定肝下界时，也可由腹部鼓音区沿右锁骨中线或前正中线向上叩，当鼓音转为浊音处即是。体形匀称型者，正常肝上界在右锁骨中线上第 5 肋间，下界位于右季肋下缘，两者之间的距离为肝上下径，为 9～11cm，在右腋中线上肝上界在第 7 肋间，下界相当于第 10 肋骨水平，在右肩胛线上，肝上界为第 10 肋间，下界不易叩出，瘦长型者肝上下界均可低一个肋间，矮胖型者则可高一个肋间。

### 考点 8 ★★★　脾脏触诊

脾脏明显肿大而位置较表浅时，用单手浅部触诊即可触及。如肿大的脾脏位置较深，则用双手触诊法进行检查。被检者取仰卧位，双腿稍屈曲，医师位于被检者右侧，将左手绕过被检者腹部前方，手掌置于其左腰部第 9 ～ 11 肋处，将脾从后向前托起。右手掌平放于脐部，与左肋弓成垂直方向，随被检者腹式呼吸运动，由下向上逐渐移近左肋弓，直到触及脾缘或左肋缘为止。脾脏轻度肿大而仰卧位不易触及时，可嘱被检者改为右侧卧位，右下肢伸直，左下肢屈髋、屈膝，用双手触诊较易触及，触及脾脏后应注意其大小、质地、表面形态、有无压痛及摩擦感等。

### 考点 9 ★★　脾肿大的测量

当轻度脾肿大时只作甲乙线测量，甲点为左锁骨中线与左肋缘交点，乙点为脾脏在左锁骨中线延长线上的最下缘，两点间的距离以厘米（cm）表示。脾脏明显肿大时，应加测甲丙线和丁戊线。甲丙线为左锁骨中线与左肋缘交点至最远脾尖（丙点）之间的距离。丁戊线为脾右缘（丁点）到前正中线的距离。如脾肿大向右未超过前正中线，测量脾右缘至前正中线的最短距离以 "–" 表示；超过前正中线则测量脾右缘至前正中线的最大距离以 "+" 表示。

### 考点 10 ★★★　移动性浊音

当腹腔内有较多游离液体（在 1000mL 以上）时，如患者仰卧位，液体因重力作用多积聚于腹腔低处，含气的肠管漂浮其上，故叩诊腹中部呈鼓音，腹部两侧呈浊音；

检查者自腹中部脐水平面开始向患者左侧叩诊，由鼓音变为浊音时，板指固定不动，嘱患者右侧卧位，再度叩诊，如呈鼓音，表明浊音移动。同样方法向右侧叩诊，叩得浊音后嘱患者左侧卧位，核实浊音是否移动。这种因体位不同而出现浊音区变动的现象，称移动性浊音阳性。

### 考点 11 ★★ 腹部压痛、反跳痛检查

触诊时，由浅入深进行按压，如发生疼痛，称为压痛，在检查到压痛后，手指稍停片刻，使压痛感趋于稳定，然后将手突然抬起，此时如患者感觉腹痛骤然加剧，并有痛苦表情，称为反跳痛。

### 考点 12 ★★ 阑尾点、胆囊点

阑尾点又称麦氏点，位于右髂前上棘与脐连线外 1/3 与中 1/3 交界处，阑尾病变时此处有压痛。胆囊点位于右侧腹直肌外缘与肋弓交界处，胆囊病变时此处有明显压痛。（结合压痛与反跳痛内容复习）

### 考点 13 ★★ 腹壁静脉曲张血流方向的检查

腹壁皮下静脉血流方向的判断方法：选择一段没有分支的腹壁静脉，检查者示指和中指并拢压在该段静脉上，一指固定，另一手指紧压静脉向外滑动，挤出静脉内血液后放松该手指，观察静脉是否立刻充盈，如迅速充盈则血液方向是从放松的一端流向固定手指的一端。再用同法放松另一手指，即可判断出血流方向。

## 十一、脊柱、四肢检查

### 考点 1 ★ 脊柱的检查

检查脊柱时，被检者取立位或坐位，上身保持直立，

双手自然下垂,按视、触、叩的顺序检查,内容包括脊柱的弯曲度、活动度、压痛与叩击痛。

### 考点 2 ★  脊椎活动度

固定被检者的双肩或骨盆,让其颈部或腰部做前屈、后伸、侧弯、旋转等动作,观察脊柱的活动情况及有无变形,对脊柱外伤者或可疑骨折或关节脱位者,要避免脊柱活动,防止损伤脊髓。

|     | 前屈 | 后伸 | 左右侧弯 | 旋转度<br>(一侧) |
| --- | --- | --- | --- | --- |
| 颈椎 | 35°~45° | 35°~45° | 45° | 60°~80° |
| 胸椎 | 30° | 20° | 20° | 35° |
| 腰椎 | 90° | 30° | 20°~30° | 30° |

### 考点 3 ★★  脊柱弯曲度检查

**1.脊柱前后凸** 嘱被检查者取立位,侧面观察脊柱各部形态,了解有无前后凸畸形,正常人直立时,脊柱有四个生理弯曲,从侧面观察,颈段稍前凸,胸段稍后凸,腰椎明显前凸,骶椎明显后凸。

**2.脊柱侧弯** 嘱被检者取立位或坐位,从后面观察脊柱有无侧弯,轻度侧弯时,需结合触诊判断。检查者用示、中指或拇指沿脊椎的棘突以适当的压力由上向下划压,致使被压处皮肤出现一条红色压痕,以此痕为标准,观察脊柱有无侧弯(正常人脊柱无侧弯)。

### 考点 4 ★★★  脊柱压痛检查

检查有无脊柱压痛时,嘱被检者取端坐位,身体稍向前倾,医师以右手拇指从枕骨粗隆开始自上而下逐个按压脊椎棘突及椎旁肌肉,正常时每个棘突及椎旁肌肉均无压痛。

### 考点 5 ★★　脊柱叩击痛检查

检查叩击痛时，嘱被检查者取坐位，检查者可用中指或叩诊锤垂直叩击胸、腰椎棘突（颈椎位置深，一般不用此法），也可采用间接叩击法，具体方法是：检查者将左手掌置于被检者头部，右手半握拳，以小鱼际肌部位叩击左手背，了解被检查者脊柱各部位有无疼痛。

## 十二、神经系统检查

### 考点 1 ★★　脑膜刺激征

1. 颈强直。
2. 凯尔尼格征。
3. 布鲁津斯基征。

### 考点 2 ★★　颈强直

被检者去枕仰卧，下肢伸直，检查者左手托其枕部，右手置于胸前做被动屈颈动作，正常时下颏可贴近前胸，如下颏不能贴近前胸且检查者感到有抵抗感，被检者感颈后疼痛为阳性。

### 考点 3 ★★★　凯尔尼格征

被检者仰卧，一腿伸直，检查者将另一下肢先屈髋、屈膝成直角，然后将其小腿抬高伸膝，正常人膝关节可伸达135°以上，如伸膝受限，小于135°时就出现抵抗，且伴有疼痛及屈肌痉挛为阳性。

### 考点 4 ★★★　布鲁津斯基征

被检者仰卧，双下肢伸直，检查者左手托其枕部，右手置于胸前，使颈部前屈，如两膝关节和髋关节同时屈曲为阳性。

### 考点5 ★★★ 拉塞格征

被检者取仰卧位，两下肢伸直，检查者一手压在被检者一侧膝关节上，使下肢保持伸直，另一手托其足跟将该下肢抬起，正常可抬高70°以上，如不到30°即出现由上而下的放射性疼痛为阳性。

### 考点6 ★★★ 霍夫曼征

检查者用左手托住被检者腕部，用右手示指和中指夹持被检者中指，稍向上提，使其腕部处于轻度过伸位，用拇指快速弹刮被检者中指指甲，引起其余四指掌屈反应为阳性。

### 考点7 ★★★ 膝反射

被检查者取坐位，小腿完全松弛下垂，或让被检查者取仰卧位，医师在其腘窝处托起下肢，使髋、膝关节屈曲，右手用叩诊锤叩击髌骨下方之股四头肌腱，正常反应为股四头肌收缩，小腿伸展。反射中枢在腰髓2～4节。

### 考点8 ★★ 巴宾斯基征

嘱被检者仰卧，下肢伸直，左手握其踝部，右手用钝尖物，沿足底外侧从后向前划至小趾根部，再转向拇趾侧，正常出现足趾跖面屈曲，称巴宾斯基征阴性，如出现拇趾背伸，其余四趾呈扇形展开，称巴宾斯基征阳性。

### 考点9 ★★★ 跟腱反射

被检查者仰卧，下肢外旋外展，髋、膝关节稍屈曲，医师左手将被检查者足部背屈成直角，右手用叩诊锤叩击跟腱。正常为腓肠肌收缩，出现足向跖面屈曲，反射中枢在骶髓 1 ~ 2 节。

### 考点 10 ★★　腹壁反射

嘱被检查者仰卧，两下肢稍屈曲，腹壁放松，医师用钝头竹签分别沿肋缘下（胸髓 7 ~ 8 节）、脐水平（胸髓 9 ~ 10 节）及腹股沟上（胸髓 11 ~ 12 节）的方向，由外向内轻划两侧腹壁皮肤（即上、中、下腹壁反射），正常反应为受刺激部位出现腹肌收缩。

### 考点 11 ★　查多克征检查

检查者用钝尖物，在被检者足背外侧由后向前划至跖趾关节处，阳性表现同巴宾斯基征。

### 考点 12 ★★　指鼻试验

被检者与医师相距 0.5m，嘱被检者用示指触及医师伸出的示指，再以示指触自己的鼻尖，由慢到快，先睁眼，后闭眼，反复进行，观察被检查者动作是否稳准。

### 考点 13 ★★　髌阵挛

被检者取仰卧位，下肢伸直，检查者用拇指与示指持住髌骨上缘，用力向下快速推动数次，保持一定的推力，阳性反应为股四头肌节律性收缩使髌骨上下运动。

### 考点 14 ★★　踝阵挛

被检者取仰卧位，检查者用左手托住腘窝，使髋、膝关节稍屈曲，右手持其足掌前端，迅速用力将其足推向背屈，并保持适度的推力，阳性表现为腓肠肌节律性、连续性收缩，使足出现交替性屈伸运动。

### 考点 15 ★★★　肱二头肌反射

医师以左手托扶被检查者屈曲的肘部，将拇指置于肱二头肌腱上，右手用叩诊锤叩击左手拇指指甲，正常反应为肱二头肌收缩，前臂快速屈曲。反射中枢在颈髓5～6节。

### 考点16 ★★★ 肱三头肌反射

医师让检查者半屈肘关节，上臂稍外展，而后用左手托其肘部，右手用叩诊锤直接叩击尺骨鹰嘴突上方的肱三头肌腱附着处，正常时肱三头肌收缩，出现前臂伸展。反射中枢为颈髓6～7节。

### 考点17 ★ 跟–膝–胫试验

医师嘱被检查者仰卧，上抬一侧下肢，将足跟置于对侧下肢膝盖下端，再沿胫骨前缘向下移动，先睁眼，后闭眼，反复进行，观察被检查者动作是否稳准。

### 考点18 ★ 对指试验（2020年新增考点）

嘱被检查者两上肢向外展开，伸直两手示指，由远而近使指尖相碰，先睁眼、后闭眼，反复进行，观察动作是否稳准。

# 考试模块二 西医操作

【试题内容】

无菌操作、基本心肺复苏术等常用西医基本操作技能。

**本类考题每份试卷 1 道，每题分值为 10 分。**

【典型样题】

演示洗手的全过程。

【参考答案】（10 分）

1. 用流动水冲洗双手、前臂和上臂下 1/3。

2. 取适量抗菌洗手液（约 3mL）涂满双手、前臂、上臂至肘关节以上 10cm 处，按七步洗手法清洗双手、前臂至肘关节以上 10cm 处。七步洗手法：手掌相对→手掌对手背→双手十指交叉→双手互握→揉搓拇指→指尖→手腕、前臂至肘关节以上 10cm 处。两侧在同一水平交替上升，不得回搓。

3. 用流动水冲洗清洗剂，水从指尖到双手、前臂、上臂，使水从肘下流走，沿一个方向冲洗，不可让水倒流，彻底冲洗干净。

4. 再取适量抗菌洗手液（约 3mL）揉搓双手，按照七步洗手法第二次清洗双手及前臂至肘关节以上 10cm。

5. 用流动水冲洗清洗剂，水从指尖到双手、前臂、上臂，使水从肘下流走，沿一个方向冲洗，不可让水倒流，彻底冲洗干净。

6.抓取无菌小毛巾中心部位，先擦干双手，然后将无菌小毛巾对折呈三角形，底边置于腕部，直角部位向指端，以另手拉住两侧对角，边转动边顺势向上移动至肘关节以上10cm处，擦干经过部位水迹，不得回擦；翻转毛巾，用毛巾的另一面以相同方法擦干另一手臂，操作完毕将擦手巾弃于指定容器内。

7.保持手指朝上，将双手悬空举在胸前，自然晾干手及手臂。

### 考点1★★★　戴无菌手套

1.选取合适的操作空间，确保戴无菌手套过程中不会因为手套放置不当或空间不足而发生污染事件。

2.撕开无菌手套外包装，取出内包装平放在操作台上。

3.一手捏住两只手套翻折部分，提出手套，适当调整使两只手套拇指相对并对齐。

4.右手（或左手）手指并拢插入对应的手套内，然后适当张开手指伸入对应的指套内，再用戴好手套的右手（或左手）的2～5指插入左手（或右手）手套的翻折部内，用相同的方法将左手（或右手）插入手套内，并使各手指到位。

5.分别将手套翻折部分翻回盖住手术衣袖口。

6.在手术或操作开始前，应将双手举于胸前，严禁碰触任何物品而发生污染事件。

### 考点2★★★　穿非一次性隔离衣（感染区）

1.戴好帽子及口罩，取下手表，卷袖过肘，洗手。

2.手持衣领取下隔离衣，清洁面（内侧面）朝自己，将衣领两端向外平齐对折，对齐肩缝，露出两侧袖子内口。

3.右手抓住衣领，将左手伸入袖内，右手将衣领向上拉，使左手伸出袖口。

4.换左手抓住衣领，将右手伸入袖内，左手将衣领向上拉，使右手伸出袖口。

5.两手持衣领，由领子前正中顺着边缘向后将领子整理好并扣好领扣，然后分别扎好袖口或系好袖口扣子（此时手已污染）。

6.松开收起腰带的活结，将隔离衣一边约在腰下5cm处渐向前拉，直到见边缘，则捏住；同法捏住另一侧边缘的相同部位，注意手勿触及衣内面。然后双手在背后将边缘对齐，向一侧折叠，将后背完全包裹。一手按住折叠处，另一手将腰带拉至背后压住折叠处，将腰带在背后交叉，绕回到前面系好。

### 考点3 ★★★ 脱非一次性隔离衣（感染区）

1.解开腰带，在前面打一活结收起腰带。

2.分别解开两侧袖口，抓起肘部衣袖将部分袖子向上向内套塞入袖内，暴露出双手及手腕部，然后清洗、消毒双手。

3.消毒双手后，解开领扣，右手伸入左手腕部的衣袖内，抓住衣袖内面将衣袖拉下，用遮盖着衣袖的左手抓住右手隔离衣袖子的外面，将右侧袖子拉下，使双手从袖管中退出。

4.用左手自隔离衣内面抓住肩缝处协助将右手退出，再用右手抓住衣领外面，协助将左手退出。

5.左手抓住隔离衣衣领，右手将隔离衣两边对齐，用夹子夹住衣领，挂在衣钩上。若挂在非污染区，隔离衣的清洁面（内面）向外；挂在污染区，则污染面（正面）朝外。

## 考点 4 ★ 穿一次性隔离衣（感染区）（2020 年新增考点）

1. 戴好帽子及口罩，取下手表，卷袖过肘，洗手。

2. 打开一次性隔离衣外包装，取出隔离衣。

3. 选择不会碰触到周围物品发生污染的较大的空间，将隔离衣完全抖开。

4. 抓住衣领部位分别将手插进两侧衣袖内，露出双手，整理隔离衣后先系好领部系带，然后将隔离衣两侧边襟互相叠压，自上而下分别系好后背的系带。

5. 双手拎住两侧腰部系带在后背交叉，绕回到前面系好。

## 考点 5 ★ 脱一次性隔离衣（感染区）（2020 年新增考点）

1. 解开腰带，在前面将腰带打结收起。

2. 抓起肘部的衣袖将部分袖子向上向内套塞入袖内，暴露出双手及手腕部，清洗、消毒双手。

3. 消毒双手后，解开领扣，右手伸入左手腕部的衣袖内，抓住衣袖内面将衣袖拉下。用遮盖着衣袖的左手抓住右手隔离衣袖的外面，将右侧衣袖拉下，使双手从袖管中退出。

4. 用左手自隔离衣内面抓住肩缝处协助将右手退出，再用右手抓住衣领外面，协助将左手退出。

5. 脱下隔离衣后将隔离衣污染面（正面）向内折叠打卷后，掷于指定的污物桶内。

## 考点 6 ★★★ 伤口换药

**1. 操作前准备**

（1）清洗双手，戴好帽子、口罩。

（2）核对患者信息，复习病历，明确诊断与换药的目的。

（3）与患者进行床边交流，告知操作的目的，取得患者配合。

（4）根据操作目的及前次换药记录准备换药物品，严禁中断操作过程进行物品补充。

（5）特殊伤口在不增加痛苦的前提下，可事先查验伤口，以便根据需要另备物品。

**2. 换药步骤**

（1）根据病情及换药需要，给患者取恰当的体位，要求使患者舒适不易疲劳，不易发生意外污染事件，伤口暴露充分，采光良好，便于操作者及需要时有助手相助的操作，伤口部位尽量避开患者的视线。

（2）将一次性换药包打开，并将其他换药物品合理地放置在医用推车上，再一次查验物品是否齐全、能用且够用。

（3）操作开始，先用手取下外层敷料（勿用镊子），再用 1 把镊子取下内层敷料。揭除内层敷料应轻巧，一般应沿伤口长轴方向揭除，若内层敷料粘连在创面上，不可硬揭，可用生理盐水棉球浸湿后稍等片刻再揭去，以免伤及创面引起出血。

（4）双手执镊，右手镊接触伤口，左手镊子保持无菌，从换药碗中夹取无菌物品传递给右手镊子，两镊不可碰触。

（5）如为无感染伤口，用 0.75% 吡咯烷酮碘（碘伏）或 2.5% 碘酊消毒，由伤口中心向外侧消毒伤口及周围皮肤，涂擦时沿切口方向单向涂擦，范围半径距切口 3～5cm，连续擦拭 2～3 遍。如用 2.5% 碘酊消毒，待碘酊干后再用 70% 酒精涂擦 2～3 遍脱碘。

（6）如为感染伤口，擦拭消毒时应从外周向感染伤口部位处。

（7）伤口分泌物较多且创面较深时，先用干棉球及生理盐水棉球清除分泌物，然后按感染伤口方法消毒。

（8）消毒完毕，一般创面用消毒凡士林纱布覆盖，污染伤口或易出血伤口根据需要放置引流纱条。

（9）用无菌纱布覆盖伤口，覆盖范围应超过伤口边缘3cm 以上，一般 8～10 层纱布，医用胶带固定，贴胶带的方向应与肢体或躯干长轴垂直。

### 考点7 ★★★ 屈曲加垫止血法

适用于肘、膝关节远端肢体的创伤性大出血。先抬高患肢以增加静脉回心血量。在肘或腘窝外垫以卷紧的棉垫卷或毛巾卷，将肘关节或膝关节尽力屈曲，借衬垫物压住动脉以减少或终止出血，并用绷带或三角巾将肢体固定于能有效止血的屈曲位，精确记录止血的时间并标记在垫布上。

### 考点8 ★ 卡扣式弹性止血带止血法

1.适用于四肢的动脉性出血，扎止血带之前先抬高患肢以增加静脉回心血量。

2.将三角巾、毛巾或软布等织物包裹在扎止血带部位的皮肤上，将卡扣式弹性止血带卡扣打开，捆扎在止血部位后将卡扣卡上。

3.然后拉紧止血带，以出血明显减少或刚好终止出血的松紧度为宜。

4.精确记录扎止血带的时间并标记在垫布上。

### 考点9 ★ 加压包扎止血法

适用于中小静脉、小动脉或毛细血管出血。用无菌敷料或其他洁净的毛巾、手绢、三角巾等覆盖伤口，加压包扎达到止血目的，必要时可将手掌放在敷料上均匀加压。

### 考点 10 ★★★ 弹性止血带止血法

1. 适用于四肢的动脉性出血，扎止血带之前先抬高患肢以增加静脉回心血量。

2. 将三角巾、毛巾或软布等织物包裹在扎止血带部位的皮肤上，扎止血带时左手掌心向上，手背贴紧肢体，止血带一端用虎口夹住，留出长约 10cm 的一段，右手拉较长的一端，适当拉紧拉长，绕肢体 2～3 圈。

3. 然后用左手的示指和中指夹住止血带末端用力拉下，使之压在缠绕在肢体上的止血带的下面。

4. 精确记录扎止血带的时间并标记在垫布上。

### 考点 11 ★★★ 口对口人工呼吸

在患者口部覆盖无菌纱布（施救者戴着一次性口罩时不需要覆盖无菌纱布，可直接吹气），施救者用左手的拇指和示指堵住患者鼻孔，右手固定患者下颏，开启口腔，施救者张大口严密包住患者口唇，稍缓慢吹气，吹气时用眼睛的余光观察胸廓是否隆起，吹气时间每次不少于 1s，每次送气量 500～600mL，以胸廓明显起伏为有效，吹气完毕，松开患者鼻孔，使患者的胸廓自然回缩，将气体排出，重复吹气一次，吹气 2 次后立即实施下一周期的心脏按压，交替进行，吹气按压比为 2:30。

### 考点 12 ★★★ 口对鼻人工呼吸

施救者稍用力抬患者下颏，使口闭合，先深吸一口气，将口罩住患者鼻孔，将气体通过患者鼻腔吹入气道，其余操作同口对口人工呼吸。

**考点 13 ★★★　心肺复苏胸外按压**

**1.按压部位**　胸骨中下 1/3 处（少年儿童及成年男性可直接取两侧乳头连线的中点）。

**2.按压方法**　左手掌根部放置在按压点上紧贴患者的胸部皮肤，手指翘起脱离患者胸部皮肤，将右手掌跟重叠在左手掌根背部，手指紧扣向左手的掌心部，上半身稍向前倾，双侧肘关节伸直，双肩连线位于患者的正上方，保持前臂与患者胸骨垂直，用上半身的力量垂直向下用力按压，然后放松使胸廓充分弹起，放松时掌根不脱离患者胸部皮肤，按压与放松的时间比为 1∶1。

**3.按压要求**　成人按压时使胸骨下陷 5～6cm，按压频率 100～120 次/分；连续按压 30 次后给予人工呼吸 2次，多位施救者分工实施心肺复苏时，每 2 分钟或 5 个周期后，可互换角色，以保证按压质量。

**考点 14 ★★　开放气道的方法**

分为仰头举颏法、仰头抬颈法（仰头抬颈法禁用于有颈部损伤的患者），要求患者耳垂和下颌角连线与地面成90°。

**1.仰头举颏法**　施救者将左手小鱼际置于患者前额眉弓上方，下压使其头部后仰，另一手的示指和中指置于下颏处，将下颏向前上方抬起，协助头部充分后仰，打开气道。

**2.仰头抬颈法**　施救者右手置于患者颈项部并抬起颈部，左手小鱼际放在前额眉弓上方向下施压，使其头部充分后仰，气道开放。

**考点 15 ★★　心肺复苏动作要领**

**1.环境判断**　首先评估现场环境是否安全。

**2. 意识的判断** 用双手轻拍患者肩部，同时对耳部大声呼叫"醒醒！""喂！你怎么了？"患者无任何反应，确定意识丧失。

**3. 快速检查患者的大动脉搏动及呼吸** 施救者位于患者右侧，一手示指与中指并拢置于患者甲状软骨旁开 2～3cm 处的颈总动脉走行部位，稍用力深压判断大动脉搏动，同时将左侧面部贴近患者的口鼻部，感知有无自主呼吸的气息，眼睛看向患者胸廓，判断是否有呼吸运动。判断用时不超过 5 秒钟，并准确记录事件发生时间。

**4. 立即呼救** 确定患者自主心跳、自主呼吸消失，立即呼救，高声呼叫"来人啊！喊医生！推抢救车！取除颤仪！"

**5. 摆放体位** 将患者放置复苏体位，仰卧于硬板床或在普通病床上加复苏垫板，松解患者衣扣及裤带，充分暴露患者前胸部。因床面过高不便于实施操作时，应立即在床旁加用脚踏凳或直接跪在病床上实施急救。

**6. 胸外心脏按压**

**7. 开放气道**

**8. 人工呼吸**

**9. 持续 2 分钟高效率的心肺复苏** 以心脏按压:人工呼吸＝30:2 的比例实施 5 个周期的操作，总用时不超过 2 分钟。5 个周期操作完成后，立即判断颈动脉搏动及呼吸，评估复苏是否有效。

**10. 评价心肺复苏成功的指标** ①触摸到大动脉搏动。②有自主呼吸。③瞳孔逐渐缩小。④面色、口唇、甲床发绀逐渐退去。⑤出现四肢不自主活动或意识恢复。

**11. 生命支持** 患者大动脉搏动及自主呼吸恢复，整理患者衣服，如患者意识恢复对患者进行语言安慰，开始进行高级复苏环节。

**考点 16 ★★★ 洗手**

1.用流动水冲洗双手、前臂和上臂下 1/3。

2.取适量抗菌洗手液（约 3mL）涂满双手、前臂、上臂至肘关节以上 10cm 处，按七步洗手法清洗双手、前臂至肘关节以上 10cm 处。七步洗手法：手掌相对→手掌对手背→双手十指交叉→双手互握→揉搓拇指→指尖→手腕、前臂至肘关节以上 10cm 处。两侧在同一水平交替上升，不得回搓。

3.用流动水冲洗清洗剂，水从指尖到双手、前臂、上臂，使水从肘下流走，沿一个方向冲洗，不可让水倒流，彻底冲洗干净。

4.再取适量抗菌洗手液（约 3mL）揉搓双手，按照七步洗手法第二次清洗双手及前臂至肘关节以上 10cm。

5.用流动水冲洗清洗剂，水从指尖到双手、前臂、上臂，使水从肘下流走，沿一个方向冲洗，不可让水倒流，彻底冲洗干净。

6.抓取无菌小毛巾中心部位，先擦干双手，然后将无菌小毛巾对折呈三角形，底边置于腕部，直角部位向指端，以另手拉住两侧对角，边转动边顺势向上移动至肘关节以上 10cm 处，擦干经过部位水迹，不得回擦；翻转毛巾，用毛巾的另一面以相同方法擦干另一手臂，操作完毕将擦手巾弃于指定容器内。

7.保持手指朝上，将双手悬空举在胸前，自然晾干手及手臂。

**考点 17 ★★ 手消毒**

1.取适量外科手消毒液（约 3mL）于一手的掌心，将另一手指尖在消毒液内浸泡约 5 秒，搓揉双手，然后将消毒液环形涂抹于前臂直至肘上约 10cm 处，确保覆盖到所有皮肤。

2.以相同方法消毒另一侧手、前臂至肘关节以上10cm处。

3.取外科手消毒液（约3mL），涂抹双手所有皮肤，按七步洗手法揉搓双手，直至消毒剂干燥。

4.整个涂抹揉搓过程约3分钟。

5.保持手指朝上，将双手悬空举在胸前，待外科手消毒液自行挥发至彻底干燥。

### 考点18 ★★★ 胸腰椎损伤的搬运

1.在搬动时，尽可能减少不必要的活动，以免引起或加重脊髓损伤。

2.搬运一般需要由三人或四人共同完成，可求助于现场的成年目击者。进行搬运时一人蹲在伤者的头顶侧，负责托下颌和枕部，并沿脊柱纵轴略加牵引力，使颈部保持中立位，与躯干长轴呈一条直线，其他三人分别蹲在伤者的右侧胸部、右侧腰臀部及右下肢旁，由头侧的搬运者发出口令，四人动作协调一致并保持脊柱平直，将伤者平抬平放至硬质担架（或木板）上。

3.分别在胸部、腰部及下肢处用固定带将伤者捆绑在硬质担架（或木板）上，保持脊柱伸直位。

### 考点19 ★★★ 颈椎损伤的搬运

1.可先用颈托固定颈部。

2.搬运一般需要由三人或四人共同完成，可求助于现场的成年目击者。进行搬运时一人蹲在伤者的头顶侧，负责托下颌和枕部，并沿脊柱纵轴略加牵引力，使颈部保持中立位，与躯干长轴呈一条直线，其他三人分别蹲在伤者的右侧胸部、右侧腰臀部及右下肢旁，由头侧的搬运者发出口令，四人动作协调一致将伤者平直地抬到担架（或木板）上。

3.放置头部固定器将伤者的头颈部与担架固定在一起，或在伤者头及颈部两侧放置沙袋或卷紧的衣服等，然后用三角巾或长条围巾等将伤者头颈部与担架（或木板）捆扎固定在一起，防止在搬运中发生头颈部移动，并保持呼吸道通畅。

## 考点20 ★★★ 手术区皮肤消毒

**1.操作前准备**

（1）做好手术前皮肤准备，不同的手术对患者手术区域皮肤准备的要求不同。一般外科手术，如患者病情允许，要求患者在手术前一天下午洗浴。如皮肤上有较多油脂或胶布粘贴的残迹，先用松节油或75%酒精擦净，并进行手术区域除毛。

（2）基础着装符合手术室及相关操作工作间的管理要求。

（3）戴好帽子、口罩，按照操作要求已完成外科手消毒，核对手术患者信息、手术名称、手术部位及切口要求，确定消毒区域及范围。

（4）准备消毒器具及消毒剂，弯盘、卵圆钳、无菌纱布或无菌大棉球，消毒剂（0.75%吡咯烷酮碘或2.5%碘酊，70%酒精）。

**2.操作步骤与方法**

（1）将无菌纱布或消毒大棉球用消毒剂彻底浸透，用卵圆钳夹住消毒纱布或大棉球，由手术切口中心向四周稍用力涂擦，涂擦某一部位时方向保持一致，严禁做往返涂擦动作。消毒范围应包括手术切口周围半径15cm的区域，并应根据手术可能发生的变化适当扩大范围。

（2）重复涂擦 3 遍，第 2、第 3 遍涂擦的范围均不能超出上一遍的范围。

（3）如为感染伤口或会阴、肛门等污染处手术，则应从外周向感染伤口或会阴、肛门处涂擦。

（4）使用过的消毒纱布或大棉球应按手术室要求处置。

### 考点 21 ★★ 男性患者导尿术（2020 年新增考点）

1. 携带导尿物品至患者床旁，告知其他人员暂时离开，关闭门窗，拉上隔帘（或用屏风遮挡）以保护患者隐私。

2. 协助患者退下对侧（左侧）裤腿盖在近侧（右侧）腿上，将盖被斜盖在对侧（左侧）腿上以保暖。

3. 嘱患者取仰卧位，双腿稍屈膝外展，露出外阴，将尿垫垫于臀下。

4. 打开一次性无菌导尿包，将弯盘放于患者两腿之间，取消毒棉球 1 包倒入弯盘内的右侧，左手戴手套，右手用镊子夹取消毒棉球，依次擦洗阴阜、阴茎、阴囊，左手用纱布裹住阴茎将包皮向后推暴露尿道口，自尿道口向外向后旋转擦拭尿道口、龟头及冠状沟；用过的棉球放在弯盘内左侧，每个棉球只能用一次，第一次消毒完毕，脱下手套放入弯盘内，与治疗碗一并移至床尾。

5. 将打开的一次性无菌导尿包移至两腿之间，双手戴好手套，铺洞巾（洞巾的下缘连接导尿包包布形成临时无菌区），将未使用的弯盘放置于会阴部。

6. 检查导尿管是否通畅，气囊是否漏气。撕开石蜡油棉球包，用石蜡油棉球润滑导尿管前端 18 ～ 20cm 后放于治疗盘内。撕开消毒棉球包，将消毒棉球倒入弯盘内右侧。

7. 左手取纱布扶起阴茎使之与腹壁成 60° 夹角，将包皮后推露出尿道口，进行第二次消毒，由尿道口向外向后旋转擦拭尿道口、龟头及冠状沟，用过的棉球放在弯盘内左侧（禁止与尚未使用的消毒棉球接触），每个棉球只用一次。

8. 嘱患者放松并张口呼吸。将导尿管尾端置于治疗盘内，右手持卵圆钳夹住导尿管的前段轻轻插入尿道口后，缓慢向尿道内插入 20 ～ 22cm，插入过程中注意观察患者的表情，询问有无不适，见尿液流出后再插入 1 ～ 2cm，然后固定导尿管，将尿液引流入治疗盘内，仔细观察尿液外观，需要时留取尿标本，嘱患者放松。

9. 导尿结束，缓慢拔除尿管，用纱布擦净外阴。

10. 如需留置导尿管，用注射器向气囊管内注入无菌水约 10mL，牵拉一下导尿管观察是否已固定，连接一次性尿袋，尿袋引流管用别针挂于床旁，将尿管标识粘贴在引流管上。

11. 撤去导尿用物品，脱下手套后协助患者穿好裤子，盖好被子，告知患者导尿结束，询问患者有无不适、需要及疑问。拉开床间隔帘（或撤去屏风）。

12. 妥善处理导尿用物品，记录导尿量、尿液外观特征等，如留有标本及时送检。

### 考点 22 ★★ 女性患者导尿术（2020 年新增考点）

1. 携带导尿物品至患者床旁，告知其他人员暂时离开，关闭门窗，拉上隔帘（或用屏风遮挡）以保护患者隐私。

2. 能自理的患者，嘱其清洗外阴，不能完成的患者，协助其清洗外阴。

3. 协助患者退下对侧（左侧）裤腿盖在近侧（右侧）

腿上，将盖被斜盖在对侧（左侧）腿上以保暖。嘱患者取仰卧位，双腿稍屈膝外展，露出外阴，将尿垫垫于臀下。

4. 打开一次性无菌导尿包，将弯盘放于患者两腿之间，取消毒棉球 1 包倒入弯盘内的右侧，左手戴手套，右手用镊子夹取消毒棉球，进行第一次消毒，消毒顺序是由上至下，由外向内，阴阜→两侧大阴唇→两侧小阴唇→尿道口，最后一个消毒棉球消毒尿道口至肛门；用过的棉球放在弯盘内左侧，每个棉球只能用一次，第一次消毒完毕，脱下手套放入弯盘内，与治疗碗一并移至床尾。

5. 将打开的一次性无菌导尿包移至两腿之间，双手戴好手套，铺洞巾（洞巾的下缘连接导尿包包布形成临时无菌区），将未使用的弯盘放置于会阴部。

6. 检查导尿管是否通畅，气囊是否漏气。撕开石蜡油棉球包，用石蜡油棉球润滑导尿管前端 18 ～ 20cm 后放于治疗盘内；撕开消毒棉球包，将消毒棉球倒入弯盘内右侧。

7. 以左手拇、示指分开并固定小阴唇，右手持镊子夹住消毒棉球进行第二次消毒，顺序是尿道口→两侧小阴唇→尿道口，每个部位用一个消毒棉球，每个棉球只用一次。污染物放于床尾弯盘内。

8. 嘱患者放松并张口呼吸，左手固定小阴唇，将导尿管尾端置于治疗盘内，右手持卵圆钳夹住导尿管轻轻插入尿道内 4 ～ 6cm，插进过程中注意观察患者的表情，询问有无不适，见尿液流出后再插入 1 ～ 2cm，然后固定导尿管，将尿液引流入治疗盘内，仔细观察尿液外观，需要时留取尿标本，嘱患者放松。

9. 导尿结束，缓慢拔除尿管，用纱布擦净外阴。

10. 如需留置导尿管，用注射器向气囊管内注入无菌水约 10mL，并稍用力牵拉导尿管观察是否已固定，连接一次性尿袋，尿袋引流管用别针挂于床旁，将尿管标识粘贴在引流管上。

11.撤去导尿用物品，脱下手套后协助患者穿好裤子，盖好被子，告知患者导尿结束，询问患者有无不适、需要及疑问。拉开床间隔帘（或撤去屏风）。

12.妥善处理导尿用物品，记录导尿量、尿液外观特征等，如留有标本及时送检。

### 考点 23 ★★　胸膜腔穿刺术（2020 年新增考点）

1.再次核对患者基本信息及诊断。

2.根据患者病情及穿刺目的，给患者取恰当的体位并确定、标记穿刺点。

（1）胸膜腔穿刺抽气者，患者取仰卧半坐位，穿刺点选择在患侧叩诊为鼓音或听诊呼吸音降低最明显的部位，一般位于患侧锁骨中线第 2 肋间。

（2）胸膜腔穿刺抽液，一般情况良好者，反向骑跨坐于带靠背的椅子上，上肢屈肘交叉置于椅背，前额伏于前臂上，坐好后询问患者是否舒适，能否坚持此坐姿。病情不允许久坐的患者，取仰卧半卧位，患侧后背稍向前垫高，患侧前臂上举抱于枕部，充分暴露胸部后外侧。胸膜腔穿刺抽液的穿刺点应选择在叩诊为实音或听诊呼吸音降低最明显的部位，一般取肩胛线或腋后线第 7～8 肋间，腋中线第 6～7 肋间，腋前线第 5 肋间。

（3）包裹性积液和局限性积气患者，须结合 X 线或 B 超定位穿刺点。

（4）确定穿刺点后用蘸龙胆紫的棉签在皮肤上做精确的标记，或用拇指指甲在患者皮肤上稍用力掐压出一个"十"字掐痕。

3.用无菌医用棉签蘸取消毒液进行穿刺点周围皮肤

的常规消毒，由穿刺点向外展开，范围超过穿刺点半径15cm，消毒 2～3 次，后一次消毒范围应小于前一次范围。戴无菌手套，覆盖消毒洞巾。

4. 让助手打开局部麻醉剂安瓿，用 5mL 注射器抽取麻醉剂，在穿刺点的下一肋间上缘倾斜进针穿入皮下，以免损伤肋间血管和神经，少量推注麻醉剂后，将注射针直立，自皮肤至胸膜壁层逐层进行局部浸润麻醉；麻醉过程中边进针边回抽，直至有突破感并能回抽出积液或积气，用无菌纱布压住进针部位拔出注射器，进针深度作为胸腔穿刺针进针深度的参考。

5. 胸穿针连接好胶皮管，用血管钳将胶皮管夹闭。一手示指、中指绷紧并固定住穿刺处皮肤，另一手持胸穿针刺入穿刺点皮下，然后沿肋骨上缘按局部浸润麻醉的路径缓慢进针，当有落空感时提示穿透壁层胸膜进入胸膜腔。

6. 助手将胶皮管末端接排空的 50mL 注射器，松开夹闭胶皮管的血管钳，开始排液或抽气。注射器吸满后，先用血管钳夹闭胶皮管，拔出注射器将液体注入留标本试管及备好的容器内（气体则排入大气中），排空注射器后再接上胶皮管松开血管钳继续抽液或抽气；反复操作达到穿刺目的，注意记录抽液量或抽气量。

7. 夹闭乳胶管，用无菌纱布按压住穿刺点拔出穿刺针，压迫穿刺点片刻（1～2分钟）后，用无菌棉签蘸取消毒液进行局部消毒，观察针刺点有无溢液，覆盖无菌纱布，用医用胶带固定。

8. 详细记录抽出液体的量、色泽、混浊度等，并尽快送检标本。

9. 协助患者回到病床，整理好衣服，仰卧位休息，与患者简单交流操作情况，检查血压、脉搏有无明显变化，术后严密观察患者有无气胸、血胸、肺水肿及胸腔感染等并发症。

10. 按要求妥善处理穿刺用物品。

**考点 24 ★★　腹腔穿刺术（2020 年新增考点）**

1. 再次核对患者基本信息及诊断，视诊、叩诊腹部，用皮尺测量腹围，核实腹水情况。

2. 据患者病情及穿刺目的，给患者取恰当的体位并确定、标记穿刺点。

（1）疑为腹腔内出血或腹水量少，进行诊断性腹腔穿刺时，患者取侧卧位，穿刺点选择在贴近床面侧脐水平线与腋前线或腋中线交点处。

（2）抽取腹水缓解腹腔内压力时，患者取仰卧半卧位或平卧位，穿刺点有两个：

1）脐与左髂前上棘连线的中外 1/3 交界处，此处穿刺可避免损伤腹壁下动脉和肠管（放腹水时首选用左侧）。

2）下腹部正中线上脐与耻骨联合上缘连线中点的上1cm，偏左或偏右 1 ～ 1.5cm 处，此处穿刺较安全。

3. 用无菌医用棉签蘸取皮肤消毒液（碘伏等），在穿刺部位自内向外进行画圈式皮肤消毒，消毒范围直径约15cm，待消毒液晾干后，再重复消毒 1 次，第 2 次消毒范围应略小于第一次；查看局部麻醉药名称及剂量。

4. 打开一次性腹腔穿刺包，戴无菌手套，检查一次性腹腔穿刺包内物品是否齐全。

5. 铺无菌巾巾，助手打开局部麻醉剂安瓿，操作者用5mL 注射器抽取，一手拇指与示指绷紧穿刺点皮肤，另一手持针斜行刺进穿刺点皮下，注射麻醉剂形成小皮丘后，自皮肤至腹膜壁层逐层注射麻醉。每次注药前应回抽观察有无血液、腹水抽出。

6. 检查穿刺针，夹闭穿刺针连接的胶皮管，操作者用左手拇指与示指固定穿刺部位皮肤，右手持腹腔穿刺针在麻醉处先稍倾斜刺进皮下然后垂直刺入腹壁，待有明显抵抗感时，提示针尖已穿过腹膜壁层；助手戴手套后，用消毒血管钳在皮肤接近进针处协助固定穿刺针，操作者用50mL注射器连接胶皮管抽取腹水，并留样送检。

7.诊断性穿刺时，可直接用20mL或50mL注射器及适当长度针头进行穿刺。大量放液时，每次应夹闭胶皮管后再拔出注射器排放腹水，注意抽取腹水的速度不宜过快，将腹水注入备好的容器中计量并根据需要送实验室检查。

8.抽液完毕，用无菌纱布压住穿刺部位拔出穿刺针，穿刺点用消毒棉球擦拭后，覆盖无菌纱布，稍用力压迫穿刺部位数分钟，用医用胶带固定。

9.操作结束后协助患者平卧位休息，测量腹围、脉搏、血压，检查腹部体征。简单与患者沟通操作情况，嘱患者卧床休息，如有不适及时呼叫医护人员。

10.详细记录穿刺操作过程及腹水性状、抽取腹水量等。

# 考试模块三　西医临床答辩

**【试题内容】**

1.临床常见病的西医病因、临床表现、诊断与鉴别诊断、治疗等内容。

2.西医诊断学中心电图、影像学、实验室检查等临床判读。

**本类考题每份试卷 1 道，分值为 5 分。**

## 一、临床常见病

**【试题内容】**

主要是考察西医内科学中相关疾病的病因、症状、体征、诊断、治疗等方面的内容。

**【得分要点和答题技巧】**

要想拿分，必须掌握大纲要求的西医疾病病因、临床表现、诊断要点、治疗原则等内容。

**【典型样题】**

肺结核常用检查。

**【参考答案】（5 分）**

（1）结核分枝杆菌检查

（2）影像学检查

（3）结核菌素（简称结素）试验

（4）纤维支气管镜检查

（5）γ‑干扰素释放实验

# （一）急性上呼吸道感染

## 考点1★★　急性疱疹性咽峡炎的临床表现

病原体以柯萨奇病毒 A 多见。主要表现有明显咽痛、发热，体征为咽部、软腭、悬雍垂和扁桃体上有灰白色小丘疹，以后形成疱疹和浅表溃疡，周围黏膜有红晕。好发于夏季，儿童多见，一般病程为一周左右。

## 考点2★★　急性咽结膜炎的临床表现

病原体以腺病毒、柯萨奇病毒为主。主要表现有发热、咽痛，伴有畏光、流泪等，体征以眼结膜及咽部充血为主，可有颈淋巴结肿大，或有角膜炎。好发于夏季，尤其游泳后，儿童多见，病程一般在 4～6 日。

# （二）慢性支气管炎（2020 年新增考点）

## 考点1★　慢性支气管炎的诊断要点

临床上以咳嗽、咳痰为主要症状或伴有喘息，每年发病持续 3 个月，并连续 2 年或以上。除外具有咳嗽、咳痰、喘息症状的其他疾病，如支气管哮喘、支气管扩张、肺结核、尘肺、肺脓肿、心功能不全等。

## 考点2★★　慢性支气管炎的临床表现及并发症

**1. 症状**

（1）咳嗽　早期咳声有力，白天多于夜间，随病情发展，咳声变重浊，痰量增多。

（2）咳痰　多数为白色黏液痰和浆液性泡沫痰，清晨及夜间较多，在病情加重或合并感染时痰量增多变稠或变黄。

（3）喘息　由支气管痉挛引起，感染及劳力后明显，合并肺气肿后喘息加重。

**2.体征**　慢性支气管炎早期常无明显体征。急性发作时在肺底部可闻及湿性和／或干性啰音，喘息性支气管炎在咳嗽或深吸气后可听到哮鸣音，发作时可闻及广泛的湿啰音和哮鸣音。长期反复发作，可见肺气肿的体征。

**3.并发症**　阻塞性肺气肿、支气管扩张症、支气管肺炎。

## （三）慢性阻塞性肺疾病

### 考点1★★　慢性阻塞性肺疾病的病因

①吸烟是引起 COPD 最常见的危险因素。②理化因素。③感染因素。④氧化应激及炎症机制。⑤其他，如自主神经功能失调、营养不良、气温变化等。

### 考点2★★　慢性阻塞性肺疾病的体征

早期可无异常，随疾病进展出现以下体征：

**1.视诊**　桶状胸。

**2.触诊**　双肺呼吸动度减弱，语颤减弱或消失。

**3.叩诊**　双肺叩诊呈过清音，肺下界和肝浊音界下移，心浊音界缩小。

**4.听诊**　双肺呼吸音减弱，呼气延长，部分患者可闻及湿啰音和／或干啰音，心率增快，心音遥远，肺动脉瓣第二心音亢进。

**考点3 ★★★　慢性阻塞性肺疾病的严重程度分级**

根据 $FEV_1/FVC$、$FEV_1\%$ 预计值和症状可对 COPD 的严重程度进行分级：

Ⅰ级（轻度）：$FEV_1/FVC < 70\%$，$FEV_1\% \geq 80\%$ 预计值，有或无慢性咳嗽、咳痰症状。

Ⅱ级（中度）：$FEV_1/FVC < 70\%$，$50\% \leq FEV_1\% < 80\%$ 预计值，有或无慢性咳嗽、咳痰症状。

Ⅲ级（重度）：$FEV_1/FVC < 70\%$，$30\% \leq FEV_1\% < 50\%$ 预计值，有或无慢性咳嗽、咳痰症状。

Ⅳ级（极重度）：$FEV_1/FVC < 70\%$，$FEV_1\% < 30\%$ 预计值，或 $FEV_1\% < 50\%$ 预计值，伴慢性呼吸衰竭。

# （四）慢性肺源性心脏病

**考点1 ★★　肺心病代偿期临床表现**

症状：咳嗽、咳痰、气促，活动后可有心悸、呼吸困难、乏力和劳动耐力下降，少有胸痛或咯血。

体征：可有不同程度的发绀和肺气肿体征，偶有干、湿性啰音，心音遥远，三尖瓣区收缩期杂音或剑突下心脏搏动增强（提示右心室肥厚）。

**考点2 ★★★　慢性肺源性心脏病急性加重期的治疗**

**1.控制感染**

**2.氧疗**

**3.控制心力衰竭**

（1）利尿药。

（2）正性肌力药。

（3）血管扩张药。

**4.控制心律失常**

**5.** 抗凝治疗

**6.** 其他并发症治疗

## 考点3★★ 肺心病并发症

**1. 肺性脑病** 为首要死亡原因。

**2. 酸碱平衡失调及电解质紊乱**

**3. 心律失常**

**4. 休克**

**5. 消化道出血**

**6. 其他** 功能性肾衰竭、弥散性血管内凝血等。

## 考点4★ 慢性肺心病的病因

**1. 支气管－肺疾病** COPD 最为多见。

**2. 胸廓运动障碍性疾病**

**3. 肺血管疾病**

**4. 其他** 原发性肺泡通气不足、先天性口咽畸形、睡眠呼吸暂停低通气综合征等。

## （五）支气管哮喘

### 考点1★★ 心源性哮喘与支气管哮喘的鉴别诊断

心源性哮喘患者多有高血压、冠状动脉粥样硬化性心脏病、风湿性心脏病和二尖瓣狭窄等病史和体征，阵发性咳嗽，常咳出粉红色泡沫痰，两肺可闻及广泛的湿啰音和哮鸣音，左心界扩大，心率增快，心尖部可闻及奔马律，胸部 X 线检查可见心脏增大，肺淤血征，这些有助于鉴别。若一时难以鉴别，忌用肾上腺素或吗啡，以免造成危险，血浆脑钠肽（BNP）水平检测可用于心源性或肺源性呼吸困难的快速鉴别。

**考点2 ★★★　支气管哮喘的诊断标准**

**1. 可变的呼吸道症状和体征**

（1）反复发作喘息、气急，伴或不伴胸闷或咳嗽，夜间及晨间多发，常与接触变应原、冷空气、物理或化学性刺激，以及上呼吸道感染、运动等有关。

（2）发作时双肺可闻及散在或弥漫性哮鸣音，呼气相延长。

（3）上述症状和体征可经治疗缓解或自行缓解。

**2. 可变的呼气气流受限客观证据**　有气流受限的证据（在随访过程中，至少有一次气流受限的证据，$FEV_1/FVC$ < 0.75），同时具备以下气流受限客观检查中的任意一条：

（1）支气管舒张试验阳性。

（2）呼气流量峰值（PEF）平均每日昼夜变异率 > 10%。

（3）抗炎治疗4周后，肺功能显著改善。

（4）运动激发试验阳性。

（5）支气管激发试验阳性。

符合上述1、2两条，并除外其他疾病所引起的喘息、气急、胸闷和咳嗽，可以诊断为支气管哮喘。

**考点3 ★　支气管哮喘用药**

1. 糖皮质激素。

2. $\beta_2$ 受体激动剂。

3. 白三烯受体拮抗剂。

4. 茶碱类。

5. 抗胆碱药物的应用。

6. 抗 IgE 治疗。

7. 变应原特异性免疫疗法。

8. 其他治疗哮喘药物。

（1）抗组胺药物。

（2）其他口服抗变态反应药物。

（3）可能减少口服糖皮质激素剂量的药物。

## （六）肺炎

### 考点1★★★　肺炎链球菌肺炎与肺结核的鉴别诊断

　　肺结核临床表现与肺炎球菌肺炎相似，但肺结核有潮热、盗汗、消瘦、乏力等结核中毒症状，痰中可找到结核杆菌，X 线见病灶多在肺尖或锁骨上下，密度不均匀，久不消散，可形成空洞和肺内播散，一般抗炎治疗无效，而肺炎球菌肺炎经抗感染药物治疗后，体温多能很快恢复正常，肺内炎症吸收较快。

### 考点2★　肺炎合并感染性休克治疗措施

　　1.控制感染。

　　2.补充血容量。

　　3.纠正酸中毒。

　　4.血管活性药物的应用。

　　5.糖皮质激素的应用。

　　6.纠正水、电解质和酸碱紊乱。

### 考点3★★★　肺炎链球菌肺炎的体征

　　1.早期肺部无明显异常体征，仅有呼吸幅度减小、叩诊轻度浊音、听诊呼吸音减低和胸膜摩擦音。

　　2.肺实变时叩诊呈浊音、听诊语颤增强和支气管呼吸音等典型体征，消散期可闻及湿啰音。

　　3.病变累及胸膜时可有胸膜摩擦音。

**考点 4 ★★★　肺炎球菌肺炎的症状**

寒战、发热、胸痛、咳嗽、咯痰、呼吸困难。

**考点 5 ★　支原体肺炎的抗生素治疗**

本病具有自限性，多数患者不经治疗可自愈，病程早期可通过适当的抗生素治疗减轻症状、缩短病程，大环内酯类是治疗肺炎支原体感染的首选药物。

## （七）肺结核

**考点 1 ★★　肺结核常用检查**

1. 结核分枝杆菌检查。
2. 影像学检查。
3. 结核菌素（简称结素）试验。
4. 纤维支气管镜检查。
5. γ – 干扰素释放实验。

**考点 2 ★　肺结核临床表现**

**1. 症状**

（1）全身症状　发热为肺结核最常见的全身性中毒症状，表现为长期低热，多见于午后，可伴乏力、盗汗、食欲减退、体重减轻、面颊潮红、妇女月经失调等，当肺部病灶急剧进展播散时，可有高热，多呈稽留热或弛张热。

（2）呼吸系统症状　①咳嗽、咳痰。②咯血。③胸痛。④呼吸困难。

**2. 体征**

（1）早期病灶小，多无异常体征，若病变范围较大，叩诊呈浊音，听诊可闻及病理性支气管呼吸音（管状呼吸音）和细湿啰音。因肺结核好发于上叶尖后段和下叶背段，故锁骨上下、肩胛间区可闻及湿啰音对诊断有极大帮助。

（2）空洞性病变位置表浅而引流支气管通畅时有支气管呼吸音或伴湿啰音，巨大空洞可出现带有金属调的空瓮音。

（3）当病变广泛纤维化或胸膜增厚粘连时有患侧胸廓下陷、肋间变窄、气管移位与叩浊，而对侧可有代偿性肺气肿体征。

### 考点3★★　肺结核化疗治疗原则

早期、联合、适量、规律和全程使用敏感药物，其中以联合和规律用药最为重要。

### 考点4★　肺结核大咯血的处理

**1. 一般处理**　应采取患侧卧位，轻轻将气管内存留的积血咳出。患者安静休息，消除紧张情绪，必要时可用小量镇静剂、止咳剂。年老体弱、肺功能不全者，慎用强镇咳药，以免抑制咳嗽反射和呼吸中枢，使血块不能咳出，导致其发生窒息。在抢救大咯血时，应特别注意保持呼吸道的通畅，若有窒息征象，应立即取头低脚高体位，轻拍背部，以便血块排出，并尽快挖出口、咽、喉、鼻部血块。

**2. 止血药物的应用**　垂体后叶素5～10U加入25%葡萄糖40mL中，缓慢静脉注射，一般为15～20分钟，然后将垂体后叶素加入5%葡萄糖液，按0.1U/（kg·h）速度静脉滴注，但禁用于高血压、冠状动脉粥样硬化性心脏病、心力衰竭患者及孕妇。

**3. 输血**　咯血过多者，根据血红蛋白和血压测定酌情给予少量输血。

**4. 局部止血** 大量咯血不止者，可经纤维支气管镜确定出血部位，用浸有稀释的肾上腺素的海绵压迫或填塞于出血部位止血，亦可用冷生理盐水灌洗，或在局部应用凝血酶或气囊压迫控制止血等，必要时可在明确出血部位的情况下考虑肺叶、肺段切除术。

### 考点 5 ★★ 抗肺结核药疗效判定

以痰结核菌持续 3 个月转阴为主要指标。X 线检查病灶吸收、硬结为第二指标。临床症状在系统治疗数周后即可消失，因此不能作为判定疗效的决定指标。

## （八）原发性支气管肺癌

### 考点 1 ★★ 原发性支气管肺癌的检查方法

**1. 胸部 X 线检查** 是发现肺癌的最基本方法。

**2. 电子计算机体层扫描（CT）**

**3. 核磁共振（MRI）**

**4. 痰脱落细胞检查** 是诊断肺癌的重要方法之一。

**5. 纤维支气管镜检查** 是诊断肺癌的主要方法。

**6. 病理检查** 取得病变部位组织，进行病理学检查，对肺癌的诊断具有决定性意义。

**7. 放射性核素扫描检查**

**8. 开胸手术探查**

**9. 其他**

### 考点 2 ★★★ 原发性支气管肺癌的临床表现

**1. 原发肿瘤引起的症状** 咳嗽、咳痰；咯血；喘鸣；胸闷、气急；发热。

**2. 肿瘤局部扩展引起的症状**

（1）肿瘤侵犯胸膜或纵隔，可产生不规则钝痛。

（2）侵入胸壁、肋骨或压迫肋间神经时可致胸痛剧烈，且有定点或局部压痛，呼吸、咳嗽则加重。

（3）如肿瘤压迫大气道，可出现吸气性呼吸困难。

（4）如侵及食管可表现咽下困难，尚可引起支气管－食管瘘。

（5）如癌肿或转移性淋巴结压迫喉返神经（左侧多见），则发生声音嘶哑。

（6）如侵犯纵隔，压迫阻滞上腔静脉回流，导致上腔静脉压迫综合征。

（7）肺上沟癌压迫颈部交感神经，引起同侧 Horner 综合征或引起同侧臂丛神经压迫征。

**3. 由肿瘤远处转移引起的症状** 出现脑、肝、骨、肾上腺、皮肤等转移时常有相应系统的表现。右锁骨上淋巴结是肺癌常见的转移部位。

**4. 肺癌的肺外表现**

（1）副癌综合征 包括内分泌、神经肌肉、结缔组织、血液系统和血管的异常改变。

（2）类癌综合征 表现为哮鸣样支气管痉挛、阵发性心动过速、水样腹泻、皮肤潮红等。

### 考点3 ★ 支气管肺癌的病因

吸烟、空气污染、职业危害、电离辐射、遗传因素、营养状况，其他疾病，如肺结核、慢性支气管炎、间质性肺纤维化等疾病，以及免疫功能低下、内分泌功能失调可能与肺癌的发生有一定关系。

### 考点4 ★★ 肺癌按解剖学分型

**1. 中央型肺癌** 发生在段支气管至主支气管的癌肿称为中央型肺癌，约占3/4，以鳞状上皮细胞癌和小细胞未分化癌较多见。

**2.周围型肺癌** 发生在段支气管以下的癌肿称为周围型肺癌，约占 1/4，以腺癌较多见。

## 考点 5 ★ 支气管肺癌 Horner 综合征表现

肺尖部肺癌（又称为肺上沟瘤、Pancoast 瘤）易压迫颈交感神经，出现同侧眼睑下垂、眼球内陷、瞳孔缩小、额部少汗等，称为 Horner 综合征。

## 考点 6 ★ 原发性肺癌与哪些病鉴别

1.肺结核。

2.肺炎。

3.肺脓肿。

4.炎性假瘤。

## 考点 7 ★ 肺癌组织分型

1.非小细胞肺癌（NSCLC）。

2.小细胞肺癌，包括：①鳞状上皮细胞癌。②腺癌。③大细胞未分化癌。④其他，鳞腺癌等。

# （九）呼吸衰竭

## 考点 1 ★ 慢性呼吸衰竭的临床表现

除导致慢性呼吸衰竭原发疾病的症状、体征外，主要临床表现是缺氧和二氧化碳潴留所致的呼吸困难和多脏器功能紊乱。

**1.呼吸困难** 大多数患者最早出现的临床表现为慢性呼吸困难。

**2.神经精神症状** 缺氧多表现智力或定向功能障碍。伴二氧化碳潴留时常表现为先兴奋后抑制。

**3.血液循环系统** 长期缺氧、二氧化碳潴留可出现全身体循环淤血征。严重缺氧可致心律失常、血压升高、心率加快。

### 考点2 ★　急性呼吸衰竭的临床表现

急性呼吸衰竭的临床表现主要是低氧血症所致的呼吸困难和多器官功能障碍。

**1. 呼吸困难**　为呼吸衰竭最早出现的症状。

**2. 发绀**　是缺氧的典型表现。

**3. 精神神经症状**　急性缺氧时可出现精神错乱、躁狂、昏迷、抽搐等症状。

**4. 循环系统表现**　多数患者有心动过速。严重低氧血症、酸中毒可引起心肌损害，亦可引起周围循环衰竭、血压下降、心律失常、心搏停止。

**5. 消化和泌尿系统表现**　严重呼吸衰竭可导致肝肾功能损伤，还可损伤胃肠道黏膜屏障功能，甚至引起上消化道出血。

### 考点3 ★　呼吸衰竭的诊断要点

呼吸衰竭除原发疾病和低氧血症及二氧化碳潴留导致的临床表现外，其诊断主要依靠血气分析，而结合肺功能、胸部影像学和纤维支气管镜等检查对于明确呼吸衰竭的原因至为重要。

**血气分析**　呼吸衰竭的诊断标准为在海平面、标准大气压、静息状态、呼吸空气条件下，$PaO_2 < 60mmHg$，伴或不伴有 $PaCO_2 > 50mmHg$。仅有 $PaO_2 < 60mmHg$ 为 Ⅰ 型呼吸衰竭；若伴有 $PaCO_2 > 50mmHg$，则为 Ⅱ 型呼吸衰竭。

# （十）心力衰竭

### 考点1★★ 心衰的分类

1. 根据心力衰竭发生的缓急分为急性心力衰竭和慢性心力衰竭。

2. 根据心力衰竭的发生部位分为左心衰竭、右心衰竭和全心衰竭。

3. 根据心室舒缩功能障碍不同分为收缩性心力衰竭和舒张性心力衰竭。

### 考点2★★★ NYHA心功能分级（分四级）

Ⅰ级：患者患有心脏病，但日常活动量不受限制，一般活动不引起疲乏、心悸、呼吸困难或心绞痛。

Ⅱ级：心脏病患者的体力活动受到轻度限制，休息时无自觉症状，但平时一般活动下可出现疲乏、心悸、呼吸困难或心绞痛。

Ⅲ级：心脏病患者体力活动明显受限，小于平时一般活动即引起上述症状。

Ⅳ级：心脏病患者不能从事任何体力活动，休息状态下也出现心衰的症状，体力活动后加重。

### 考点3★★★ 急性左心衰抢救

**1. 急性左心衰竭的一般处理**

（1）体位，取端坐位。

（2）四肢交换加压。

（3）吸氧。

（4）做好救治的准备工作。

（5）饮食。

（6）出入量管理。

**2. 急性左心衰竭的药物治疗**

（1）利尿剂。

（2）血管扩张药物。

（3）正性肌力药物。

（4）血管收缩药。

（5）洋地黄类药物。

（6）抗凝治疗。

## 考点 4 ★★　急性心力衰竭临床表现

**1. 早期表现**　原来心功能正常的患者出现原因不明的疲乏或运动耐力明显减低，以及心率增加 15 ~ 20 次 / 分，可能是左心功能降低的最早期征兆，继续发展可出现劳力性呼吸困难、夜间阵发性呼吸困难、睡觉需用枕头抬高头部等。检查可发现左心室增大、闻及舒张早期或中期奔马律、P2 亢进、两肺尤其肺底部有湿啰音，还可有干湿啰音和哮鸣音，提示已有左心功能障碍。

**2. 急性肺水肿**　起病急骤，病情可迅速发展至危重状态。

（1）突发的严重呼吸困难、端坐呼吸、喘息不止、烦躁不安并有恐惧感，呼吸频率可达 30 ~ 50 次 / 分，频繁咳嗽并咯出大量粉红色泡沫样血痰，极重者可因脑缺氧而神志模糊。

（2）急性肺水肿早期可因交感神经激活，血压一过性升高，随病情持续，血管反应减弱，血压下降，急性肺水肿如不能及时纠正，严重者可出现心源性休克。

（3）体征表现为心率增快，心尖区第一心音减弱，心尖部常可闻及舒张早期奔马律，肺动脉瓣区第二心音亢进，两肺满布湿性啰音和哮鸣音。

### 3. 心源性休克

（1）持续低血压

（2）组织低灌注状态

1）皮肤湿冷、苍白和紫绀，出现紫色条纹。

2）心动过速（心率＞110次/分）。

3）尿量显著减少（＜20mL/h），甚至无尿。

4）意识障碍，常有烦躁不安、激动焦虑、恐惧和濒死感，收缩压＜70mmHg，可出现抑制症状，如神志恍惚、表情淡漠、反应迟钝，逐渐发展至意识模糊，甚至昏迷。

（3）血流动力学障碍

（4）低氧血症和代谢性酸中毒

## 考点 5 ★★★　慢性右心衰的临床表现

以体循环静脉淤血的表现为主。

**1. 症状**　由于内脏淤血可有腹胀、食欲不振、恶心、呕吐、肝区胀痛、少尿等。

**2. 体征**

（1）静脉淤血体征　颈静脉怒张和/或肝－颈静脉回流征阳性，黄疸、肝大伴压痛，周围性紫绀，下垂部位凹陷性水肿，胸水和/或腹水。

（2）心脏体征　除原有心脏病体征外，还有右心室显著扩大，有三尖瓣收缩期杂音。

## 考点 6 ★★　慢性心力衰竭的治疗目标

CHF 的治疗目标是改善症状，提高生活质量，改变衰竭心脏的生物学性质（防止或延缓心肌重塑的发展），降低心力衰竭的住院率和死亡率。

考点7 ★★　心力衰竭的病因

**1. 基本病因**

（1）原发性心肌损害。

（2）心脏负荷过重。

**2. 诱因**

（1）感染。

（2）心律失常。

（3）血容量增加。

（4）过度劳累与情绪激动。

（5）应用心肌抑制药物。

（6）其他，如洋地黄类药物用量不足或过量、高热、严重贫血等。

## （十一）心律失常

考点1 ★　二度房室传导阻滞与三度房室传导阻滞的鉴别诊断

二度Ⅰ型房室传导阻滞偶可出现心悸、乏力，二度Ⅱ型房室传导阻滞，如被阻滞的心房波所占比例较大时（如3∶2传导），特别是高度房室传导阻滞时，可出现头晕、乏力、胸闷、气短、晕厥及心功能下降等症状。

三度房室传导阻滞的症状较明显，希氏束分叉以上部位的三度房室传导阻滞由于逸搏点位置高，逸搏频率较快，而且心室除极顺序也正常，病人可出现乏力、活动时头晕等症状，但多不发生晕厥，发生于希氏束分叉以下的低位三度房室传导阻滞，病人可出现晕厥，甚至猝死。

考点2 ★　房室传导阻滞病因

心肌炎、急性下壁及前壁心肌梗死、原因不明的希 -

浦系统纤维化、冠心病、高血钾、应用洋地黄类药物以及缺氧等。

**考点3 ★　房颤临床表现**

**1. 症状**　阵发性房颤或房颤心室率快者有心悸、胸闷、头晕、乏力等，也可发生血流动力学障碍，使原有器质性心脏病患者病情加重。

**2. 体征**　心脏听诊第一心音强度不等，心律绝对不规则，可发生脉搏短绌。

**考点4 ★★　房颤的治疗**

1. 抗凝治疗。
2. 心律转复及窦性心律维持。
3. 控制心室率。
4. 左心耳封堵。

# （十二）冠状动脉粥样硬化性心脏病

**考点1 ★★　心绞痛的分型**

**1. 稳定型心绞痛（稳定型劳力性心绞痛）**

**2. 不稳定型心绞痛**　主要包括：

（1）初发劳力型心绞痛　病程在2个月内新发生的心绞痛（从无心绞痛或有心绞痛病史，但在近半年内未发作过心绞痛）。

（2）恶化劳力型心绞痛　病情突然加重，表现为胸痛发作次数增加，持续时间延长，诱发心绞痛的活动阈值明显减低，硝酸甘油缓解症状的作用减弱，病程在2个月之内。

（3）静息心绞痛　心绞痛发生在休息或安静状态，发作持续时间相对较长，含硝酸甘油效果欠佳，病程在1个月内。

（4）梗死后心绞痛 指 AMI 发病 24 小时后至 1 个月内发生的心绞痛。

（5）变异型心绞痛 休息或一般活动时发生的心绞痛，发作时心电图显示 ST 段暂时性抬高。

## 考点 2 ★★　心肌梗死并发症

1. 乳头肌功能不全或断裂。

2. 心室壁瘤。

3. 心肌梗死后综合征。

4. 栓塞。

5. 心脏破裂。

## 考点 3 ★★★　急性心肌梗死的症状

**1. 疼痛**

**2. 心律失常**

**3. 低血压和休克**

**4. 心力衰竭**

**5. 胃肠道症状**

**6. 全身症状**　坏死心肌组织吸收可引起发热、心动过速等。

## 考点 4 ★★　心肌梗死的诊断

1. 缺血性胸痛的临床病史。

2. 心电图的动态演变。

3. 血清心肌坏死标记物浓度的动态改变。

具备以上 3 条中的任意 2 条，即可确诊。

## （十三）原发性高血压

### 考点1★★　高血压治疗原则

1. 改善生活行为。
2. 降压药物治疗的时机。
3. 血压控制目标值。

### 考点2★★　高血压危象的表现

由于交感神经活动亢进，在高血压病程中可发生短暂收缩压急剧升高（可达260mmHg），也可伴舒张压升高（120mmHg以上），同时出现剧烈头痛、心悸、气急、烦躁、恶心、呕吐、面色苍白或潮红、视力模糊等。控制血压后可迅速好转，但易复发。

### 考点3★★★　高血压急症的治疗

**1. 治疗原则**

（1）迅速降低血压。

（2）控制性降压。

（3）合理选择降压药。

**2. 降压药的选择与应用**

（1）硝普钠。

（2）硝酸甘油。

（3）尼卡地平。

（4）拉贝洛尔。

### 考点4★★★　高血压（降压药）药物分类

1. 利尿剂。
2. β受体阻滞剂。
3. 钙通道阻滞剂（CCB）。
4. 血管紧张素转换酶抑制剂（ACEI）。

5. 血管紧张素Ⅱ受体阻滞剂（ARB）。

6. α 受体阻滞剂。

## 考点5 ★★ 高血压的分类

| 分类 | 收缩压（mmHg） | | 舒张压 |
|------|------|------|------|
| 正常血压 | < 120 | 和 | < 80 |
| 正常高值 | 120 ~ 139 | 和 / 或 | 80 ~ 89 |
| 高血压 | ≥ 140 | 和 / 或 | ≥ 90 |
| 1 级高血压（轻度） | 140 ~ 159 | 和 / 或 | 90 ~ 99 |
| 2 级高血压（中度） | 160 ~ 179 | 和 / 或 | 100 ~ 109 |
| 3 级高血压（重度） | ≥ 180 | 和 / 或 | ≥ 110 |
| 单纯收缩期高血压 | ≥ 140 | 和 | < 90 |

# （十四）病毒性心肌炎（2020年新增考点）

## 考点★ 病毒性心肌炎的诊断要点

**1. 病史与体征** 在上呼吸道感染、腹泻等病毒感染后 3 周内出现与心脏相关的表现，如不能用一般原因解释的感染后严重乏力、胸闷头晕（心排血量降低）、心尖第一心音明显减弱、舒张期奔马律、心包摩擦音、心脏扩大、充血性心力衰竭或阿 – 斯综合征等。

**2. 心律失常或心电图改变** 上述感染后 3 周内出现下列心律失常或心电图改变：

（1）窦性心动过速、房室传导阻滞、窦房传导阻滞或束支传导阻滞。

（2）多源、成对室性期前收缩，自主性房性或交界性心动过速，阵发或非阵发性室性心动过速，心房或心室扑动或颤动。

（3）两个以上导联 ST 段呈水平型或下斜型下移

≥ 0.05mV 或 ST 段异常抬高或出现异常 Q 波。

**3. 心肌损伤的参考指标**

（1）病程中血清 TNI 或肌 TNT（强调定量测定）、CK–MB 明显增高。

（2）超声心动图示心腔扩大或室壁活动异常和 / 或核素心功能检查证实左室收缩或舒张功能减弱。

**4. 病原学依据** ①测出病毒、病毒基因片段或病毒蛋白抗原。②病毒抗体阳性。③病毒特异性 IgM 阳性。

同时具有上述 1、2（三项中任何一项）、3 任何两项，在排除其他原因心肌疾病后临床上可诊断急性病毒性心肌炎。如具有 4 中的第一项者可从病原学上确诊急性病毒性心肌炎；如仅具有 4 中第二、三项者，在病原学上只能拟诊为急性病毒性心肌炎。


# （十五）慢性胃炎

**考点★★　慢性胃炎的病因和临床表现**

**1. 病因**

（1）幽门螺杆菌感染　最主要病因。

（2）自身免疫　以富含壁细胞的胃体黏膜萎缩为主，可伴有其他自身免疫病。

（3）其他　幽门括约肌功能不全、酗酒、非甾体抗炎药、高盐、刺激性食物等。

**2. 临床表现**

（1）症状　幽门螺杆菌引起的慢性胃炎多数病人常无任何症状，部分病人表现为上腹胀满不适、隐痛、嗳气、反酸、食欲不佳等消化不良症状，自身免疫性胃炎患者可伴有贫血及维生素 $B_{12}$ 缺乏。

（2）体征　本病体征多不明显，有时上腹部可出现轻度压痛。

## （十六）消化性溃疡

### 考点1★★★　消化性溃疡的疼痛特点

周期性、节律性上腹痛为主要症状。

1. 性质多为灼痛，或钝痛、胀痛、剧痛和/或饥饿样不适感。

2. 多位于上腹，可偏左或偏右。

3. 十二指肠溃疡患者空腹痛或/和午夜痛，腹痛多于进食或服用抗酸药后缓解，胃溃疡患者也可发生规律性疼痛，但多为餐后痛，偶有夜间痛。

### 考点2★★　消化性溃疡的并发症

1. 出血。

2. 穿孔。

3. 幽门梗阻。

4. 癌变。

### 考点3★★　消化性溃疡诊断依据

1. 长期反复发生的周期性、节律性、慢性上腹部疼痛，应用制酸药物可缓解。

2. 上腹部可有局限深压痛。

3. X线钡餐造影见溃疡龛影，有确诊价值。

4. 内镜检查可见到活动期溃疡，可确诊。

### 考点4★　消化性溃疡的诊查项目

1. 胃镜检查。

2. X线钡餐检查。

3. 幽门螺杆菌检测。

4.胃液分析和血清胃泌素测定。

### 考点5★★　特殊类型的消化道溃疡分类

消化道溃疡的特殊类型有：①复合性溃疡。②幽门管溃疡。③球后溃疡。④巨大溃疡。⑤老年人溃疡。⑥无症状型溃疡。

### 考点6★★　消化性溃疡的药物治疗

**1. 抗酸药物治疗**

（1）$H_2$ 受体拮抗剂（$H_2$RA）。

（2）质子泵抑制剂（PPI）。

**2. 根除 Hp 的治疗**

**3. 保护胃黏膜药物**

（1）硫糖铝。

（2）胶体次枸橼酸铋。

（3）前列腺素类药物。

### 考点7★十二指肠溃疡病因

**1.幽门螺杆菌（Hp）感染**

**2.非甾体抗炎药**

**3.胃酸和胃蛋白酶**

**4.其他因素**　吸烟、遗传、急性应激，或胃、十二指肠运动异常。

## （十七）上消化道出血

### 考点★★　上消化道出血是否停止的判断

临床上出现下列情况应考虑继续出血或再出血：

1.反复呕血，或黑便次数增多，粪质稀薄，伴肠鸣音亢进。

2.周围循环衰竭表现经充分补液、输血而未见明显改善，或暂时好转而又恶化。

3.血红蛋白浓度、红细胞计数与血细胞比容持续下降，网织红细胞计数持续升高。

4.补液与尿量足够的情况下，血尿素氮持续或再次升高。

## （十八）胃癌

### 考点1★　胃癌的转移途径

癌细胞主要通过4种途径转移，其中淋巴结转移最常见。

1.直接蔓延。

2.淋巴结转移。

3.血行转移。

4.腹腔内种植。

### 考点2★　胃癌的常见并发症

胃癌的常见并发症有：①出血。②梗阻。③穿孔。

### 考点3★★★　胃癌的诊断要点

凡有下列情况者，应高度警惕并及时进行胃肠钡餐X线检查、胃镜和活组织病理检查，以明确诊断。

1.40岁以后开始出现中上腹不适或疼痛，无明显节律性并伴明显食欲不振和消瘦者。

2.胃溃疡患者，经严格内科治疗而症状仍无好转者。

3.慢性萎缩性胃炎伴有肠上皮化生及轻度不典型增生，经内科治疗无效者。

4.X线检查显示胃息肉＞2cm者。

5.中年以上患者，出现不明原因贫血、消瘦和粪便潜血持续阳性者。

6. 胃大部切除术后 10 年以上者。

# （十九）溃疡性结肠炎

### 考点 1 ★　溃疡性结肠炎的严重程度分型

**1. 轻型**　腹泻每天少于 4 次，无发热，贫血和便血轻或无，血沉正常，脉快。

**2. 中型**　介于轻、重型之间，腹泻每天超过 4 次，仅伴有轻微全身表现。

**3. 重型**　腹泻每天超过 6 次，有明显黏液血便，体温超过 37.7℃至少持续 2 天以上，脉搏超过 90 次 / 分，血红蛋白 ≤ 75g/L，血沉 > 30mm/h，血清白蛋白 < 30g/L，体重短期内明显减轻。

### 考点 2 ★★　溃疡性结肠炎的诊断

符合以下 3 条，可诊断为溃疡性结肠炎：

1. 具有持续或反复发作腹泻和黏液脓血便及腹痛，伴（或不伴）不同程度全身症状。

2. 排除细菌性痢疾、阿米巴痢疾、慢性血吸虫病、肠结核等感染性肠炎及克罗恩病、缺血性肠炎、放射性肠炎等。

3. 具有结肠镜检查特征性改变中至少 1 项，以及黏膜活检，或具有 X 线钡剂灌肠检查征象中至少 1 项：

（1）结肠镜检查特征　①黏膜血管纹理模糊、紊乱或消失，黏膜充血、水肿、易脆、出血和脓性分泌物附着，亦常见黏膜粗糙，呈细颗粒状。②病变明显处可见弥漫性、多发性糜烂或溃疡。③缓解期患者可见结肠袋囊变浅、变钝或消失，以及假息肉和桥形黏膜等。

（2）钡剂灌肠检查征象　①黏膜粗乱和/或颗粒样改变。②肠管边缘呈锯齿状或毛刺样，肠壁有多发性小充盈缺损。③肠管短缩，袋囊消失呈铅管样。

# （二十）肝硬化

### 考点1★★　肝硬化病因

1. 病毒性肝炎。
2. 慢性酒精中毒。
3. 非酒精性脂肪性肝炎。
4. 胆汁淤积。
5. 肝脏淤血。
6. 其他。

### 考点2★★★　肝硬化并发症

1. 上消化道出血。
2. 肝性脑病。
3. 感染。
4. 原发性肝癌。
5. 肝肾综合征。
6. 电解质和酸碱平衡紊乱。

### 考点3★　肝硬化腹水的治疗

1. 限制钠、水的摄入。
2. 利尿剂。
3. 提高血浆胶体渗透压。
4. 放腹水同时补充白蛋白。
5. 腹水浓缩回输。
6. 手术治疗。

## 考点4 ★　肝硬化诊断的主要依据

1. 内镜或食道吞钡 X 线检查发现食管静脉曲张。

2.B 超提示肝回声明显增强、不均、光点粗大；或肝表面欠光滑，凹凸不平或呈锯齿状；或门静脉内径＞13mm；或脾脏增大，脾静脉内径＞8mm。

3. 腹水伴腹壁静脉怒张。

4.CT 显示肝外缘结节状隆起，肝裂扩大，尾叶 / 右叶＞0.05，脾大。

5. 腹腔镜或肝穿刺活组织检查诊为肝硬化。

# （二十一）原发性肝癌

## 考点1 ★★　原发性肝癌病因

**1. 病毒性肝炎**　在我国，慢性病毒性肝炎是原发性肝癌最主要的病因。

**2. 肝硬化**

**3. 黄曲霉素**

**4. 饮用水污染**

**5. 遗传因素**

**6. 其他**　如接触化学致癌物、华支睾吸虫感染等。

## 考点2 ★★　原发性肝癌的病理分型及转移途径

**1. 大体型态分型**　①块状型，最多见。②结节型。③弥漫型，此型最少见。④小癌型。

**2. 细胞分型**　①肝细胞型。②胆管细胞型。③混合型。

**3. 转移途径**

（1）肝内转移　肝癌最早在肝内发生转移。

（2）肝外转移

1）血行转移，最常见的转移部位是肺。

2）淋巴转移，最常转移到肝门淋巴结。

3）种植转移少见。

### 考点3 ★ 原发性肝癌的常见并发症

**1.肝性脑病** 是最严重的并发症。

**2.上消化道出血**

**3.肝癌结节破裂出血**

**4.继发性感染**

## （二十二）急性胰腺炎

### 考点1 ★★★ 急性胰腺炎的实验室检查和临床意义

1.多有白细胞增多及中性粒细胞核左移。

2.血清（胰）淀粉酶在起病后 6 ～ 12 小时开始升高，48 小时开始下降，持续 3 ～ 5 天，血清淀粉酶超过正常值 3 倍可确诊为本病。淀粉酶的高低不一定反应病情轻重，胰源性腹水和胸水中淀粉酶亦可升高。

3.血清脂肪酶测定对病后就诊较晚的急性胰腺炎患者有诊断价值，且特异性较高。

4. CRP 有助于评估与检测急性胰腺炎的严重性，在胰腺坏死时 CRP 明显升高。

5.常见暂时性血糖升高，持久的空腹血糖高于 10mmol/L 反映胰腺坏死，提示预后不良。暂时性低钙血症常见于重症急性胰腺炎，其程度与临床严重程度平行，其值低于 1.5mmol/L 提示预后不良。

6.影像学检查显示：

（1）X 线腹部平片可排除其他急腹症，如内脏穿孔等，

"哨兵袢"和"结肠切割征"为胰腺炎的间接指征，弥漫性模糊影、腰大肌边缘不清提示存在腹腔积液，可发现肠麻痹或麻痹性肠梗阻。

（2）腹部B超应作为常规初筛检查，急性胰腺炎B超可见胰腺肿大，胰内及胰周围回声异常，亦可了解胆囊和胆道情况，后期对脓肿及假性囊肿有诊断意义，但因患者腹胀常影响其观察。

（3）CT显像对急性胰腺炎的严重程度及附近器官是否受累提供帮助。

**考点2 ★　急性胰腺炎的诊断**

1. 胆石症、大量饮酒和暴饮暴食等病史及典型的临床表现，如上腹痛或恶心呕吐，伴有上腹部压痛或腹膜刺激征。

2. 血清、尿液或腹腔穿刺液有淀粉酶含量增加。

3. 图像检查（超声、CT）显示有胰腺炎症或手术所见胰腺炎病变。

4. 能除外其他类似临床表现的病变。

**考点3 ★　急性胰腺炎和心梗鉴别**

冠心病患者可有冠心病病史，胸前区有压迫感，腹部体征不明显等，心电图、血清心肌酶有助于鉴别。

**考点4 ★★　重症胰腺炎的内科治疗**

1. 监护，严密观察生命体征。

2. 维持水、电解质平衡，保持血容量。

3. 营养支持。

4. 抗菌药物，采取"降阶梯"策略。

5. 抑制胰酶分泌，目前多选用生长抑素。

6. 抑制胰酶活性。

考点 5 ★★　急性胰腺炎的病因

1. 胆道疾病。

2. 酗酒和暴饮暴食。

3. 感染。

4. 外伤与手术。

5. 营养障碍。

6. 遗传因素。

7. 药物和毒物。

考点 6 ★　急性胰腺炎的临床表现

**1. 症状**

（1）腹痛

（2）恶心、呕吐及腹胀

（3）发热

（4）低血压或休克

（5）水、电解质及酸碱平衡紊乱

**2. 体征**

（1）轻症急性胰腺炎　腹部体征较轻，常与主诉腹痛程度不相符，可有腹胀和肠鸣音减少，无肌紧张和反跳痛。

（2）重症急性胰腺炎　患者上腹或全腹压痛明显，并有腹肌紧张、反跳痛，肠鸣音减弱或消失，可出现移动性浊音，并发脓肿时可扪及有明显压痛的腹部肿块，伴麻痹性肠梗阻而有明显腹胀者，腹水多呈血性。少数患者左侧或双侧胁腹部皮肤呈暗灰蓝色，称 Grey-Turner 征，脐周围皮肤青紫，称 Cullen 征。

# （二十三）慢性肾小球肾炎

**考点1★★　慢性肾盂肾炎与慢性肾小球肾炎的鉴别要点**

慢性肾盂肾炎多见于女性患者，常有反复尿路感染病史，多次尿沉渣或尿细菌培养阳性，肾功能损害以肾小管为主。

**考点2★　肾小球肾炎的临床表现**

**1.发病年龄**　发于任何年龄、性别，但以青壮年男性居多。

**2.病史**　多数起病隐匿，进展缓慢，病程较长。

**3.症状**　临床表现呈多样性，但以蛋白尿、血尿、高血压、水肿为其基本临床表现，可有不同程度的肾功能减退。早期患者可有疲倦乏力、腰部酸痛、食欲缺乏等，多数患者有水肿，一般不严重，有的患者无明显临床症状，病情时轻时重，迁延难愈，渐进性发展为慢性肾衰竭。

**4.体征**　水肿、高血压、贫血。

**5.实验室检查**　尿化验异常（蛋白尿、血尿及管型尿），晚期可有肾功能减退、贫血、电解质紊乱等情况出现。

**考点3★　慢性肾小球肾炎的治疗原则**

1.限制食物中蛋白及磷的入量。

2.积极控制高血压和减少尿蛋白。

3.应用血小板解聚药。

4.避免对肾脏有害的因素。

**考点4★★　叙述慢性肾小球肾炎的诊断要点**

1.起病缓慢，病情迁延，临床表现可轻可重，或时轻时重。随着病情发展，可有肾功能减退、贫血、电解质乱等情况的出现。

2. 有水肿、高血压、蛋白尿、血尿及管型尿等表现中的一种（如血尿或蛋白尿）或数种。临床表现多种多样，有时可伴有肾病综合征或重度高血压。

3. 病程中可有肾炎急性发作，常因感染（如呼吸道感染）诱发，发作时有类似急性肾炎的表现。可自动缓解或病情加重。

**考点 5 ★★　慢性肾小球肾炎和原发性高血压肾损害鉴别**

原发性高血压肾损害：患者年龄较大，先有高血压后出现蛋白尿，且为微量至轻度蛋白尿，镜下可见少量红细胞及管型，肾小管功能损害一般早于肾小球损害，肾穿刺病理检查有助鉴别，常有高血压的其他靶器官（心、脑）并发症。

# （二十四）肾病综合征

**考点 1 ★★★　肾病综合征诊断要点**

1. 大量蛋白尿（ > 3.5g/d ）。

2. 低蛋白血症（血浆白蛋白 ≤ 30g/L ）。

3. 明显水肿。

4. 高脂血症。

其中前两项为诊断所必需，同时必须首先除外继发性病因和遗传性疾病才能诊断为原发性 NS，最好能进行肾活检做出病理诊断，另外还要判定有无并发症。

**考点 2 ★★　肾病综合征的鉴别诊断**

1. 系统性红斑狼疮性肾炎。

2. 过敏性紫癜性肾炎。

3. 糖尿病肾病。

4. 乙型肝炎病毒相关性肾炎。

**考点3 ★　肾病综合征的并发症**

可见感染、血栓栓塞性并发症、急性肾衰竭、脂肪代谢紊乱、蛋白质营养不良等。

## （二十五）尿路感染

**考点★　尿路感染的易感因素**

①尿路梗阻。②尿路损伤。③尿路畸形。④女性尿路解剖生理特点。⑤机体抵抗力下降。⑥遗传因素。

## （二十六）慢性肾衰竭

**考点1 ★　慢性肾衰竭的诊断要点**

慢性肾衰竭的诊断是 Ccr < 80mL/min，Scr > 133μmol/L，有慢性原发或继发性肾脏疾病病史。

**考点2 ★　慢性肾脏病（CKD）的分期**

慢性肾脏病按 GRF 的分期如下：

| 分期 | 特征 | GFR（mL/min · 1.73m$^2$） |
|------|------|------|
| 1 | GFR 正常或增加 | ≥ 90 |
| 2 | GFR 轻度下降 | 60 ~ 89 |
| 3a | GFR 轻到中度下降 | 45 ~ 59 |
| 3b | GFR 中到重度下降 | 30 ~ 44 |
| 4 | GFR 重度下降 | 15 ~ 29 |
| 5 | ESRD（终末期肾病） | < 15 或透析 |

**考点3 ★　慢性肾衰竭水、电解质失衡的治疗**

1. 纠正代谢性酸中毒，主要为口服碳酸氢钠。

2. 水钠紊乱的防治，适当限制钠摄入量。

3. 高钾血症的防治，严格地限制钾的摄入。

# （二十七）缺铁性贫血

**考点1 ★★　缺铁性贫血的病因**

1. 损失过多。

2. 需铁量增加而摄入量不足。

3. 铁的吸收不良。

**考点2 ★★　缺铁性贫血的临床表现**

**1. 贫血本身的表现**　皮肤和黏膜苍白，疲乏无力，头晕耳鸣，眼花，记忆力减退，严重者可出现眩晕或晕厥，活动后心悸、气短，甚至心绞痛、心力衰竭。尚有恶心呕吐、食欲减退、腹胀、腹泻等消化道症状。

**2. 组织缺铁症状**

（1）精神和行为改变　疲乏、烦躁和头痛在缺铁的妇女中较多见，缺铁可引起患儿发育迟缓和行为改变，如烦躁、易激惹、注意力不集中等。

（2）消化道黏膜病变　口腔炎、舌炎、唇炎、胃酸分泌缺乏及萎缩性胃炎，常见食欲减退、腹胀、嗳气、便秘等，部分患者有异食癖。

（3）外胚叶组织病变　皮肤干燥，毛发干枯脱落，指甲缺乏光泽、脆薄易裂，甚至反甲等。

**考点3 ★★　缺铁性贫血口服铁剂的注意事项**

口服铁剂要先从小剂量开始，渐达足量，进餐时或饭后吞服，可减少恶心、呕吐、上腹部不适等胃肠道不良反应，口服铁剂有效者 3～4 天后网织红细胞开始升高，1周后血红蛋白开始上升，一般 2 个月可恢复正常，贫血纠正后仍要继续治疗 3～6 个月以补充体内应有的贮存铁。

### 考点4 ★★★　缺铁性贫血实验室检查

**1. 血象**　男性血红蛋白（Hb）＜ 120g/L，女性 Hb ＜ 110g/L，孕妇 Hb ＜ 100g/L。网织红细胞计数大多正常，亦可减低或轻度升高。

**2. 骨髓象**　红细胞系增生活跃。骨髓铁染色可反映体内铁贮存情况，是诊断缺铁较为敏感和可靠的方法。

**3. 血清铁、总铁结合力及铁蛋白**　缺铁性贫血时，血清铁浓度常 ＜ 8.95μmol/L，总铁结合力 ＞ 64.44μmol/L，转铁蛋白饱和度 ＜ 15%。

**4. 红细胞内游离原卟啉（FEP）**　缺铁性贫血时，红细胞内游离原卟啉浓度增高，＞ 0.9μmol/L（50μg/dL）。

## （二十八）再生障碍性贫血

### 考点1 ★　再障要与哪些病鉴别

注意与阵发性睡眠性血红蛋白尿、骨髓增生异常综合征及低增生性白血病等相鉴别。

### 考点2 ★★★　再障临床表现

再障主要表现为贫血、感染和出血。贫血多呈进行性，出血以皮肤黏膜多见，严重者有内脏出血，容易感染，引起发热，可伴随有头晕、乏力、心悸、气短、食欲减退、出虚汗、低热等。体检时有贫血面容，睑结膜、甲床及黏膜苍白，皮肤可见出血点及紫癜，贫血重者，可有心率加快，心尖部可闻及收缩期吹风样杂音，一般无肝脾肿大。按病程经过分为急性与慢性两型。

## 考点 3 ★　再障贫血致病原因

再障有先天性和后天性两种。先天性再障是常染色体遗传性疾病，最常见的是范科尼贫血，伴有先天性畸形，后天性再障约半数以上原因不明，称为原发性再障，能查明原因者称为继发性再障。继发性再障的发病与下列因素有关：①药物因素。②化学毒物。③电离辐射。④病毒感染。⑤免疫因素。⑥其他因素。

## 考点 4 ★★　再障的诊断要点

1. 全血细胞减少，网织红细胞绝对值减少，淋巴细胞比例增高。

2. 一般无肝、脾肿大。

3. 骨髓检查显示，至少一部位增生减低或重度减低（如增生活跃，巨核细胞应明显减少），骨髓小粒成分中应见非造血细胞增多（有条件者应行骨髓活检等检查）。

4. 能除外其他引起全血细胞减少的疾病，如阵发性睡眠性血红蛋白尿、骨髓增生异常综合征中的难治性贫血、急性造血功能停滞、骨髓纤维化、急性白血病、恶性组织细胞病等。

5. 一般抗贫血药物治疗无效。

## 考点 5 ★　再障的发病机制

1. 造血干细胞减少或有缺陷。

2. 骨髓造血微环境缺陷。

3. 免疫机制异常。

# （二十九）急性白血病

**考点★★　急性白血病临床表现**

**1.正常骨髓造血功能受抑制表现**

（1）贫血　是首发表现。

（2）发热

（3）出血

**2.白血病细胞增殖浸润表现**

（1）淋巴结和肝脾肿大。

（2）骨骼和关节疼痛，常有胸骨下端局部压痛。

（3）眼球突出、复视或失明。

（4）可使牙龈增生、肿胀，可出现蓝灰色斑丘疹或皮肤粒细胞肉瘤，局部皮肤隆起、变硬，呈紫蓝色皮肤结节。

（5）中枢神经系统白血病（CNSL）常发生在缓解期，以急性淋巴细胞白血病最常见，儿童患者尤甚。临床上轻者表现为头痛、头晕，重者有呕吐、颈项强直，甚至抽搐、昏迷。

（6）睾丸出现无痛性肿大，多见于急性淋巴细胞白血病化疗缓解后的男性幼儿或青年，是仅次于CNSL的白血病髓外复发的根源。

此外，白血病可浸润其他组织器官，肺、心、消化道、泌尿生殖系统等均可受累。

# （三十）慢性髓细胞白血病

**考点★　慢性髓细胞白血病的诊断**

凡有不明原因的持续性白细胞数增高，根据典型的血象、骨髓象改变，脾肿大，Ph染色体阳性，BCR-ABL融合基因阳性，即可做出诊断。Ph染色体尚可见于1%的AML、5%的儿童ALL及25%的成人ALL，应注意鉴别。

## （三十一）原发免疫性血小板减少症

### 考点★★★ 原发免疫性血小板减少症的诊断要点

1. 广泛出血累及皮肤、黏膜及内脏。
2. 至少2次检查血小板计数减少。
3. 脾不大或轻度大。
4. 骨髓巨核细胞增多或正常，有成熟障碍。
5. 排除其他继发性血小板减少症。

## （三十二）甲状腺功能亢进症

### 考点1★★ 单纯甲状腺肿与甲亢鉴别

单纯甲状腺肿除甲状腺肿大外，无甲亢的症状和体征，血清 $T_3$、$T_4$ 水平正常。

### 考点2★★ 甲状腺危象的临床表现

常见诱因有感染、手术、创伤、精神刺激等。临床表现为高热、大汗、心动过速（140次/分以上）、烦躁、焦虑不安、谵妄、恶心、呕吐、腹泻，严重者可有心衰、休克及昏迷等。

## （三十三）甲状腺功能减退症（2020年新增考点）

### 考点1★ 甲状腺功能减退症的病因

**1. 自身免疫损伤** 为最常见的原因。
**2. 甲状腺破坏**

**3. 慢性碘过量**

**4. 抗甲状腺药物应用**

**考点 2 ★★　甲状腺功能减退症的诊断要点**

本病可有甲状腺手术、放射治疗或抗甲状腺药物应用史，有自身免疫性甲状腺炎或垂体疾患。诊断的主要依据是甲状腺功能检查，如 $FT_4$ 降低、TSH 明显升高为原发性甲减；$FT_4$ 降低、TSH 正常，考虑为继发性甲减。TRH 兴奋试验可助鉴别。

**考点 3 ★★　甲状腺功能减退症的主要临床特点**

**1. 一般表现**　易疲劳，怕冷，少汗，动作缓慢，食欲减退而体重增加，记忆力减退，智力低下，反应迟钝，嗜睡，精神抑郁。典型黏液性水肿的临床表现为表情淡漠、面色苍白、眼睑浮肿，唇厚舌大，全身皮肤干燥增厚、粗糙多脱屑，毛发脱落，指甲增厚变脆、多裂纹，踝部可出现非凹陷性浮肿。

**2. 肌肉与骨关节**　肌肉无力，肌肉进行性萎缩。关节也常疼痛，偶有关节腔积液。

**3. 心血管系统**　心动过缓，心输出量下降。左室扩大，心包积液。易并发冠心病。

**4. 消化系统**　厌食、腹胀、便秘常见。

**5. 血液系统**　由于甲状腺激素缺乏和肠道吸收障碍，可致各种类型贫血。

**6. 内分泌系统**　性欲减退，男性阳痿，女性多有月经过多或闭经、不孕、溢乳等。

**7. 黏液性水肿昏迷**

**考点 4 ★★　甲状腺功能减退症的药物治疗**

主要措施为甲状腺激素补充或替代治疗。不论何种甲减均需要，永久性者需终身服用。左甲状腺素（L-T₄）为首选药物。

## （三十四）糖尿病

### 考点1★★★　糖尿病使用胰岛素的适应证

①T1DM 替代治疗。② T2DM 患者经饮食及口服降糖药治疗未获得良好控制。③ T2DM 糖尿病无明显诱因出现体重显著下降者，应该尽早使用胰岛素治疗。④新诊断的 T2DM，$HbA_1c > 9\%$ 或空腹血糖 $> 11.1mmol/L$，首选胰岛素。⑤糖尿病酮症酸中毒、高血糖高渗压综合征和乳酸性酸中毒伴高血糖者。⑥各种严重的糖尿病其他急性或慢性并发症。⑦糖尿病手术、妊娠和分娩。⑧某些特殊类型糖尿病。

### 考点2★★★　糖尿病酮症酸中毒的治疗

1. 补液为首要治疗措施。
2. 应用胰岛素。
3. 当 $CO_2$ 结合力降至 $4.5 \sim 6.7mmol/L$，应予纠酸。
4. 补钾。
5. 处理诱因和并发症。

### 考点3★　糖尿病急性并发症

糖尿病急性并发症包括：①糖尿病酮症酸中毒（DKA）。②高渗高血糖综合征。

### 考点4★★　糖尿病的实验室检查

1. 尿糖测定。
2. 血葡萄糖（血糖）测定。
3. 葡萄糖耐量试验（OGTT）。

4. 糖化血红蛋白和糖化血浆白蛋白测定。

5. 血浆胰岛素和 C 肽测定。

6. 其他检测 B 细胞功能的方法。

7. 并发症检查。

8. 有关病因和发病机制的检查。

## 考点 5 ★★　糖尿病慢性并发症

**1. 大血管病变**　主要为糖尿病性冠心病、脑血管病、下肢动脉硬化闭塞症。

**2. 微血管病变**　主要为糖尿病肾病、糖尿病性视网膜病变、糖尿病心肌病。

**3. 神经病变**　多发性周围神经病变，中枢神经系统并发症及自主神经病变等。

**4. 糖尿病足**

**5. 其他**　其他眼部并发症以及皮肤病。

## 考点 6 ★★　磺脲类药物降血糖的作用机理

主要作用机理为促进胰岛素释放，增强靶组织细胞对胰岛素的敏感性，抑制血小板凝集，减轻血液黏稠度。

## 考点 7 ★　胰岛素使用原则及方法

应在综合治疗基础上进行，根据血糖水平、B 细胞功能缺陷程度、胰岛素抵抗程度、饮食和运动状况等，决定胰岛素剂量，一般从小剂量开始，根据血糖情况逐渐调整力求模拟生理性胰岛素分泌模式（持续性基础分泌和进餐后胰岛素分泌迅速增加）。强化治疗后空腹血糖仍较高，其原因有夜间胰岛素不足、黎明现象和 Somogyi 现象。

## 考点 8 ★★★　糖尿病酮症酸中毒的临床表现

各种诱因使体内胰岛素缺乏引起糖、脂肪、蛋白质代谢紊乱，出现以高血糖、高酮血症、代谢性酸中毒为主要表现的临床综合征。表现为烦渴、尿多、乏力、恶心呕吐、精神萎靡或烦躁、神志恍惚、嗜睡、昏迷，严重酸中毒时出现深大呼吸，呼吸有烂苹果味。

### 考点 9 ★ 双胍类降糖药的机制

主要作用机理为增加周围组织对葡萄糖的利用，抑制葡萄糖从肠道吸收，增加肌肉内葡萄糖的无氧酵解，抑制糖原的异生，增加靶细胞对胰岛素的敏感性。

## （三十五）血脂异常（2020 年新增考点）

### 考点 1 ★ 血脂异常的临床表现

**1. 黄色瘤、早发性角膜环和脂血症眼底病变** 以黄色瘤较为多见，最常见的是眼睑周围扁平黄色瘤。

**2. 动脉粥样硬化** 脂质在血管内皮沉积引起动脉粥样硬化。

### 考点 2 ★ 血脂异常的治疗原则

1. 临床上对继发性血脂代谢异常的治疗，主要是治疗基础疾病。

2. 原发性血脂代谢异常的治疗，首先包括饮食控制、增加运动、戒烟限酒等。

3. 根据 ASCVD 危险程度决定干预措施是防治血脂异常的核心策略。LDL-C 升高是导致 ASCVD 发病的关键因素，将降低 LDL-C 作为首要干预靶点。首选他汀类药物用于调脂达标。

# （三十六）高尿酸血症与痛风（2020年新增考点）

**考点1★　高尿酸血症与痛风的病因及发病机制**

**1. 病因**　痛风分为原发性和继发性两大类。

**2. 发病机制**　主要是尿酸排泄减少或生成增多。

**考点2★★　高尿酸血症与痛风的各项检查**

**1. 血尿酸测定**　血液中血尿酸 ≥ 416μmol/L（7.0mg/dL）为高尿酸血症。

**2. 尿尿酸测定**　低嘌呤饮食5天后，24小时尿尿酸 > 3.6mmol（600mg），为尿酸生成过多；如 < 3.6mmol 而血尿酸 ≥ 416μmol/L，为尿酸排泄减少。

**3. 滑囊液检查**　急性关节炎期，滑液中或白细胞内有负性双折光针状尿酸盐结晶。穿刺或活检痛风石内容物，可发现同样形态的尿酸盐结晶。本项检查具有确诊意义，为痛风诊断的"金标准"。

**4.X 线检查**　典型者骨质呈类圆形穿凿样或虫噬样缺损、边缘呈尖锐的增生钙化，为尿酸盐侵蚀骨质所致。

**考点3★★　高尿酸血症与痛风的诊断标准**

**1. 高尿酸血症**　男性和绝经后女性血尿酸 > 420μmol/L、绝经前女性 > 350μmol/L。

**2. 痛风**　中老年男性如出现特征性关节炎表现、尿路结石或肾绞痛发作，伴有高尿酸血症应考虑痛风。关节液穿刺或痛风石活检证实为尿酸盐结晶可做出诊断。影像学检查对明确诊断具有一定的价值。急性关节炎期诊断有困难者，秋水仙碱试验性治疗有诊断意义。

**考点4★★　高尿酸血症与痛风的治疗**

**1. 一般治疗**　①控制饮食。②避免诱因。③防治伴发疾病。

**2. 急性期治疗** ①秋水仙碱为治疗痛风急性发作的特效药。②非甾体抗炎药（NSAID）。③糖皮质激素。

**3. 发作间歇期和慢性期治疗** ①促进尿酸排泄药。②抑制尿酸合成药。③其他治疗。

**4. 肾脏病变的治疗** 在积极控制血尿酸水平的基础上，碱化尿液，多饮多尿。

# （三十七）类风湿关节炎

### 考点1★★　类风湿关节炎诊断

典型病例按美国风湿病学会1987年修订的分类标准，≥4项可确诊RA。

①晨僵持续至少1小时（≥6周）。②3个或3个以上关节肿胀（≥6周）。③腕关节或掌指关节或近端指间关节肿胀（≥6周）。④对称性关节肿胀（≥6周）。⑤类风湿皮下结节。⑥手和腕关节的X线片有关节端骨质疏松和关节间隙狭窄。⑦类风湿因子阳性（该滴度在正常的阳性率＜5%）。

### 考点2★　类风湿关节炎的关节表现

1. 晨僵。

2. 疼痛与压痛。

3. 肿胀。

4. 关节畸形。

5. 关节功能障碍。

## （三十八）系统性红斑狼疮

**考点★★　系统性红斑狼疮的诊断**

　　美国风湿病学会1997年的SLE分类标准，对诊断有价值：

　　①颊部红斑。②盘状红斑。③光过敏。④口腔溃疡。⑤关节炎。⑥浆膜炎。⑦肾脏病变。⑧神经系统病变：癫痫发作或精神症状。⑨血液系统异常：溶血性贫血或血白细胞减少或淋巴细胞绝对值减少或血小板减少。⑩免疫学异常：狼疮细胞阳性或抗双链DNA或抗Sm抗体阳性或梅毒血清试验假阳性。⑪抗核抗体阳性。在上述11项中，符合4项或4项以上者，在除外感染、肿瘤和其他结缔组织病后，即可诊断为SLE，其特异性为85%，敏感性为95%，免疫学异常和高滴度抗核抗体更具有诊断意义。

## （三十九）脑梗死

**考点1★★★　动脉硬化性脑梗死诊断要点**

　　1.起病较急，多于安静状态下发病。

　　2.多见于有动脉硬化、高血压病、糖尿病及心脏病病史的中老年人。

　　3.有颈内动脉系统和/或椎－基底动脉系统体征和症状，如偏瘫、偏身感觉障碍、失语、共济失调等，部分可有头痛、呕吐、昏迷等全脑症状，并在发病后数小时至几天内逐渐加重。

　　4.头颅CT、MRI发现梗死灶，或排除脑出血、脑卒中和炎症性疾病等。

## 考点2★★　脑栓塞诊断要点

1. 无前驱症状，突然发病，病情进展迅速且多在几分钟内达高峰。

2. 局灶性脑缺血症状明显，伴有周围皮肤、黏膜和／或内脏和肢体栓塞症状。

3. 明显的原发疾病和栓子来源。

4. 脑 CT 和 MRI 能明确脑栓塞的部位、范围、数目及性质（出血性与缺血性）。

# （四十）脑出血

## 考点1★★★　小脑出血的临床表现

约占脑出血的 10%。多数表现为突发眩晕，频繁呕吐，枕部头痛，一侧肢体共济失调而无明显瘫痪，可有眼球震颤，一侧周围性面瘫，但无肢体瘫痪为其常见的临床特点。重症大量出血者呈迅速进行性颅内压增高，发病时或发病后 12 ～ 24 小时内出现昏迷及脑干受压症状，多在 48 小时内因急性枕骨大孔疝而死亡。

## 考点2★★★　脑出血急性期治疗原则

急性期的治疗原则是：保持安静，防止继续出血，积极抗脑水肿，降低颅内压，调整血压，改善循环，加强护理，防治并发症。

## 考点3★　脑出血的诊断要点

典型者诊断不困难，有以下特点：

1. 50 岁以上，多有高血压史，在体力活动或情绪激动时突然起病，发病迅速。

2. 早期有意识障碍及头痛、呕吐等颅内压增高症状，并有脑膜刺激征及偏瘫、失语等局灶症状。

3. 头颅 CT 示高密度阴影。

### 考点 4 ★★　脑出血的 CT 检查价值

CT 是诊断脑出血安全有效的方法，为临床上脑出血疑诊病例的首选检查；可显示血肿的部位、大小，是否有占位效应，是否破入脑室、蛛网膜下腔，周围脑组织受损情况，以及有无梗阻性脑积水等，故对脑出血确诊和指导治疗均有肯定意义。

## （四十一）癫痫

### 考点 ★★　癫痫诊断要点

癫痫的临床诊断主要根据癫痫患者的发作病史，特别是可靠目击者所提供的详细的发作过程和表现，辅以脑电图痫性放电即可诊断。

脑电图是诊断癫痫最常用的一种辅助检查方法，40%～50%癫痫病人在发作间歇期的首次 EEG 检查可见棘波、尖波或棘-慢、尖-慢波等痫性放电波形。

神经影像学检查可确定脑结构性异常或损害。

## （四十二）帕金森病

### 考点 ★★★　帕金森病的临床表现

大部分 PD 患者在 60 岁以后发病，起病隐袭，缓慢发展，逐渐加剧，初发症状以震颤最多，其次为步行障碍、肌强直和运动迟缓。

## （四十三）病毒性肝炎

### 考点1★★★　急性黄疸型肝炎的分期和表现

临床经过的阶段性较为明显，可分为三期，总病程2～4个月。

**1.黄疸前期**　甲、戊型肝炎起病较急，可有畏寒、发热，约80%患者有发热，体温在38～39℃，一般不超过3天。乙、丙、丁型肝炎起病相对较缓，仅少数有发热。此期主要症状有全身乏力、食欲减退、恶心、呕吐、厌油、腹胀、肝区痛、尿色加深等，肝功能改变主要为丙氨酸氨基转移酶（ALT）升高。本期持续1～21天，平均5～7天。

**2.黄疸期**　自觉症状好转，发热消退，尿黄加深，巩膜和皮肤出现黄疸，1～3周内黄疸达高峰。肝功能检查ALT和胆红素升高，尿胆红素阳性。本期持续2～6周。

**3.恢复期**　症状逐渐消失，黄疸消退，肝、脾回缩，肝功能逐渐恢复正常。本期持续2周至4个月，平均1个月。

### 考点2★★　重症肝炎的治疗原则

以支持和对症疗法为基础的综合性治疗，促进肝细胞再生，预防和治疗各种并发症。对于难以保守恢复的病例，有条件时可采用人工肝支持系统，争取行肝移植术。

## （四十四）有机磷杀虫药中毒

### 考点1★★　有机磷杀虫药中毒处理

**1.急性中毒**

（1）迅速清除毒物

（2）抗毒药的使用　使用原则是早期、足量、联合、重复用药。

　　1）抗毒蕈碱药。

　　2）胆碱酯酶复活剂。

　　3）对症治疗。

　　**2. 慢性中毒**　主要为对症治疗，脱离接触有机磷杀虫药，可短程、小剂量使用阿托品，待症状、体征基本消失，胆碱酯酶活性恢复，需 2～4 周。

　　**考点 2 ★　有机磷杀虫药中毒的诊断依据**

　　**1. 急性中毒**　可根据有机磷杀虫药接触史及临床呼出气多有大蒜刺激性气味、瞳孔针尖样缩小、大汗淋漓、腺体分泌增多、肌纤维颤动和意识障碍等中毒表现，结合实验室检查即可做出诊断，病情严重程度可分为三级：

　　（1）轻度中毒　以 M 样症状为主，可有轻微的中枢神经系统症状，表现为头晕、头痛、乏力、恶心、呕吐、多汗、胸闷、视力模糊、瞳孔缩小，胆碱酯酶活力 50%～70%。

　　（2）中度中毒　M 样症状加重，并出现 N 样症状，表现有肌纤维颤动、轻度呼吸困难、流涎、腹痛、腹泻、步态蹒跚、意识清楚或模糊，胆碱酯酶活力 30%～50%。

　　（3）重度中毒　除 M、N 样症状外，合并肺水肿、抽搐、昏迷、呼吸肌麻痹和脑水肿等，胆碱酯酶活力 30% 以下。

　　**2. 慢性中毒**　主要根据长期少量接触有机磷杀虫药史，且全血胆碱酯酶活力下降至 50% 以下，便可确诊。

　　**考点 3 ★　急性有机磷杀虫药中毒的临床表现**

　　**1. 主要症状和体征**

　　（1）毒蕈碱样症状　又称为 M 样症状，主要是副交感神经末梢兴奋所致，这组症状出现最早，表现为平滑肌痉挛和腺体分泌增加，临床表现先有苍白、皮肤湿冷、多汗、恶心、呕吐、腹痛，还有流泪、流涕、流涎、腹泻、尿频、大小便失禁、心跳减慢和瞳孔缩小、支气管痉挛、呼吸道分泌物增多、咳嗽、气急，严重者出现肺水肿。

（2）烟碱样症状　又称为 N 样症状，乙酰胆碱在横纹肌神经肌肉接头处过度蓄积和刺激使运动神经终板兴奋，表现为横纹肌肌束颤动至全身肌肉抽搐，肌无力至全身瘫痪，血压升高或陡降，心率缓慢或增快等，最后可因呼吸肌麻痹而死亡。

（3）中枢神经系统症状　中枢神经系统受乙酰胆碱刺激后有头晕、头痛、疲乏、共济失调、烦躁不安、谵妄，严重者抽搐、昏迷，可因中枢性呼吸衰竭而死亡。

**2. 迟发性多发性神经病**

**3. 中间型综合征**

**4. 局部损害**

## （四十五）乳腺增生病

### 考点★　乳腺增生的病理分型

病理类型可分为乳痛症型（生理性的单纯性乳腺上皮增生症）、普通型腺病小叶增生症型、纤维腺病型、纤维化型和囊肿型（即囊肿性乳腺上皮增生症）。

## （四十六）急性乳腺炎（2020 年新增考点）

### 考点1★　急性乳腺炎的病因

本病的发病原因主要有乳汁淤积和细菌入侵两个方面。致病菌以金黄色葡萄球菌为主，少数可为链球菌感染。

**考点 2 ★★　急性乳腺炎的临床表现**

**1. 症状**

（1）乳房肿胀疼痛。

（2）发热。

（3）其他症状。初起时可出现骨节酸痛、胸闷、呕吐、恶心等症状；化脓时可有口渴、纳差、小便黄、大便干结等症状。

**2. 体征**　初起时患部压痛，结块或有或无，皮色微红或不红。化脓时患部肿块逐渐增大，结块明显，皮肤红热水肿，触痛显著，拒按。脓已成时肿块变软，按之有波动感。

## （四十七）急性阑尾炎

**考点 1 ★　急性阑尾炎和急性胆囊炎、胆石症的鉴别**

急性胆囊炎、胆石症：右上腹持续性疼痛，阵发性加剧，可伴有右肩部放射痛，部分病人可出现黄疸。高位阑尾炎时，腹痛位置较高，或胆囊位置较低时，腹痛点比正常降低，应注意鉴别。腹膜刺激征以右上腹为甚，墨菲征阳性，必要时可借助超声波和 X 线等检查。

**考点 2 ★　急性阑尾炎和急性胃肠炎的鉴别**

急性胃肠炎：多有饮食不洁史，临床表现与急性阑尾炎相似，腹部压痛部位不固定，肠鸣音亢进，无腹膜刺激征。便常规检查有脓细胞、未消化食物。

## （四十八）肠梗阻

**考点★　肠梗阻内科治疗方法**

　　**1. 禁食与胃肠减压**

　　**2. 纠正水、电解质和酸碱平衡紊乱**

　　**3. 防治感染和毒血症**

　　**4. 灌肠疗法**

　　**5. 颠簸疗法**

　　**6. 其他**　如穴位注射阿托品，嵌顿疝的手法复位回纳，腹部推拿按摩等。

## （四十九）胆石症

**考点★★　胆囊结石的临床表现**

　　胆囊结石分为静止性结石和有症状结石，前者主要在体格检查、手术或尸体解剖时偶然发现，后者只有少数人出现，常表现为急性或慢性胆囊炎的临床表现，主要为胆绞痛，常见诱因为高脂肪饮食、暴饮暴食、过度疲劳等，伴有恶心、呕吐等消化系统症状。体格检查可有上腹部压痛及 Murphy 征阳性。

## （五十）良性前列腺增生症

**考点1★★　前列腺增生症的症状**

　　**1. 尿频**

　　**2. 排尿困难**

　　**3. 血尿**

　　**4. 尿潴留**

　　**5. 其他症状**　膀胱出口梗阻可导致膀胱结石、膀胱炎，排尿不畅，长期靠增加腹压排尿可引发痔疮、便血、脱肛等，还可形成腹外疝。

**考点2★★　前列腺增生症的分度**

临床按前列腺增生情况分为三度：Ⅰ度：前列腺大小为正常的1.5～2倍，质地中等，中央沟变浅，重量为20～25g。Ⅱ度：前列腺大小为正常的2～3倍，质地中等，中央沟极浅，重量为25～50g。Ⅲ度：前列腺大小为正常的3～4倍，质地硬韧，中央沟消失，重量为50～70g。

# （五十一）下肢动脉硬化性闭塞症

**考点★★　下肢动脉硬化性闭塞症的诊断标准**

1. 45岁以上发病，男性多见，常伴有高血压病、冠心病、糖尿病或脑血管硬化疾病等。

2. 可有眼底动脉硬化以及血胆固醇、甘油三酯、β-脂蛋白增高。

3. X线可有高血压心脏病改变及动脉钙化斑点。

4. 心电图检查有冠状动脉供血不足、心律失常、陈旧性心梗等。

5. 超声多普勒肢体血流检查提示动脉内管腔狭窄或闭塞，动脉腔内有硬化斑块形成。

6. 磁共振血管造影（MRA）或数字减影（DSA）检查可直观地显示动脉闭塞改变。

7. 肢体远端缺血改变，如皮肤颜色苍白、潮红，皮温降低，足背及胫后动脉搏动减弱或消失等。

# （五十二）下肢深静脉血栓形成（2020年新增考点）

**考点1★★　下肢深静脉血栓形成的病因**

静脉血栓形成的三大因素，即静脉损伤、血流缓慢和血液高凝状态。

**考点2★★　下肢深静脉血栓形成的临床表现**

**1. 中央型**　发生于髂-股静脉部位的血栓形成。

（1）症状　患肢沉重、胀痛或酸痛，可有股三角区疼痛。

（2）体征　起病急，全下肢肿胀明显，患侧髂窝股三角区有疼痛和压痛；胫前可有压陷痕，患侧浅静脉怒张，可伴发热，肢体皮肤温度可升高。左侧多于右侧。

**2. 周围型**　股-腘静脉及小腿端深静脉处血栓形成。

（1）症状　大腿或小腿肿痛、沉重、酸胀，发生在小腿深静脉者疼痛明显，不能踏平行走。

（2）体征　股静脉为主的大腿肿胀，但程度不是很重，皮温一般升高不明显，皮肤颜色正常或稍红。局限于小腿深静脉者小腿剧痛，不能行走，行走则疼痛加重，往往呈跛行，腓肠肌压痛明显，Homans征阳性。

**3. 混合型**　全下肢深静脉血栓形成。

（1）症状　全下肢沉重、酸胀、疼痛，股三角及腘窝和小腿肌肉疼痛。

（2）体征　下肢肿胀，股三角、腘窝、腓肠肌处压痛明显。

# （五十三）直肠癌（2020年新增考点）

**考点1★　直肠癌的病理分型**

大体分为溃疡型、隆起型、狭窄型、胶样型。

**考点 2 ★★　直肠癌的临床表现与检查**

**1. 排便习惯改变**　是常见早期症状。

**2. 出血**

**3. 脓血便**

**4. 大便变细或变形**

**5. 转移征象**　当肿瘤侵犯膀胱、前列腺时，可有尿频、尿痛、血尿等表现。骶前神经受侵犯可出现骶尾部持续性剧烈疼痛。直肠癌晚期或有肝转移时可出现肝大、黄疸、腹水、贫血、消瘦、浮肿及恶病质等。

**6. 检查**　大便隐血、内镜检查、影像学检查，以及膀胱镜、阴道或腹股沟淋巴结检查。

# （五十四）湿疹

**考点 ★★　湿疹的诊断**

主要根据病史、皮损特点及病程诊断：

**1. 急性湿疹**　本病起病较快，皮损呈多形性，对称分布，以头、面、四肢远端、阴囊等处多见，可泛发全身，自觉灼热、剧烈瘙痒，可发展成亚急性或慢性湿疹。

**2. 亚急性湿疹**　常由急性湿疹病程迁延所致，皮损渗出较少，以丘疹、丘疱疹、结痂、鳞屑为主，有轻度糜烂，颜色较暗红，自觉瘙痒剧烈。

**3. 慢性湿疹**　常由急性湿疹或亚急性湿疹长期不愈转化而来，皮损多局限于某一部位，边界清楚，有明显的肥厚浸润，表面粗糙，或呈苔藓样变，颜色褐红或褐色，常伴有丘疱疹、痂皮、抓痕，常反复发作，时轻时重，有阵发性瘙痒。

## （五十五）荨麻疹（2020年新增考点）

**考点★ 荨麻疹的诊断与鉴别诊断**

**1.诊断** 突然发作，皮损为大小不等、形状不一的风团及水肿性斑块。皮疹时隐时现，发无定处，剧烈瘙痒，消退后不留痕迹。部分病人可有腹痛、腹泻、发热、关节痛等症状。严重者可有呼吸困难，甚至窒息。

**2.鉴别诊断**

（1）接触性皮炎 有明确接触史；皮损多局限于接触部位；有红斑、肿胀、丘疹、水疱、糜烂、渗出等，但以单一皮损为主；如不接触致敏物，一般不再复发。

（2）多形性红斑 损害多在手足背、颜面、耳等处；为红斑、水疱，呈环形；时轻时重，不易消退。

## （五十六）甲状腺腺瘤（2020年新增考点）

**考点1★ 甲状腺腺瘤的临床表现**

多以颈前无痛性肿块为首发症状，常偶然发现。颈部出现圆形或椭圆形结节，质韧有弹性，表面光滑，边界清楚，无压痛，多为单发，随吞咽上下移动。有时可压迫气管移位，但很少造成呼吸困难，罕见喉返神经受压表现。可引起甲亢及发生恶性变。

**考点2★ 甲状腺腺瘤与结节性甲状腺肿的鉴别**

本病与结节性甲状腺肿的单发结节较难鉴别，甲状腺腺瘤见于非单纯性甲状腺肿流行地区，多年保持单发，结节性甲状腺肿的单发结节经过一段时间后可演变为多发结节，超声波检查提示包膜完整者多为腺瘤，而结节性甲状腺肿的单发结节包膜常不完整。

### 考点 3 ★　甲状腺腺瘤与甲状腺癌的鉴别

甲状腺癌可发生于任何年龄，早期多为单发结节，病史短，进展快，结节硬，表面不光滑，不能随吞咽动作上下移动，甲状腺扫描为冷结节，穿刺抽吸细胞学检查能帮助确定癌的诊断。

## （五十七）排卵障碍性异常子宫出血

### 考点 ★　排卵障碍性异常子宫出血的治疗原则

出血期止血并纠正贫血，血止后调整周期预防子宫内膜增生和 AUB 突发，有生育要求者促排卵治疗。青春期以止血、调整周期为主；生育期以止血、调整周期和促排卵为主；绝经过渡期患者以止血、调整周期、减少经量、防止子宫内膜病变为原则。

## （五十八）闭经

### 考点 ★　闭经的分类

闭经为妇科常见的症状，分为无月经或月经停止，根据既往有无月经来潮，分为原发性和继发性两类，按生殖轴病变和功能失调的部位分类，分为下丘脑性、垂体性、卵巢性、子宫性，以及下生殖道发育异常导致的闭经。

## （五十九）阴道炎症（2020 年新增考点）

### 考点 ★　各种阴道炎的临床表现

**1. 滴虫阴道炎**

（1）症状　带下量多，呈灰黄色稀薄泡沫状。阴道口及外阴瘙痒。

（2）体征　阴道黏膜点状充血，后穹隆有多量灰黄色稀薄脓性分泌物，多呈泡沫状。

**2.外阴阴道假丝酵母菌病**

（1）症状　带下量多，呈白色凝乳状或豆渣样，略带腥臭味。外阴及阴道奇痒。

（2）体征　阴道黏膜附有白色膜状物，擦去后见黏膜充血红肿。

**3.细菌性阴道病**

（1）症状　分泌物增多，灰白色，稀薄，有鱼腥臭味。腹部坠胀。有灼痛感、瘙痒、性交痛。

（2）体征　检查可见阴道黏膜无红肿、充血等炎症反应，分泌物易从阴道壁拭去。

**4.萎缩性阴道炎**

（1）症状　阴道分泌物增多，多呈水状，外阴瘙痒、灼热、干涩感。

（2）体征　外阴、阴道潮红、充血、萎缩，呈老年性改变，黏膜皱襞消失、上皮平滑、菲薄。

## （六十）盆腔炎性疾病

### 考点★　盆腔炎性疾病的高危因素

年龄（高发年龄 15～25 岁）、性活动、下生殖道感染、宫腔内手术操作后感染、性卫生不良、邻近器官炎症直接蔓延、盆腔炎性疾病再次急性发作。

## （六十一）先兆流产

### 考点★★　先兆流产的诊断要点

有无停经史，有无阴道流血及腹痛。

# （六十二）异位妊娠

## 考点 1 ★★ 异位妊娠的病因

1. 输卵管炎症（异位妊娠的主要病因）。
2. 输卵管妊娠史或手术史。
3. 输卵管发育不良或功能异常。
4. 与辅助生殖技术的应用有关。
5. 宫内节育器避孕失败。
6. 输卵管周围肿瘤压迫及输卵管子宫内膜异位症。

## 考点 2 ★ 异位妊娠的临床表现

**1. 症状**

（1）停经。

（2）腹痛。

（3）阴道出血。

（4）晕厥休克。

（5）腹部包块。

**2. 体征**

（1）一般情况 腹腔内出血多时呈贫血貌，失血性休克时，患者面色苍白，四肢湿冷，脉搏快而细弱，血压下降。体温一般正常或略低，腹腔内血液吸收时体温可略升高。

（2）腹部检查 下腹有明显压痛、反跳痛，尤以患侧为著，但腹肌紧张较轻，内出血多时可出现移动性浊音，少数患者下腹部可触及包块。

（3）盆腔检查 阴道内可有少量暗红色血液，后穹隆可饱满、触痛，宫颈可有举痛或摆痛，子宫相当于停经月份或略大而软，宫旁可触及有轻压痛的包块，内出血多时，子宫有漂浮感。

# （六十三）产褥感染

## 考点★★ 产褥感染所致血栓性静脉炎的临床表现

病变常为单侧性，患者多于产后 1～2 周出现下肢持续性疼痛，局部静脉压痛或触及硬索状，若静脉回流受阻，可引起下肢水肿，出现"股白肿"，彩色超声多普勒检查可协助诊断。

# （六十四）子宫肌瘤

## 考点1★★ 子宫肌瘤分类

1. 按生长部位分为宫体肌瘤和宫颈肌瘤。

2. 按与子宫肌壁的关系分为肌壁间肌瘤、浆膜下肌瘤和黏膜下肌瘤。

## 考点2★★ 子宫肌瘤的临床表现

**1. 常见症状**

（1）月经异常　最常见症状，表现为月经量多，经期延长，或不规则阴道出血。

（2）下腹包块

（3）压迫症状　压迫膀胱出现尿频尿急，压迫肠道引起下腹坠胀、便秘，压迫宫颈部可出现排尿困难、尿潴留。

（4）其他　黏膜下肌瘤可引起阴道排液增多或有血性分泌物，浆膜下肌瘤蒂扭转可出现急性腹痛，肌瘤红色样变可有剧烈腹痛伴发热，长期出血可引起继发性贫血等。

**2. 体征**　肌瘤大于孕 3 月子宫大小时，可在下腹部扪及实质性不规则肿块，妇科检查可发现子宫增大，表面不规则单个或多个结节或包块状突起，或触及单个球形肿块与子宫相连，质地硬。

## （六十五）小儿肺炎

**考点★★　小儿重症肺炎心衰的诊断**

1. 心率突然加快，超过 180 次 / 分。

2. 呼吸突然加快，超过 60 次 / 分。

3. 突然发生极度烦躁不安，明显发绀，皮肤苍白发灰，指（趾）甲微血管再充盈时间延长。

4. 心音低钝，有奔马律，颈静脉怒张。

5. 肝脏迅速增大。

6. 颜面、眼睑或下肢水肿，尿少或无尿。

具有前 5 项者即可诊断为心力衰竭。

## （六十六）小儿腹泻病

**考点★★　小儿腹泻病的治疗原则**

**1. 饮食疗法**

**2. 液体疗法**

（1）口服补液

（2）静脉补液　第一天补液：①定量。②定性。③定速。④纠正酸中毒。⑤钾的补充。⑥其他电解质的补充。

（3）药物治疗　①控制感染。②微生态疗法。③肠黏膜保护剂。④补锌治疗。

（4）迁延性和慢性腹泻病的治疗　①液体疗法。②营养治疗。③药物疗法。

## （六十七）急性肾小球肾炎

**考点★★　急性肾小球肾炎的症状体征**

起病时可有低热、疲倦乏力、食欲不振、恶心呕吐、咳嗽等，肾炎症状主要表现为水肿、血尿和高血压。

## （六十八）过敏性紫癜

**考点★★　过敏性紫癜和免疫性血小板减少症的鉴别**

**1.过敏性紫癜**　皮肤紫癜多见于下肢、臀部，部分累及上肢、躯干，面部少见，典型皮疹初为小型荨麻疹或紫红色斑丘疹，高出皮肤，分批出现，新旧并存，呈对称性分布，一般4～6周消退，不留痕迹。

**2.免疫性血小板减少症**　皮肤、黏膜可见出血点及瘀斑，不高出皮肤，分布在全身各处，血小板计数减少，出血时间延长，骨髓中成熟巨核细胞减少。

## （六十九）水痘

**考点★★　水痘的皮疹特点**

1.初为红斑疹，数小时后变为深红色丘疹，再经数小时发展为疱疹，位置表浅，形似露珠水滴，椭圆形，3～5mm大小，壁薄易破，周围有红晕，疱液初透明，数小时后变为混浊，若继发化脓性感染则成脓疱，常因瘙痒使患者烦躁不安。

2.皮疹呈向心分布，先出现于头面、躯干，继为四肢，四肢远端、手掌及足底均较少，部分患者鼻、咽、口腔、结膜和外阴等处黏膜可发疹，黏膜疹易破，形成溃疡而疼痛。

3. 水痘皮疹先后分批陆续出现，每批历时 1～6 天，皮疹数目为数个至数百个不等，同一时期常可见斑、丘、疱疹和结痂同时存在。

4. 疱疹持续 2～3 天后从中心开始干枯结痂，再经 1 周痂皮脱落，一般不留瘢痕，若继发感染则脱痂时间延长，甚至可能留有瘢痕。

## （七十）流行性腮腺炎

### 考点 1 ★　流行性腮腺炎的实验室特点

**1. 淀粉酶测定**　90% 患儿发病早期有血淀粉酶和尿淀粉酶增高，有助于该病的诊断，无腮腺肿大的脑膜炎患儿，血淀粉酶和尿淀粉酶也可升高，故测定淀粉酶可与其他原因引起的腮腺肿大或其他病毒性脑膜炎相鉴别，血脂肪酶增高，有助于腮腺炎的诊断。

**2. 血清学检查**

（1）抗体检查　ELISA 法检测血清中腮腺炎病毒的 IgM 抗体可作为近期感染的诊断依据。

（2）病原检查　近年来有应用特异性抗体或单克隆抗体来检测腮腺炎病毒抗原，可作早期诊断依据，应用 PCR 技术检测腮腺炎病毒 RNA，可大大提高可疑患者的诊断率。

**3. 病毒分离**　应用患儿的唾液、血、尿或脑脊液，可分离出腮腺炎病毒。

### 考点 2 ★　流行性腮腺炎与化脓性腮腺炎的鉴别

化脓性腮腺炎多为一侧腮腺肿大，局部疼痛剧烈、拒按，红肿灼热明显，挤压腮腺时有脓液自腮腺管口流出，无传染性，白细胞计数和中性粒细胞百分数明显增高。

## （七十一）手足口病（2020 年新增考点）

### 考点★　手足口病的诊断要点

1. 病前 1～2 周有与手足口病患者接触史。潜伏期多为 2～10 天，平均 3～5 天。

2. 急性起病，发热，口腔黏膜出现散在疱疹，手、足和臀部出现斑丘疹、疱疹，疱疹周围可有炎性红晕，疱内液体较少。可伴有咳嗽、流涕、食欲不振等症状。部分病例仅表现为皮疹或疱疹性咽峡炎。

3. 当患儿出现持续高热不退，精神差，呕吐，肢体抖动，倦怠乏力，呼吸、心率增快，出冷汗，末梢循环不良时即为重症病例。

4. 病原学检查。取咽分泌物、疱疹液及粪便，进行肠道病毒（CoxA16、EV71 等）特异性核酸检测，结果呈阳性，或分离出相关肠道病毒。

5. 血清学检查。急性期与恢复期血清 CoxA16、EV71 等肠道病毒抗体有 4 倍以上升高。

## （七十二）桡骨下端骨折

### 考点★　桡骨下端骨折伸直型临床表现

1. 骨折远端向背侧移位时，可见"餐叉样"畸形。
2. 骨折远端向桡侧移位时，呈"枪上刺刀状"畸形。
3. 缩短移位时可触及上移的桡骨茎突。

## （七十三）颈椎病

### 考点★★　椎动脉型颈椎病的临床表现

**1. 症状**

（1）常有头痛、头晕，颈后伸或侧弯时眩晕加重，甚至猝倒，猝倒后颈部位置改变而立即清醒。

（2）较少见的症状有声音嘶哑、吞咽困难、视物不清、听力下降、Horner 征，还可有心脏症状，如心动过速或过缓，多汗或少汗，若伴有神经根压迫则症状更复杂。

**2.体征**

（1）颈椎棘突部有压痛。

（2）颈椎间孔挤压头试验阳性，仰头或转头试验阳性（头部后仰或者旋转时，眩晕、恶心的症状发作或加重）。

# （七十四）腰椎间盘突出症

### 考点1★　腰椎间盘突出的非手术疗法

1. 基础治疗。

2. 手法治疗。

3. 牵引治疗。

4. 针灸治疗。

5. 封闭疗法。

6. 药物治疗。

7. 功能锻炼。

### 考点2★　腰椎间盘突出症的症状

1. 多数患者先有腰痛或腰酸，2～3 个月后出现腿痛，随后两者可同时或交替出现；少数患者始终只有腰痛或腿痛；一般在腿痛出现后腰痛明显减轻。

2. 腰腿疼痛可因咳嗽、打喷嚏、用力排便等导致腹腔内压升高时加剧，步行、弯腰、伸膝起坐等牵拉神经根的动作也使疼痛加剧。

3. 腰前屈活动受限，屈髋屈膝、卧床休息可使疼痛减轻；重者卧床不起，翻身极感困难。

4.病程较长者，其下肢放射痛部位有麻木、冷感、无力。

5.中央型突出压迫马尾神经，其症状为会阴部麻木、刺痛，二便功能障碍，阳痿或双下肢不全瘫痪。

# 二、临床判读

## 【试题内容】

临床判读：主要是考察西医诊断学中心电图、影像学、实验室检查等内容。

## 【典型样题】

*血沉加快的临床意义。*

## 【参考答案】（5分）

*血沉加快多见于：①各种炎症，如细菌性急性炎症、风湿热和结核病活动期。②损伤及坏死，如急性心肌梗死、严重创伤、骨折等。③恶性肿瘤。④各种原因导致的高球蛋白血症，如多发性骨髓瘤、感染性心内膜炎、系统性红斑狼疮、肾炎、肝硬化等。⑤贫血。⑥生理性增快，见于妇女月经期、妊娠、儿童、老年人。*

## （一）心电图

### 考点1★★★　房性期前收缩的心电图特征

1. 提早出现的房性P′波，形态与窦性P波不同。

2. P′–R间期≥0.12s。

3. 房性P′波后有正常形态的QRS波群。

4. 房性期前收缩后的代偿间歇不完全（房早前后的两

个窦性 P 波的时距短于窦性 P–P 间距的两倍）。

### 考点 2 ★★★　室性期前收缩的心电图特征

1. 提早出现的 QRS–T 波群，其前无提早出现的异位 P′波。

2. QRS 波群形态宽大畸形，时间 ≥ 0.12s。

3. T 波方向与 QRS 波群主波方向相反。

4. 有完全性代偿间歇（即室性期前收缩前后的两个窦性 P 波的时距等于窦性 P–P 间距的两倍）。

### 考点 3 ★　交界性期前收缩的心电图特征

1. 提早出现的 QRS 波群形态基本正常。

2. 逆行的 P′波可出现在提早出现的 QRS 波群之前、之后、之中（见不到逆行的 P′波），若逆行 P′波在 QRS 波群之前，P′–R 间期 < 0.12s，若逆行 P′波在 QRS 波群之后，R–P′间期 < 0.20s。

3. 常有完全性代偿间歇。

### 考点 4 ★★★　房颤的心电图特征

1. P 波消失，被一系列大小不等、间距不均、形态各异的心房颤动波（f 波）所取代，其频率为 350 ～ 600 次 / 分，V₁ 导联最清楚。

2. R–R 间距绝对不匀齐，即心室率完全不规则。

3. QRS 波群形态一般与正常窦性者相同。

4. 可出现宽大畸形的 QRS 波群，为房颤伴室内差异性传导。

### 考点 5 ★★★　房室传导阻滞的心电图特征

**1. 一度房室传导阻滞**

（1）P–R 间期延长，成人 P–R 间期 > 0.20s（老年人

> 0.22s）。

（2）或两次心电图检测结果比较，心率没有明显改变的情况下，P-R间期延长 > 0.04s。

**2. 二度房室传导阻滞**

（1）二度Ⅰ型（莫氏Ⅰ型）表现

1）P波规律出现。

2）P-R间期逐渐延长，直到1个P波后脱漏1个QRS波群，漏搏后的第一个P-R间期缩短，之后又逐渐延长，如此周而复始地出现，该现象称为文氏现象。通常以P波数与P波下传出现的QRS波群数的比例表示房室阻滞的程度，可形成3:2、4:3、5:4传导。

（2）二度Ⅱ型（莫氏Ⅱ型）表现

1）P-R间期恒定（正常或延长），部分P波后无QRS波群，形成2:1、3:1、3:2、4:3、5:4传导。

2）凡连续出现2次或2次以上的QRS波群脱漏者，称为高度房室传导阻滞，如3:1、4:1传导的房室传导阻滞。

**3. 三度房室传导阻滞** P波与QRS波群毫无关系，呈完全性房室分离，心房率＞心室率。

**考点6 ★★★　心肌梗死的心电图特征**

**1. 缺血型T波改变** 表现为两支对称的、尖而深的、倒置T波，即"冠状T波"。

**2. 损伤型ST段改变** 主要表现为面向损伤区心肌的导联ST段呈弓背向上抬高，甚至形成单向曲线（心肌梗死急性期的特征）。

**3. 坏死型Q波改变** 主要表现为面对梗死心肌的导联上Q波异常加深增宽，即宽度 ≥ 0.04s，深度≥同导联R波的1/4，R波振幅降低，甚至R波消失而呈QS型。

### 考点7 ★★★　心绞痛的心电图特征

**1. 典型心绞痛**　发作时可出现暂时性急性心肌缺血的表现：面对缺血区的导联上出现 ST 段水平型或下斜型压低 ≥ 0.1mV 和 / 或 T 波倒置。

**2. 变异型心绞痛**　暂时性 ST 段抬高，并伴有 T 波高耸，对应导联 ST 段下移。

### 考点8 ★　心肌缺血之缺血型（2020 年新增考点）

1. 心内膜下心肌缺血　出现高大的 T 波。

2. 心外膜下心肌缺血　面向缺血区的导联出现倒置 T 波。

### 考点9 ★　心肌缺血之损伤型（2020 年新增考点）

1. 心内膜下心肌损伤　位于心外膜面的导联出现 ST 段压低。

2. 心外膜下心肌损伤　ST 段抬高。

### 考点10 ★★　室性心动过速的心电图特征

1. 连续出现 3 个或 3 个以上室性早搏，频率多在 140 ～ 200 次 / 分，R–R 间期稍不规则。

2. QRS 波群形态宽大畸形，时限 > 0.12s。

3. 如能发现 P 波，则 P 波频率慢于 QRS 波群频率，呈完全性房室分离，有助于诊断。

4. 可见心房激动夺获心室（心室夺获）或出现室性融合波，支持室性心动过速诊断。

### 考点11 ★★　阵发性室上性心动过速

1. 突然发生，突然终止，频率多为 150 ～ 250 次 / 分，节律快而规则。

2. QRS 波群形态基本正常，时间 < 0.10s。

3. ST–T 可无变化，但发作时 ST 段可有下移和 T 波倒置表现。

4. 如能确定房性 P'波存在，且 P' –R 间期≥ 0.12s，为房性心动过速，如为逆行 P'波，P' –R 间期＜ 0.12s 或 R–P'间期＜ 0.20s，则为交界性心动过速，如不能明确区分，则统称为室上性心动过速。

## （二）影像学

### 考点 1 ★★★　胸腔积液的 X 线表现

**1. 游离性胸腔积液**　游离性胸腔积液最先积存在后肋膈角。

（1）少量积液时，于站位胸片正位时，仅见肋膈角变钝。

（2）中等量积液时，胸片可见渗液曲线，液体上缘呈外高内低、边缘模糊的弧线样影，此为胸腔积液的典型 X 线表现。

（3）大量积液时，患侧肺野呈均匀致密阴影，纵隔向健侧移位，肋间隙增宽，膈肌下移。

**2. 局限性胸腔积液**　胸腔积液存于胸腔某个局部称为局限性胸腔积液，如包裹性胸腔积液、叶间积液等。

（1）包裹性胸腔积液　胸膜炎时，脏、壁层胸膜粘连使积液局限于胸膜腔的某部位，称为包裹性胸腔积液，好发于侧后胸壁。

（2）叶间积液　胸腔积液局限在水平裂或斜裂的叶间裂时，称叶间积液，侧位胸片上可见液体位于叶间裂位置，呈梭形，密度均匀，边缘清晰。

## 考点 2 ★★★　气胸的主要 X 线表现

肺组织被气体压缩，于壁层胸膜与脏层胸膜之间形成无肺纹理的气胸区，少量气胸时，气胸区呈线状或带状无肺纹理区，大量气胸时，气胸区可占据肺野中外带，张力性气胸，可将肺完全压缩在肺门区，呈均匀的软组织影，可使纵隔向健侧移位，膈肌向下移位。

## 考点 3 ★　阻塞性肺气肿 X 线诊断

1. 两肺野透亮度增加。

2. 肺纹理分布稀疏、纤细。

3. 横膈位置低平（膈穹隆平坦，位置下降），活动度减弱。

4. 胸廓呈桶状胸，前后径增宽，肋骨横行，肋间隙增宽。

5. 心影狭长，呈垂位心。

6. 侧位胸片见胸骨后间隙增宽。

## 考点 4 ★★　桡骨骨折 X 线诊断

**1. 伸直型骨折的典型征象**　可见骨折远端向背、桡侧移位，骨折处向掌侧成角，骨折端重叠，骨折处背侧骨质嵌入或粉碎骨折，掌倾角和尺偏角减小或呈负角，常见合并有尺骨茎突骨折及不同程度的分离，严重者向桡侧移位。

**2. 屈曲型骨折的典型征象**　骨折线斜行，自背侧关节面的边缘斜向近侧和掌侧，骨折远端连同腕骨向掌侧、近侧移位，亦有少数骨折线呈横形，自背侧通达掌侧，未波及关节面，掌侧骨皮质常见碎裂，较少发生断端嵌插，尺骨茎突骨折亦少见。

**考点 5 ★★　大叶性肺炎的 X 线表现（2020 年新增考点）**

1. 早期充血期无明显异常表现。

2. 实变期表现为大片状密度均匀的致密影，形态与肺叶或肺段轮廓一致，以叶间裂为界边界清楚，如仅累及肺叶的一部分则边缘模糊。

3. 消散期表现为实变阴影密度减低、范围缩小，呈散在小斑片状致密影，进一步吸收可遗留少量索条状影或完全消散。

**考点 6 ★★　原发性肺癌（2020 年新增考点）**

**1. 中央型肺癌（肿瘤发生在肺段及肺段以上支气管）**

（1）X 线征象　早期胸片常无异常表现。中晚期主要表现为肺门肿块，可伴有阻塞性肺炎或肺不张。

（2）CT 征象　早期即有异常，表现为肺段以上支气管腔内结节、支气管壁不规则增厚、管腔狭窄。进展期表现为肺门分叶状软组织肿块，支气管腔不规则狭窄、截断；肿块远端阻塞性肺炎、肺不张；肺门或纵隔淋巴结肿大、胸腔积液、肺内以及远处转移等。

**2. 周围型肺癌（肿瘤发生在肺段以下支气管）**

（1）X 线征象　表现为肺内结节影，形态可不规则，边缘毛糙，常见分叶征和 / 或短细毛刺征。

（2）CT 征象　早期表现为肺内混杂磨玻璃结节或实性结节，常出现空泡征；中晚期表现为肺内球形肿块影，边缘不规则，常出现分叶、短细毛刺及胸膜凹陷征，可有坏死、空洞形成，增强后强化不均匀，肺门或纵隔淋巴结肿大、肺内以及远处转移等。

**考点 7 ★★　胃溃疡的 X 线表现（2020 年新增考点）**

1. 胃直接征象为腔外龛影，多位于小弯侧，形状规则呈乳头状、锥状，边缘光滑整齐，密度均匀，底部平整。

2. 急性期口部黏膜水肿带（黏膜线、项圈征、狭颈征）。

3. 慢性期溃疡瘢痕收缩表现为黏膜纠集。

### 考点 8 ★ 急性硬膜外血肿的 CT 表现（2020 年新增考点）

颅板下见凸透镜样或半圆形血肿，新鲜血肿呈高密度，常位于骨折线下方，边界清晰锐利，不跨颅缝，可伴脑室受压变形、中线移位等占位效应。

### 考点 9 ★ 急性硬膜下血肿的 CT 表现（2020 年新增考点）

颅骨内板下方新月形高密度区，范围广泛，可超过颅缝，多数伴有明显占位效应，即脑室受压变形、中线移位等。

### 考点 10 ★★ 脑梗死的 CT 表现（2020 年新增考点）

24 小时内常无阳性发现，24 小时后表现为低密度灶，部位和范围与闭塞血管供血区一致，皮髓质同时受累，多呈扇形；可有占位效应，但相对较轻。

### 考点 11 ★★ 脑出血的 CT 表现（2020 年新增考点）

1. 急性期血肿呈边界清晰的肾形、类圆形或不规则形均匀高密度影；周围水肿带宽窄不一，局部脑室受压移位，中线结构可移位；破入脑室内见高密度积血。

2. 吸收期始于出血后 3～7 天，可见血肿缩小并密度减低，血肿周边变模糊，水肿带增宽。

3. 囊变期为出血 2 个月后，较大血肿吸收后常遗留大小不等的裂隙状囊腔；伴有不同程度的脑萎缩。

### 考点 12 ★ 蛛网膜下腔出血的 CT 表现（2020 年新增考点）

脑沟、脑池内线样或窄带状高密度影，易漏诊。

**考点 13 ★　急性胰腺炎的 CT 表现（2020 年新增考点）**

1. 胰腺弥漫性、局限性肿大，密度正常或略低。

2. 胰周脂肪间隙模糊不清、胰周积液；肾前筋膜增厚。

3. 出血坏死型合并出血呈高密度，坏死区呈低密度且无强化——增强确定坏死范围。

4. 常伴有上腹部肠曲扩张积气，肺底炎症或胸腔积液。

## （三）实验室检查

**考点 1 ★★★　中年男性血红蛋白、红细胞数值小于正常的意义**

男性血红蛋白参考值：120 ～ 160g/L。红细胞和血红蛋白减少属于贫血。

贫血分为四级，轻度：男性低于 120g/L，女性低于 110g/L，但高于 90g/L。中度：60 ～ 90g/L。重度：30 ～ 60g/L。极重度：低于 30g/L。

贫血可分为三类：①红细胞生成减少，见于造血原料不足（如缺铁性贫血、巨幼细胞贫血）、造血功能障碍（如再生障碍性贫血、白血病等）、慢性系统性疾病（慢性感染、恶性肿瘤、慢性肾病等）。②红细胞破坏过多，见于各种溶血性贫血。③失血，如各种失血性贫血。

**考点 2 ★　血红蛋白降低的临床意义**

血红蛋白：男 120 ～ 160g/L，女 110 ～ 150g/L，新生儿 100 ～ 190g/L。血红蛋白降低属于贫血。

**考点 3 ★　血红蛋白和红细胞增多的临床意义**

血红蛋白与红细胞增多的临床意义基本相同。

相对性红细胞增多：见于大量出汗、连续呕吐、反复腹泻、大面积烧伤等。

绝对性红细胞增多：①继发性：生理性增多见于新生儿、高山居民、登山运动员和重体力劳动者。病理性增多见于阻塞性肺气肿、肺源性心脏病、发绀型先天性心脏病。②原发性：见于真性红细胞增多症。

## 考点 4 ★★★　淋巴细胞增高的临床意义

淋巴细胞增多见于：①感染性疾病：主要为病毒感染，如麻疹、风疹、水痘、流行性腮腺炎、传染性单核细胞增多症等，也可见于某些杆菌感染，如结核病、百日咳、布氏杆菌病。②某些血液病。③急性传染病的恢复期。

## 考点 5 ★★★　血沉加快的临床意义

血沉参考值：成年男性 0 ～ 15mm/h，成年女性 0 ～ 20mm/h。

血沉加快多见于：①各种炎症，如细菌性急性炎症、风湿热和结核病活动期。②损伤及坏死，如急性心肌梗死、严重创伤、骨折等。③恶性肿瘤。④各种原因导致的高球蛋白血症，如多发性骨髓瘤、感染性心内膜炎、系统性红斑狼疮、肾炎、肝硬化等。⑤贫血。⑥生理性增快，见于妇女月经期、妊娠、儿童、老年人。

## 考点 6 ★　尿比密降低的临床意义

尿比密减低见于尿崩症、慢性肾小球肾炎、急性肾衰竭和肾小管间质疾病等，肾实质严重损害出现等张尿，尿比密固定，常在 1.010 左右。

## 考点 7 ★★★　成年女性尿酮体阳性的临床意义

尿酮体包括乙酰乙酸、β 羟丁酸和丙酮。糖尿病酮症酸中毒时尿酮体呈强阳性反应，妊娠呕吐、重症不能进食等也可呈阳性。

### 考点8 ★★ 血尿的临床意义

离心后的尿沉渣，若红细胞 > 3/HP，尿外观无血色者，称为镜下血尿。尿内含血量较多，外观呈红色，称肉眼血尿。多形性红细胞大于计数的80%称为肾小球源性血尿，见于各类肾小球疾病，如急慢性肾小球肾炎、紫癜性肾炎、狼疮性肾炎等，多形性红细胞 < 50%，为非肾小球性血尿，见于泌尿系统肿瘤、肾结石、肾盂肾炎、急性膀胱炎等。

### 考点9 ★ 红细胞管型的临床意义

红细胞管型主要见于肾小球疾病，如急进性肾小球肾炎、急性肾小球肾炎、慢性肾小球肾炎、狼疮性肾炎等。

### 考点10 ★★★ 腹痛黏液脓血便，便中大量白细胞、红细胞提示的临床意义

黏液脓样或黏液脓血便常见于痢疾、溃疡性结肠炎、直肠癌等，在阿米巴痢疾时，以血为主，呈暗红色果酱样，细菌性痢疾则以黏液及脓为主。

大量白细胞出现，见于急性细菌性痢疾、溃疡性结肠炎。过敏性结肠炎、肠道寄生虫时，可见较多的嗜酸性粒细胞。

肠道下段炎症或出血时可见红细胞，如痢疾、溃疡性结肠炎、结肠癌、痔疮出血、直肠息肉等。

### 考点11 ★★★ 大便隐血试验的临床意义

大便隐血试验阳性常见于消化性溃疡的活动期、胃癌、钩虫病，以及消化道炎症、出血性疾病等。消化性溃

疡潜血试验呈间断阳性，消化道癌症呈持续性阳性，故本试验对消化道出血的诊断及消化道肿瘤的普查、初筛和监测均有重要意义。服用铁剂，食用动物血或肝类、瘦肉以及大量绿叶蔬菜时，可出现假阳性，口腔出血或消化道出血被咽下后，可呈阳性反应。

### 考点 12 ★★　甲型肝炎病毒标志物（2020年新增考点）

抗 HAV–IgM 阳性提示近期感染 HAV，结合临床可作为甲型病毒性肝炎诊断标准。

### 考点 13 ★★★　"小三阳"的临床意义

HBsAg、抗 –HBe 及抗 –HBc 阳性俗称"小三阳"，提示 HBV 复制减少，传染性已降低。

### 考点 14 ★★★　"大三阳"的临床意义

HBsAg、HBeAg 及抗 –HBc 阳性俗称"大三阳"，提示 HBV 正在大量复制，有较强的传染性。

### 考点 15 ★★★　乙肝病毒标志物的意义

**1. HBsAg 及抗 –HBs 测定**　HBsAg 具有抗原性，不具有传染性，HBsAg 是感染 HBV 的标志，见于 HBV 携带者或乙肝患者，抗 –HBs 一般在发病后 3～6 个月才出现，是一种保护性抗体，抗 –HBs 阳性，见于注射过乙型肝炎疫苗或曾感染 HBV 目前 HBV 已被清除者，提示对 HBV 已有了免疫力。

**2. 抗 –HBc 测定**　抗 –HBc 不是中和抗体，而是反映肝细胞受到 HBV 侵害的可靠指标，主要有 IgM 和 IgG 两型。抗 –HBc IgM 是机体感染 HBV 后出现最早的特异性抗体，滴度较高，抗 –HBc IgM 阳性，是诊断急性乙肝和判断病毒复制的重要指标，并提示有强传染性。抗 –HBc

IgG 阳性高滴度，表明患有乙型肝炎且 HBV 正在复制，抗 –HBc IgG 阳性低滴度，则是 HBV 既往感染的指标，可在体内长期存在，有流行病学意义。

**3. HBeAg 及抗 –HBe 测定** HBeAg 阳性表示有 HBV 复制，传染性强，抗 –HBe 多见于 HBeAg 转阴的病人，它意味着 HBV 大部分已被清除或抑制，是传染性降低的一种表现。抗 –HBe 并非保护性抗体，它不能抑制 HBV 的增殖。

### 考点 16 ★★ 丙型肝炎病毒标志物（2020 年新增考点）

1. 抗 HCV 阳性提示感染过 HCV，常伴有 HCV RNA 存在，是判断 HCV 感染的重要指标。

2. 抗 HCV 阳性而 HCV RNA 阴性，提示既往感染。

3. 某些慢性 HCV 感染者的抗 HCV 可持续存在。

### 考点 17 ★ γ–GT 增高的临床意义

γ–GT 增高见于：①肝癌。②胆道阻塞。③肝脏疾病：急性肝炎 γ–GT 呈中等度升高，慢性肝炎、肝硬化的非活动期，γ–GT 正常，若 γ–GT 持续升高，提示病变活动或病情恶化，急慢性酒精性肝炎、药物性肝炎，γ–GT 可明显升高。

### 考点 18 ★★★ 三种黄疸实验室检查的鉴别

参考值：血清总胆红素：3.4 ～ 17.1μmol/L。非结合胆红素：1.7 ～ 10.2μmol/L。结合胆红素：0 ～ 6.8μmol/L。

| 类型 | 总胆红素 | 非结合胆红素 | 结合胆红素 | 尿胆原 | 尿胆红素 | 粪便颜色 | 粪胆原 |
|------|---------|-------------|-----------|--------|---------|---------|--------|
| 溶血性黄疸 | ↑↑ | ↑↑ | 轻度↑或正常 | 强（+） | （–） | 加深 | 增加 |

续表

| 类型 | 总胆红素 | 非结合胆红素 | 结合胆红素 | 尿胆原 | 尿胆红素 | 粪便颜色 | 粪胆原 |
|---|---|---|---|---|---|---|---|
| 阻塞性黄疸 | ↑↑ | 轻度↑或正常 | ↑↑ | (-) | (+) | 变浅或灰白色 | ↓或消失 |
| 肝细胞性黄疸 | ↑↑ | ↑ | ↑ | (+)或(-) | (+) | 变浅或正常 | ↓或正常 |

**考点19 ★★　谷丙转氨酶升高的临床意义**

病毒性肝炎时，ALT与AST均显著升高，以ALT升高更加明显，是诊断病毒性肝炎的重要检测项目。急性重症肝炎AST明显升高，但在病情恶化时，黄疸进行性加深，酶活性反而降低，即出现"胆酶分离"现象，提示肝细胞严重坏死，预后不良。

**考点20 ★★　谷草转氨酶升高的临床意义**

**1.肝脏疾病**　①病毒性肝炎时，ALT与AST均显著升高，以ALT升高更加明显，是诊断病毒性肝炎的重要检测项目。急性重症肝炎AST明显升高，但在病情恶化时，黄疸进行性加深，酶活性反而降低，即出现"胆酶分离"现象，提示肝细胞严重坏死，预后不良。②慢性病毒性肝炎转氨酶轻度上升或正常。③肝硬化转氨酶活性正常或降低。④肝内、外胆汁淤积。⑤酒精性肝病、药物性肝炎、脂肪肝、肝癌等，转氨酶轻度升高或正常，酒精性肝病AST显著增高，ALT轻度增高。

**2.心肌梗死**　急性心肌梗死后6～8小时AST增高，4～5天后恢复正常。

**3. 其他疾病** 骨骼肌疾病、肺梗死、肾梗死等转氨酶轻度升高。

## 考点21 ★★★ 尿酸增高的临床意义

血清尿酸增高可见于：①排泄障碍，如急慢性肾炎、肾结石、尿道梗阻等。②生成增加，见于痛风、慢性白血病、多发性骨髓瘤等。③进食高嘌呤饮食过多。④药物影响，如吡嗪酰胺等。

## 考点22 ★ 空腹血糖降低的临床意义

病理性血糖降低见于：①胰岛B细胞增生或肿瘤、胰岛素注射过量等。②缺乏抗胰岛素的激素，如生长激素、甲状腺激素、肾上腺皮质激素等。③肝糖原贮存缺乏，如急性重症肝炎、急性肝炎、肝硬化、肝癌等。④其他，如药物影响（如磺胺药、水杨酸等）、急性乙醇中毒、特发性低血糖等。

## 考点23 ★★★ 空腹血糖升高的临床意义

病理性高血糖见于：①各型糖尿病。②其他内分泌疾病，如甲状腺功能亢进症、嗜铬细胞瘤、肾上腺皮质功能亢进等。③应激性高血糖，如颅内高压、颅脑外伤、中枢神经系统感染、心肌梗死等。④药物影响，如噻嗪类利尿剂、口服避孕药、泼尼松等。⑤肝脏和胰腺疾病，如严重肝病、重症胰腺炎、胰腺癌等。⑥其他，如高热、呕吐、腹泻等。

## 考点24 ★★★ 糖化血红蛋白的参考值和临床意义

**1. 参考值** $HBA_1c$ 4%～6%，$HBA_1$ 5%～8%。

**2. 临床意义** 可反映采血前2～3个月血糖的平均水平。

（1）评价糖尿病控制程度　$HBA_1c$ 增高提示近 2～3 个月糖尿病控制不良，$HBA_1c$ 越高，血糖水平越高，病情越重，可作为糖尿病长期控制的检测指标。

（2）筛检糖尿病　美国糖尿病协会将 $HBA_1c \geq 6.5\%$ 作为糖尿病诊断标准之一。

（3）鉴别高血糖　糖尿病高血糖的 $HBA_1c$ 增高，而应激性糖尿病的 $HBA_1c$ 正常。

（4）预测血管并发症　$HBA_1c > 10\%$，提示血管并发症重。

**考点 25 ★★　OGTT 实验的临床意义**

**1. 参考值**　空腹血糖（FBG）$\leq 6.1mmol/L$，口服葡萄糖 30～60 分钟达高峰，峰值 $\leq 11.1mmol/L$，2 小时血糖 $< 7.8mmol/L$，3 小时恢复到正常水平。全部尿糖定性试验均为阴性。

**2. 临床意义**　OGTT 2 小时血糖为 7.8～11.1 mmol/L，属于糖耐量受损（IGT），多见于甲状腺功能亢进症、皮质醇增多症、肢端肥大症、肥胖症等。

**考点 26 ★　血浆胰岛素异常的临床意义（2020 年新增考点）**

参考值：空腹 4.0～15.6 U/L（CLIA 法）；空腹 17.8～173.0pmol/L（ECLIA 法）。

**1. 胰岛素增高见于**　①非胰岛素依赖型糖尿病（2 型糖尿病）。②胰岛 B 细胞瘤、胰岛素自身免疫综合征、脑垂体功能减退症、甲状腺功能减退症。③妇女怀孕以及应激状态（外伤、电击、烧伤）。

**2. 胰岛素减低见于**　①胰岛素依赖型糖尿病（1 型糖尿病）及晚期 2 型糖尿病。②胰腺炎、胰腺外伤、B 细胞功能遗传性缺陷、使用 β 受体阻滞剂等。

### 考点 27 ★　　C 肽测定的临床意义（2020 年新增考点）

参考值：250.0 ～ 600.0pmol/L。

C 肽测定不受外源性胰岛素的影响，对于胰岛素治疗的患者，其变化更能反映胰岛 B 细胞的功能，以确定是否需要继续治疗。另外，还可用于鉴别低血糖的病因、判定胰岛素瘤的切除是否完整或是否已经转移，以及用于胰岛移植手术后的监测。

### 考点 28 ★★★　　总胆固醇（TC）升高的临床意义

合适水平 TC ＜ 5.20mmol/L，边缘水平 TC 为 5.23 ～ 5.69mmol/L，TC 升高＞ 5.72mmol/L。

TC 增高是冠心病的危险因素之一。高 TC 者动脉硬化、冠心病的发生率较高，TC 升高还见于甲状腺功能减退症、糖尿病、肾病综合征、胆总管阻塞、长期高脂饮食等。

### 考点 29 ★★　　甘油三酯降低的临床意义

甘油三酯参考值为 0.56 ～ 1.70mmol/L。

甘油三酯降低见于甲状腺功能亢进症、肾上腺皮质功能减退或肝功能严重低下等。

### 考点 30 ★★　　低密度脂蛋白升高的临床意义

低密度脂蛋白胆固醇（LDL-C）：≤ 3.12mmol/L 为合适范围，3.15mmol/L ～ 3.61mmol/L 为边缘性升高，＞ 3.64mmol/L 为升高。

低密度脂蛋白胆固醇与冠心病发病呈正相关，低密度脂蛋白胆固醇升高是动脉粥样硬化的潜在危险因素。

### 考点 31 ★　　血清钠降低的临床意义

血清钠参考值：135 ～ 145mmol/L。

血清钠降低临床上多见于：①胃肠道失钠，如幽门梗阻，呕吐，腹泻，胃肠道、胆道、胰腺手术后造瘘、引流等。②尿钠排出增多，见于严重肾盂肾炎、肾小管严重损害、肾上腺皮质功能不全、糖尿病及应用利尿剂治疗等。③皮肤失钠，如大量出汗、大面积烧伤及创伤等。④抗利尿激素过多，如肾病综合征、肝硬化腹水及右心衰竭等。

### 考点 32 ★★★　血清钾升高的临床意义

血清钾参考值：3.5～5.5mmol/L。

血清钾升高见于：①肾脏排钾减少，如急慢性肾功能不全及肾上腺皮质功能减退等。②摄入或注射大量钾盐，超过肾脏排钾能力。③严重溶血或组织损伤。④组织缺氧或代谢性酸中毒时大量细胞内的钾转移至细胞外。

### 考点 33 ★　血清钾降低的临床意义

血清钾降低见于：①钾盐摄入不足，如长期低钾饮食、禁食或厌食等。②钾丢失过多，如严重呕吐、腹泻或胃肠减压，应用排钾利尿剂及肾上腺皮质激素。

### 考点 34 ★　血清氯化物降低的临床意义

低钠血症常伴低氯血症，但当大量损失胃液时，以失氯为主而失钠很少，若大量丢失肠液时，则失钠甚多而失氯较少。低氯血症还见于大量出汗、长期应用利尿剂等引起氯离子丢失过多。

### 考点 35 ★　血清钙的临床意义（2020年新增考点）

参考值：甲基麝香草酚蓝比色法：成人 2.08～2.60mmol/L，儿童 2.23～2.80 mmol/L。

邻-甲酚酞络合酮比色法：成人 2.03～2.54mmol/L，儿童 2.25～2.67 mmol/L。

乙二胺四乙酸二钠滴定法：成人 2.25 ～ 2.75mmol/L，
儿童 2.50 ～ 3.00mmol/L。

**1. 血清钙增高**  常见于甲状腺功能亢进、维生素 D
过多症、多发性骨髓瘤、结节病。

**2. 血清钙减低**  可引起神经肌肉应激性增强而使手足
抽搐，常见于：①甲状旁腺功能减退，血清钙可下降到
1.25 ～ 1.50 mmol/L。②慢性肾炎尿毒症。③佝偻病与软
骨病。④吸收不良性低血钙，如严重乳糜泻。⑤大量输入
柠檬酸盐抗凝。

### 考点 36 ★★  血清肌酸激酶（CK）升高的临床意义

**1. 心脏疾患**  ①急性心肌梗死：发病后数小时即开始
增高，是 AMI 早期诊断的敏感指标之一。②心肌炎。

**2. 骨骼肌病变与损伤**  如多发性肌炎、进行性肌营养
不良、重症肌无力等。

**3. 其他**  心脏或非心脏手术及心导管术、电复律等
时，均可引起 CK 活性升高。

### 考点 37 ★  乳酸脱氢酶（LDH）升高的临床意义

**1. 肝胆疾病**  肝癌尤其是转移性肝癌时 LDH 显著升
高，急性肝炎、慢性肝炎等多数肝胆疾病也常有 LDH 的
升高。

**2. 急性心肌梗死**

**3. 其他疾病**  恶性肿瘤、白血病、骨骼肌损伤、肌营
养不良、胰腺炎、肺梗死等均有 LDH 的升高。

### 考点 38 ★★★  血清淀粉酶（AMS）升高的临床意义

参考值：800 ～ 1800U/L。

AMS 升高见于：①胰腺炎：急性胰腺炎血、尿淀粉
酶明显升高，慢性胰腺炎急性发作、胰腺囊肿等 AMS 也

升高。②胰腺癌。③急腹症，如消化性溃疡穿孔、机械性肠梗阻、胆管梗阻、急性胆囊炎等。

**考点 39 ★★　抗链球菌溶血素"O"（ASO）测定的临床意义**

参考值：定性：阴性；定量：ASO < 500U。

ASO 升高常见于 A 群溶血性链球菌感染及感染后免疫反应所致的疾病，如感染性心内膜炎及扁桃体炎、风湿热、链球菌感染后急性肾小球肾炎等。

**考点 40 ★★　类风湿因子（RF）的临床意义**

类风湿因子参考值：定性：阴性；定量：血清稀释度 < 1 : 10。

类风湿因子为阳性可见于：

（1）未经治疗的类风湿关节炎病人，RF 阳性率为 80%，且滴度常超过 1 : 160。

（2）系统性红斑狼疮、硬皮病、皮肌炎等风湿性疾病，以及感染性疾病，如传染性单核细胞增多症、感染性心内膜炎、结核病等，RF 也可阳性，但其滴度均较低。有 1% ～ 4% 的正常人可呈弱阳性反应，尤以 75 岁以上的老年人多见。

**考点 41 ★　抗核抗体（ANA）的临床意义（2020 年新增考点）**

抗核抗体（ANA）对多种自身免疫性疾病有诊断价值，特别是风湿性疾病，其抗体谱有一定的特征性。

1. 系统性红斑狼疮（SLE）、药物性狼疮、混合性结缔组织病，ANA 检出率可达 95% ～ 100%；ANA 阳性已被美国风湿病学会列为 SLE 的诊断标准之一。

2. 干燥综合征，ANA 检出率 70% ～ 80%。

3.进行性系统性硬化症（PSS），ANA 检出率可达 85% ～ 95%。

4.其他，类风湿关节炎、多发性肌炎和皮肌炎、慢性活动性肝炎、溃疡性结肠炎等也有 20% ～ 50% 的检出率；桥本甲状腺炎、重症肌无力、多发性动脉炎也可检出 ANA。

### 考点 42 ★★★ 甲胎蛋白（AFP）的临床意义

**1.原发性肝癌** AFP 是目前诊断原发性肝细胞癌最特异的标志物，50% 患者 AFP ＞ 300μg/L，但也有部分病人 AFP 不增高或增高不明显。

**2.病毒性肝炎、肝硬化** AFP 可升高（常 ＜ 200μg/L）。

**3.妊娠** 妊娠 3 ～ 4 个月后，AFP 上升，7 ～ 8 个月达高峰（＜ 400μg/L），分娩后约 3 周即恢复正常，孕妇血清中 AFP 异常升高，有可能为胎儿神经管畸形。

**4.其他** 生殖腺胚胎性肿瘤、胃癌、胰腺癌等血中 AFP 也可增加。

### 考点 43 ★ 癌胚抗原（CEA）的临床意义（2020 年新增考点）

参考值：ELISA 或 CLIA 法 ＜ 5ng/mL。

1.血清 CEA ＞ 20ng/mL 常提示有恶性肿瘤，如结直肠癌、肺癌、胃癌、乳腺癌、胰腺癌、卵巢癌和子宫癌等。

2.首次治疗成功后，CEA 水平下降至正常水平持续稳定，若再次缓升提示癌的复发。

3.非癌症良性疾病患者的 CEA 浓度也可升高，如肝硬化、肺气肿、直肠息肉、胃肠道炎症等，一般 ＜ 105ng/

mL。CEA 不适用于一般人群中的肿瘤筛查。

## 考点 44 ★　CA125 的临床意义（2020 年新增考点）

参考值：ELISA 或 ECLIA 法＜ 35U/mL。

卵巢癌时 CA125 的检出率可达 70% ～ 90%，适用于浆液性囊腺癌和未分化的卵巢癌，黏液性卵巢癌阳性率较低。检测结果不能用作卵巢癌是否存在的绝对评价，应结合临床其他检查综合分析。

## 考点 45 ★　血、尿 HCG 的临床意义（2020 年新增考点）

参考值：男性与未绝经女性＜ 5U/L，绝经女性＜ 10U/L。

1.HCG 在月经延期 3 天左右即可测出，孕期 9 ～ 12 周血中浓度达高峰，可高达 150000U/L 以上，18 周时降至最低水平 12000 ～ 28000U/L，直至分娩后 4 天达正常水平，可用以诊断早孕及宫外孕，对先兆流产动态监测及判断预后。

2.HCG 作为肿瘤标志物，对绒癌、恶性葡萄胎等，可作为辅助诊断、治疗效果与随访的观察指标。因血中 HCG 变化较快，能及时反映绒毛的分泌活动。

3. 男性非精原细胞的睾丸母细胞瘤患者血中 HCG 值也很高，可作为睾丸肿瘤高危人群的筛查试验。

## 考点 46 ★　游离三碘甲状腺原氨酸（$FT_3$）的临床意义（2020 年新增考点）

参考值：4.7 ～ 7.8pmol/L（TrFIA 法）；3.67 ～ 10.43pmol/L（CLIA 法）；2.8 ～ 7.1pmol/L（ECLIA 法）。

**1. $FT_3$ 增高常见于**　甲状腺功能亢进（含甲亢危象）、

缺碘、$T_3$ 甲亢、毒性弥漫性甲状腺肿、初期慢性淋巴细胞性甲状腺炎等。

**2. $FT_3$ 减低常见于** 甲状腺功能减退、低 $T_3$ 综合征、黏液性水肿、晚期桥本甲状腺炎；应用糖皮质激素、苯妥英钠、多巴胺等药物治疗。

**考点 47 ★ 游离甲状腺素（$FT_4$）的临床意义（2020 年新增考点）**

参考值：8.7 ～ 17.3pmol/L（TrFIA 法）；11.2 ～ 20.1pmol/L（CLIA 法）；12.0 ～ 22.0pmol/L（ECLIA 法）。

**1. $FT_4$ 增高常见于** 甲状腺功能亢进包括甲亢危象、结节性甲状腺肿、毒性弥漫性甲状腺肿、初期桥本甲状腺炎等；部分无痛性甲状腺炎、重症感染发热、重危患者，或应用某些药物，如肝素。

**2. $FT_4$ 减低常见于** 甲状腺功能减退、黏液性水肿、晚期桥本甲状腺炎、应用抗甲状腺药物等，$FT_4$ 减低较 $FT_3$ 更为明显；服用糖皮质激素、苯妥英钠以及部分肾病综合征患者。

**考点 48 ★ 促甲状腺激素（TSH）的临床意义（2020 年新增考点）**

参考值：0.63 ～ 4.69μU/mL（TrFIA 法）；0.2 ～ 7.0mU/L（CLIA 法）；0.27 ～ 4.20mU/L（ECLIA 法）。

1. 对原发性甲状腺功能减退患者，TSH 的测定是其最灵敏的指标。

2. 轻度慢性淋巴细胞性甲状腺炎、甲状腺功能亢进接受 $^{131}I$ 治疗后和某些严重缺碘或地方性甲状腺肿流行地区的居民中，亦可伴有 TSH 的升高。

3. 异位或异源促甲状腺激素综合征与极个别垂体肿瘤患者也会分泌 TSH 过多。

4. 继发性甲状腺功能减退患者、甲状腺功能亢进患者 TSH 值正常或降低。

5. 在原发性甲减患者用甲状腺制剂替代治疗期间，可测定 TSH 作为调节药量的参考。